王金权全国名老中医药专家传承实录

WANG JIN QUAN QUAN GUO MING LAO ZHONG YI YAO ZHUAN JIA CHUAN CHENG SHI LU

主审　王金权　刘小英
主编　成海红　王乾平　刘　格

长江出版传媒　湖北科学技术出版社

图书在版编目（CIP）数据

王金权全国名老中医药专家传承实录 / 成海红，王乾平，刘格主编. -- 武汉 : 湖北科学技术出版社，2025. 5. -- ISBN 978-7-5706-4208-3

Ⅰ. R271.1

中国国家版本馆 CIP 数据核字第 20251DP632 号

责任编辑：曾紫风

责任校对：李梦芹　　封面设计：张子容

出版发行：湖北科学技术出版社

地　　址：武汉市雄楚大街 268 号（湖北出版文化城 B 座 13—14 层）

电　　话：027-87679468　　邮　　编：430070

印　　刷：湖北新华印务有限公司　　邮　　编：430035

787 毫米 ×1092 毫米　1/16　16.25 印张　4 插页　400 千字

2025 年 5 月第 1 版　　2025 年 5 月第 1 次印刷

定　　价：98.00 元

编 委 会

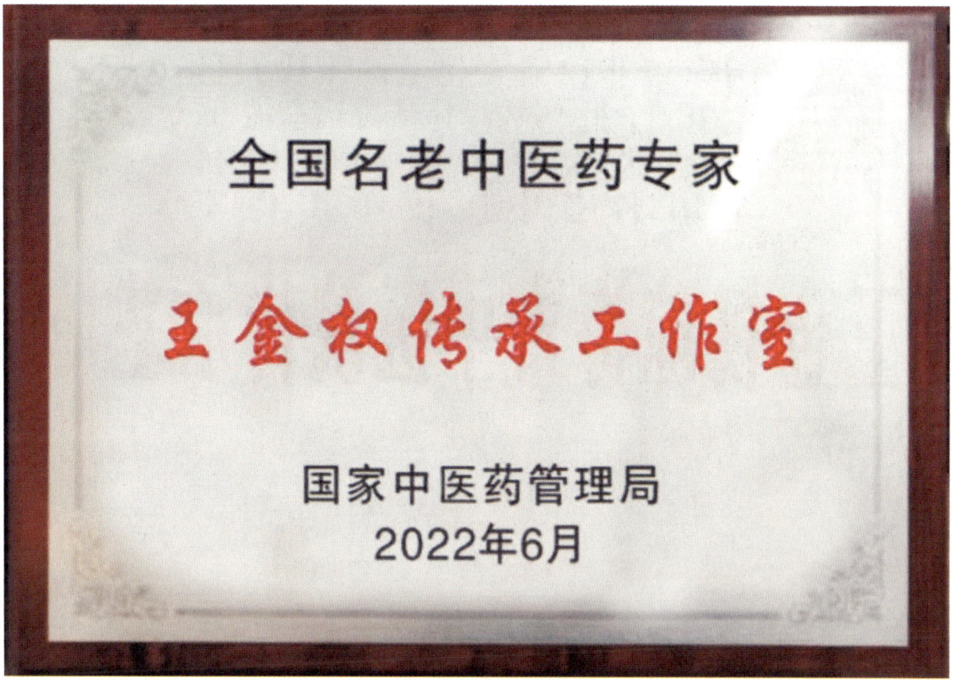

全国名老中医药专家王金权传承工作室

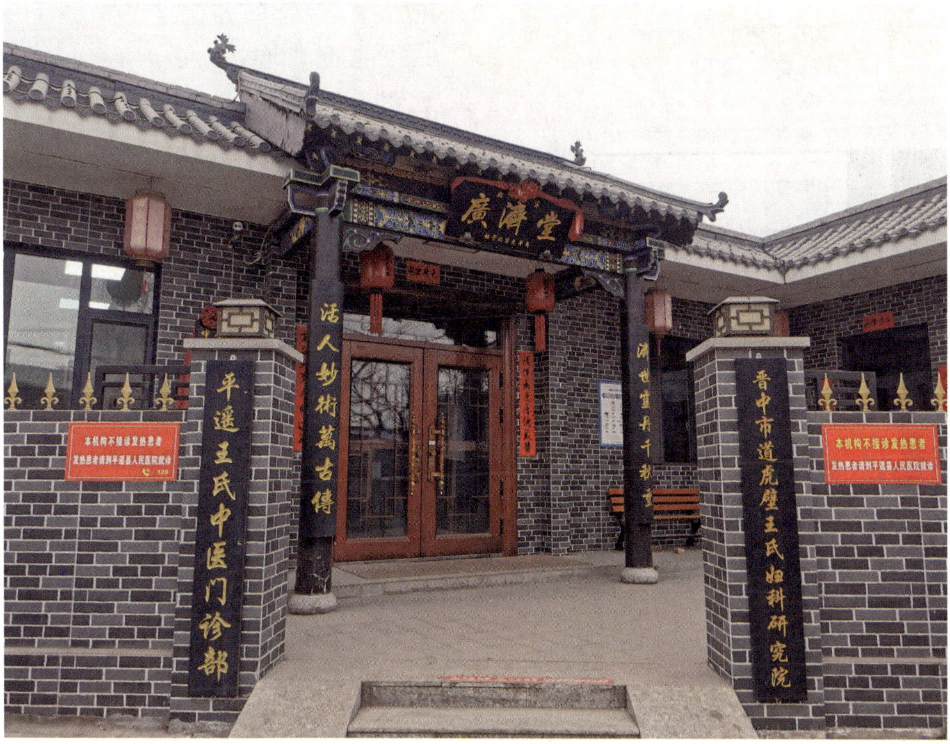

全国名老中医药专家王金权创建的北宋广济堂医馆

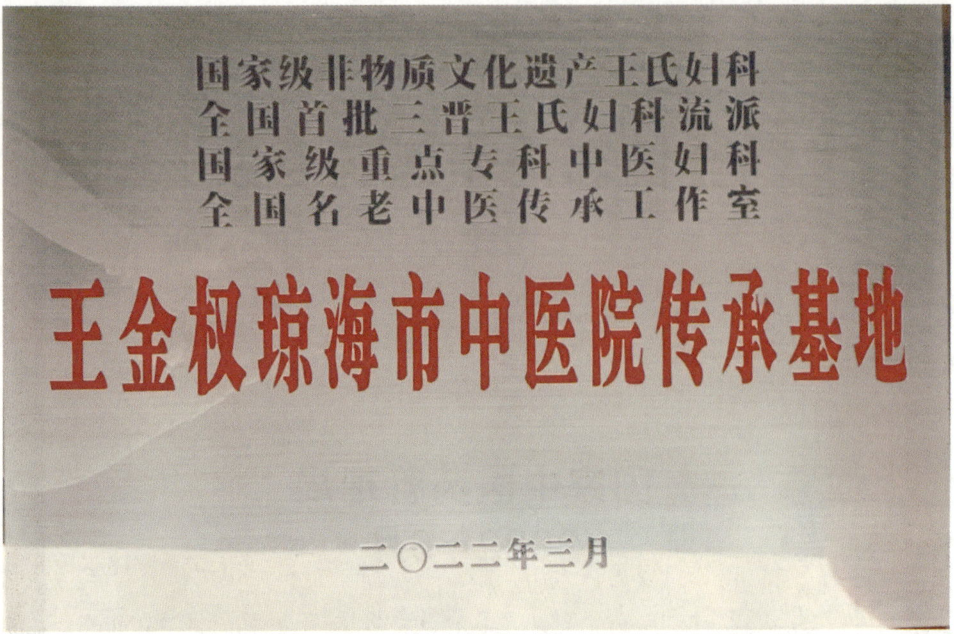

全国名老中医药专家王金权传承工作室琼海市中医院传承基地

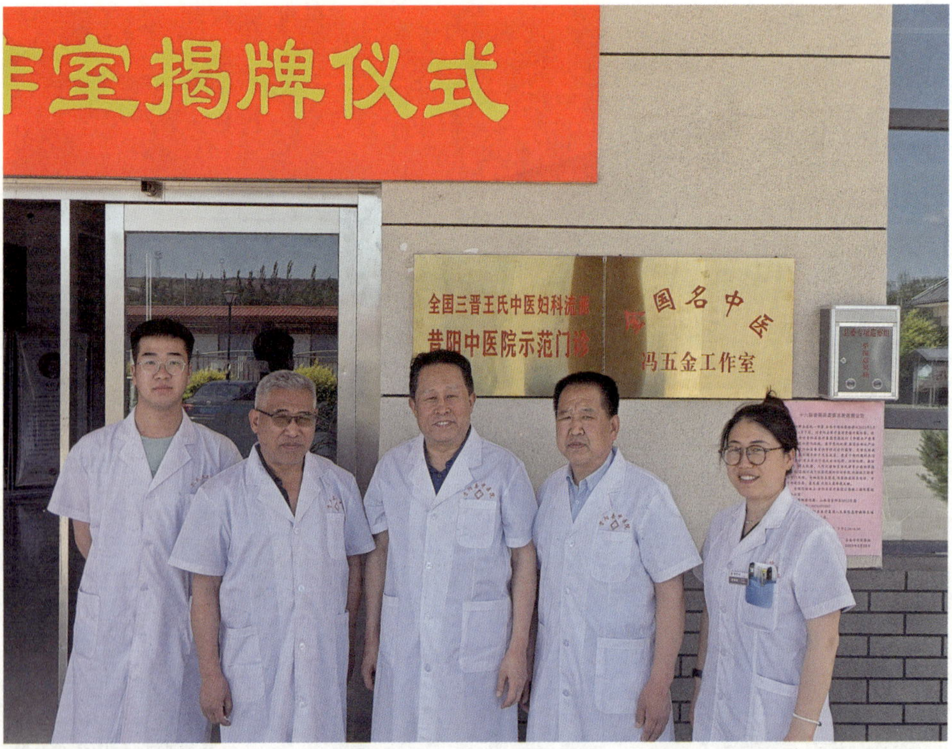

全国名老中医药专家王金权传承工作室昔阳县中医院传承基地

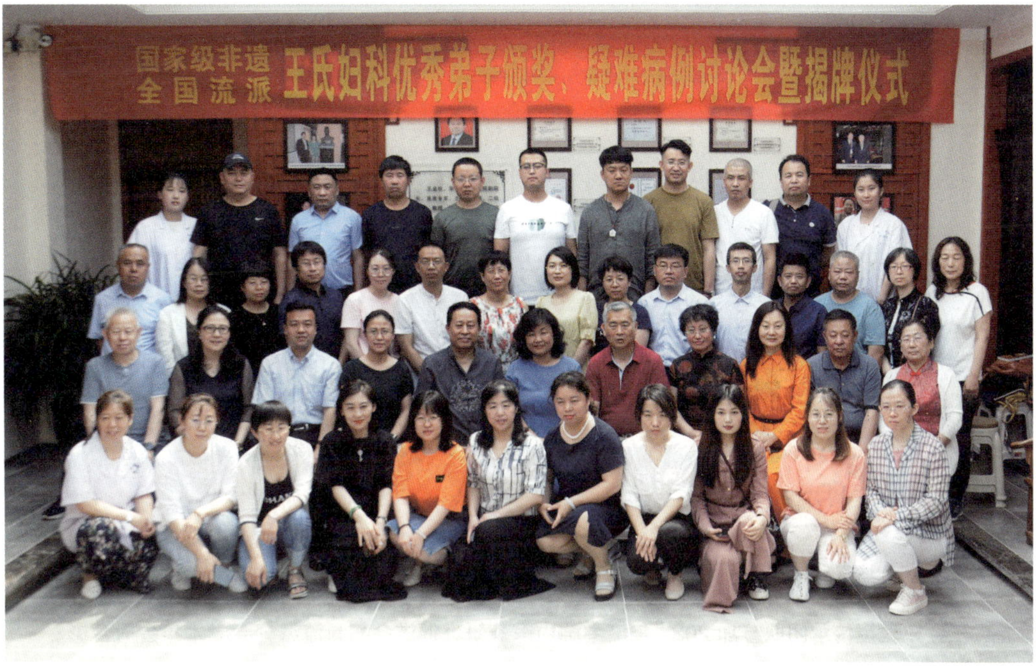

国家级非遗全国流派王氏妇科优秀弟子颁奖、疑难病例讨论会暨揭牌仪式，
王金权、刘小英教授同与会嘉宾及传承弟子合影

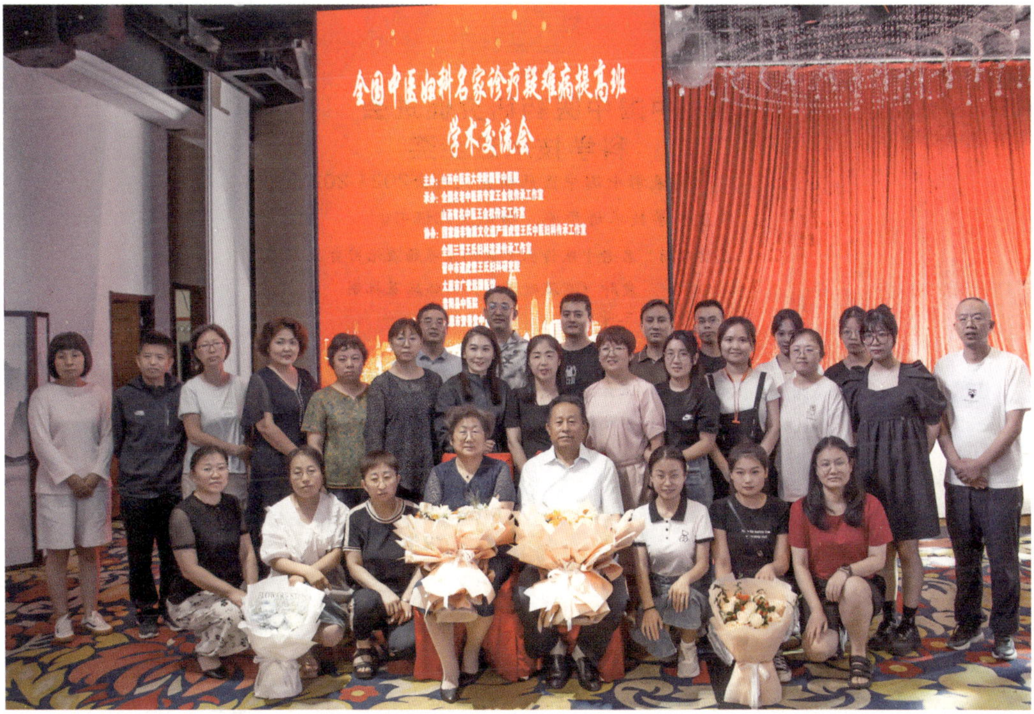

全国中医妇科名家诊疗疑难病提高班学术交流会，王金权教授、刘小英教授同传承弟子合影

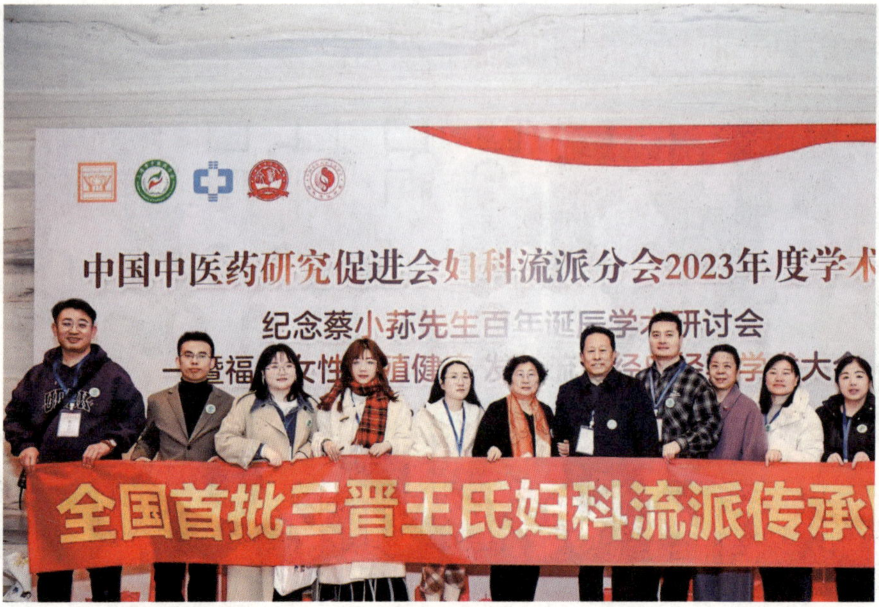

王金权教授传承团队参加 2023 年度中国中医药研究促进会妇科流派分会学术年会时合影

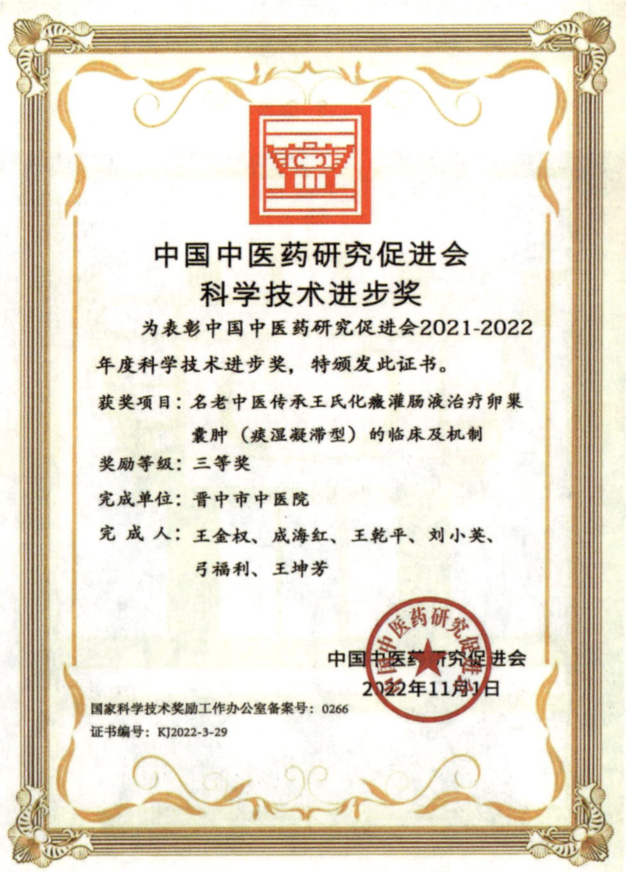

中国中医药研究促进会
科学技术进步奖

为表彰中国中医药研究促进会2021-2022年度科学技术进步奖，特颁发此证书。

获奖项目：名老中医传承王氏化癥灌肠液治疗卵巢囊肿（痰湿凝滞型）的临床及机制

奖励等级：三等奖

完成单位：晋中市中医院

完 成 人：王金权、成海红、王乾平、刘小英、弓福利、王坤芳

中国中医药研究促进会
2022年11月1日

国家科学技术奖励工作办公室备案号：0266
证书编号：KJ2022-3-29

王金权教授传承团队研究的科研项目获中国中医药研究促进会科学技术进步三等奖

序　一

三晋王氏妇科始于北宋，历经千年，相传29代，名医辈出，在诸多的学术流派中，独树一帜，特色鲜明，是国内中医妇科流派的重要代表之一。王金权教授及其弟子凭借其多年的临证积累，将宝贵的心得与案例悉心整理，汇集成此佳作。此书不仅展现了王金权教授精湛的医术，更体现了他对患者的关爱与责任。每一则医案，皆为精心诊治的结晶；每一处论述，皆饱含着对中医经典的深刻领悟与创新运用。在书中，我们能看到王教授对病因病机的精准把握，对治法方药的巧妙组合。他不拘泥于成规，善于因时、因地、因人制宜，为患者制定个性化的治疗方案。同时，本书还注重理论与实践的结合，既有对中医经典理论的深入阐释，又有大量生动鲜活的临床实例。这对于中医从业者而言，无疑是一本极具参考价值的实战指南；对于中医爱好者来说，也是一扇了解中医妇科奥秘的窗口。愿此书的出版，能够为中医妇科事业的传承与发展注入新的活力，让更多的医者受益，为更多的患者解除病痛。期待王氏妇科在未来能够继续砥砺前行，为中医事业再创新的辉煌！

此书即将付梓，余阅后乐为之序

[illegible]

2024年11月

序　二

王氏妇科起源于北宋时期，相传29代，历时千年，历史上名医辈出，医术精湛，享誉三晋乃至国内多个省市地区。我生于中医妇科世家，幼承庭训，医学传家。受祖业之熏陶，10多岁就随父辈见学诊脉，辨识药性。有感于中医妇科学之博大精深，从小立志弘扬“王氏妇科”于后世，从医40多年而初心不改。

始祖王厚先生，行医于太原郡，北宋时期，为了躲避战乱，率子孙迁居平遥，创立了“道虎壁王氏妇科”而有所成就。爷爷王裕宽、父亲王培昌，继承祖业，勤于中医妇科临床，精心诊治患者，口碑相传至今，山西省内外赞誉有加。

我临诊学业已成，先后工作于晋中第二人民医院中医科、晋中市中医院妇科，然而早年王氏妇科发展一度举步维艰，不仅条件有限，而且一些患者对中医诊疗存在疑虑，难以发挥王氏中医妇科的作用和优势。我几经深思，几经努力，在工作医院主要领导的关心帮助支持下，力排众议，开设中医病房，以中医妇科为特色，大力开展中医诊疗。

到如今，传承“王氏妇科”40余年，观“王氏妇科”的传承发展的过程，有悲伤，有喜悦，攻难症，克顽疾，扬长处，补短板，开拓创新，成效卓著。“王氏妇科”成为山西乃至全国一张靓丽的名片。

“王氏妇科”传承发展的平台已搭建成形，门下弟子近百，同心协力，共同探求“王氏妇科”学术内涵，总结“王氏妇科”临证技艺，发表文章，出版专著，鉴定成果，如鱼得水，各有成就。每观“王氏妇科”传承团队的发展壮大，我无不高兴激动、倍感欣慰，常存王氏妇科传承发展之心，传承家学技艺而不拘泥，海纳百川而出新。

由于我应诊工作繁忙，兼之笔力有限，想著书立传原本是有困难的。但感谢国家对王氏妇科发展传承、对我工作的大力支持，我自觉应当尽力整理些文字，谈思路，述心得，写体会，示验案，以总结经验、启发后人。

此书由我全国名老中医药专家传承工作室继承人成海红、王乾平、刘格任主编，工作室全体同仁相助，废寝忘食精心撰稿，又承蒙医学大师教诲，国医大师许润三教授亲身作序，不胜感激。

王金权

2024年11月于榆次

前　言

国家中医药管理局在全国评选出全国名老中医药专家，其核心目标是培养中医学术继承弟子，发展中医、创新中医，对中医的代表性人物的学术思想进行总结、整理、研究。这对中医人才的培养将大有裨益。

王氏妇科历史悠久，是山西最为著名的中医妇科学术流派之一，也是全国中医妇科十大流派之一。王金权教授是王氏妇科第28代传承人，从医初期师从王氏妇科第27代传承人王培昌先生，深得其真传。他在临床诊治中继承了父亲辨证细腻精准、用药灵活变通的特色，同时也继承了父亲独到的温通化瘀治崩漏、滋补肝肾治不孕的学术经验，可谓集王氏妇科之大成者。

本书系统地整理了王金权教授在妇科疑难症如多囊卵巢综合征、不孕不育症、癥瘕、子宫腺肌症、卵巢囊肿、习惯性流产、闭经、痛经、崩漏、经断前后诸证等妇科疾病诊治方面的临床经验、心得体会，归纳总结了王金权教授的学术思想和临床经验。由于编者的水平有限，加之时间仓促，书中论述难免有疏漏之处，恳请读者批评指正，不胜感激。

编者

2024年11月22日

目　　录

上篇　学术理论

中篇　临证经验

下篇　流派传承

上篇　学术理论

第一章　学术精华

第一节　治病求本，平衡阴阳

《素问·阴阳应象大论》云："阴阳者，天地之道也，万物之纲纪，变化之父母，生杀之本始，神明之府也，治病必求于本。"是故"天地者，万物之上下也；阴阳者，血气之男女也；左右者，阴阳之道路也；水火者，阴阳之征兆也；阴阳者，万物之能始也"。"治病求本，平衡阴阳"是中医学治疗原则之一，是指导辨证论治的根本法则。在妇科中的应用主要体现在以下几个方面。

一、注重脾肾

脾胃为后天之本，水谷之海，五脏六腑非脾胃之气不能滋养，气血津液非脾胃之气不能化生。元气虽然禀受于先天，由先天之肾精所化生，且潜藏于肾，但必须依赖后天脾胃精气的不断滋养才能不断发挥其作用，而二者之间，脾胃的功能是至关重要的，起着决定作用。盖人之始生，本乎精血之源；人之既生，由乎水谷之养。非先天之精气，无以立形体之基；非后天之水谷，无以成形体之壮。肾为先天之本，主骨藏精，主一身之气。脾为后天之本，主运化，为气血生化之源，而女子以血为本，以气为用，经、孕、产、乳无不以气血为基础。例如月经失调、不孕症、复发性流产等疾病，治疗上多以补脾肾调经、助孕、安胎为治疗的根本。

二、标本兼顾

在复杂多变的病证中，常有标本主次的不同，因而在治疗上就应有先后缓急之分。一般情况下，治本是根本原则，但在某些情况下，标症甚急，不及时解决可危及患者生命，因此我们应当贯彻"急则治标"的原则，先治其标，后治其本。治病求本，就是探究病源而从其根本治疗，这是辨证论治的一个基本原则。例如妇科疾病中崩漏，主要因冲任损伤，不能制约经血所致。治疗上运用"塞流、澄源、复旧"之法，根据病情的寒热虚实，采用温、清、补、泻不同的治本方法，同时加用炭类止血治标，此为塞流、澄源，治病求本，标本兼顾。出血停止以后，要转予澄源复旧、培补气血，以达到阴阳平衡，恢复正常月经周期的目的。

三、逆者正治

逆者正治，从者反治为治病求本的具体运用，善于综合患者的临床表现，掌握与病情有关的所有资料，抓住本质特征，这是辨证是否正确的关键所在。《素问・至真要大论》曰："帝曰：何谓逆从？岐伯曰：逆者正治，从者反治，从多从少，观其事也。帝曰：反治何谓？岐伯曰：热因热用，寒因寒用，塞因塞用，通因通用，必伏其所主，而先其所因，其始则同，其终则异，可使破积，可使溃坚，可使气和，可使必已。"

（一）寒因寒用

即用寒性药物治疗具有假寒症状的病证。适用于阳盛于内，格阴于外的真热假寒证。临床上急性盆腔炎病人常见此种症状。

（二）热因热用

即用热性药物治疗具有假热症状的病证，适用于阴盛于内，格阳于外，反见热象的真寒假热证。妇科临床上典型的如围绝经期综合征。

（三）塞因塞用

即用补益药治疗具有闭塞不通症状的病证，适用于因虚而闭阻的真虚假实证。典型的有月经后期、月经量少。

（四）通因通用

即用通利的药物治疗具有实性通泄的病证。妇科临床上典型的病症为瘀血所致的崩漏，血瘀型崩漏，治疗上必须"塞流"与"澄源"并举，通因通用，活血化瘀，调理冲任。瘀血不去，新血不得归经，故不能一见出血即给以固涩止血，贻误病情。

四、注重四诊

四诊合参，即四诊并用或四诊并重，是中医诊断学的基本观点之一。四诊合参实际上是中医整体观念在诊断学上的具体体现。四诊合参对于全面了解病情，识别真伪，探求本原，具有非常重要的意义。通过望、闻、问、切诊察技巧，充分认识疾病，抓住主症，寻病因查病机，找出疾病的主要矛盾，对症下药。例如子宫内膜异位症，我们不仅使用传统四诊进行诊治，还可以结合现代切诊触及盆腔触痛结节，这在处方用药时，辨证与辨病相结合，往往疗效更确切。在诊疗妇科病症时，只有遵循"治病求本""审证求因"，确立正确的治法，才能真正达到预期的效果。

（常珍珍）

第二节 阴血为基，重在滋养

血是维持人体生命活动所必不可少的基础物质之一，其内滋脏腑，外营皮肤筋骨，行于脉中，周流不息，奉养全身。血的盛衰盈亏对于调节人体脏腑经络、维持阴阳平衡等发挥着重要作用。女子经、孕、产、乳等诸多生理功能与血的关系十分密切，阴血充盈调畅，则可使女性生理功能得以正常。

月经的成分主要是血，而血的统摄和运行有赖于气的调节，同时气又要靠血的营养，输注和蓄存于冲任的气血，在天癸的作用下化为经血。因此在月经产生的机理上，气血是最基本的物质。气血充盛，血海按时满盈，才能经事如期。任脉通畅，太冲脉盛，血海充盈，由满而溢，月事应时而下。若冲任血海匮乏，则易受外邪，致血行障碍，就会发生月经先期、月经后期、月经过多、月经过少、闭经、痛经等各种病理变化。月经病的主要病机就是脏腑功能失常，血气不和，冲任二脉损伤。因此治疗月经病，虚证多以补肾扶脾养血为主，实证多以疏肝理气活血为主。

血是孕育胚胎的基础，阴血匮乏、血瘀、血寒均可导致不孕。素体血虚，或思虑过度，劳倦伤脾，气血生化不足，气血虚弱，冲任匮乏，不能滋养胎元，导致胎元不固。因此安胎养胎之法，以补肾健脾、调理气血为主，补肾固胎之本，健脾益血之源。脾肾健旺，气血调和，本固血充，则胎可安。

产后病的发生，多是因为血虚血瘀。由于分娩用力、出汗、产创和出血，致使阴血暴亡，虚阳浮越，易致产后血晕、产后发热、产后血劳等。产后元气、津血俱伤，腠理疏松，极易感受外邪，致使气血不调，营卫失和，冲任损伤而发病。因此，产后病的治疗以补虚化瘀、调理肝肾脾为主。“无气则乳无以化，无血则乳无以生。”素体气血亏虚，或脾胃虚弱，气血生化无源，又因分娩失血耗气，致使气血亏虚，乳汁生化乏源，因此乳汁甚少或无乳可下。治疗时宜补气养血，益津增液，调补冲任。

因此，在王氏妇科治疗妇科疾病的过程中，常使用四物汤作为补血调经的坐底方，方中熟地入肾壮水补阴，白芍入肝敛阴养血，精血同源而互化。当归身补血活血止痛，补中有动，行中又补，为“血中气药，血中圣药”。川芎活血化瘀，因其能补血养血、调血和血，临床应用时可随证加减，化载配伍，灵活变通，可治疗各种妇人诸疾。

（常珍珍）

第三节　肝肾为纲，共为先天

《素问·上古天真论》曰："女子七岁，肾气盛，齿更发长；二七而天癸至，任脉通，太冲脉盛，月事以时下，故有子……七七任脉虚，太冲脉衰少，天癸竭，地道不通，故形坏而无子也。"《傅青主女科》认为经水皆出自肾，说明肾精肾气充盛后产生的一种精微物质——天癸，在女子生长、发育、生殖中起着重要作用。古人有云："肾者主水，受五脏六腑之精而藏之，故五脏盛乃能泻。"可见，在中医理论中，肾为作强之官，先天之本，人体元阴元阳之根，主藏先天和后天之精，从而平衡机体阴阳。叶天士于《临证指南医案》中提出"女子以肝为先天"，肝主藏血，冲脉起于胞中而通于肝，有"血海"之称。女子经、孕、产、乳以血为本、以气为用的生理特点及经、带、胎、产的病理变化，均与肝生理功能、病理变化密不可分。《灵枢》篇曰："中焦受气取汁，变化而赤，是谓血。"王氏妇科认为女子以血为本，以肝肾为先天，故妇科疾病从肝肾论治，肝藏血主疏泄、肾藏精系胞胎，肝肾同居下焦，相火寄于肝肾，精血同源，乙癸同源，精血互化，可谓"肝肾乃冲任之本"。

女子经、带、胎、产、乳均受肝肾所统，在生理上依赖肾气充盈，肝血旺盛。肝肾调和，则经候如期，胎孕养育，泌乳自如。肝肾两脏所主功能失调则会出现一系列妇科疾病，如青春期少女肾精不足，天癸缺乏，肝血不充，冲任失养，月经失调；成年女性因肾阴受损、肝血虚少、血海失充，则会出现经水量少、经水后期现象，肝肾封藏失司，则经漏不止。妇女在怀孕期间，肾气不足系胞宫无力，或肝血亏虚无以养胎，则会出现胎漏、滑胎；处于七七之年的绝经过渡期妇女因肾元虚衰，或肾水不足，导致肝火偏亢，冲任不摄，崩漏不止，阴阳失衡，出现急躁易怒、潮热汗出等症状。明代医家李中梓在《医宗必读》中论述："乙癸同源，东方之木无虚，不可补，补肾即所以补肝；北方之水无实，不可泻，泻肝即所以泻肾。"

王金权教授在临床治疗妇科疾病方面从肝肾论治，疏肝必益肾，益肾必疏肝。如在熟地、桑寄生、续断等益肾药中常佐以醋柴胡、醋香附等疏肝理气之药，在川楝子、郁金、香附等疏肝的方药中常佐以枸杞子、巴戟天、杜仲等之品。王金权教授认为气血相辅而行、相互滋生、相互依存，气病可以及血，血病亦可及气，故治血分病当以调气为先，治气分病当以养血为要，在月经期常选用王氏调经种玉汤加减以益气养血，其中熟地、肉桂为补肾之药，加延胡索、香附以疏肝理气，避免补而壅滞，调气于理血之中，气机调和则血脉通畅。

（李姗姗）

第四节　脾胃为要，后天之本

脾为五脏之本，这是由于“五脏皆受气于脾”。《素问·玉机真脏论》曰：“五脏者皆禀气于胃，胃者五脏之本也。”由此可见，水谷通过脾胃二者的受纳、运化的协调作用，化生气血，为五脏物质之本，即所谓的后天之本。

王金权教授在长期临床实践中总结认为妇人发病与脾胃的关系最为密切，脾胃亦为妇人经、孕、胎产之本，经水源于精血，气血源于脾胃，内伤脾胃则百病由生。《素问·六微旨大论》云：“升已而降，降者谓天，降已而升，升者谓地。”脾胃居于中央，脾气升而胃气降，气之升降出入莫不关乎于脾胃。脾以健运为常，胃以通降为顺，脾喜燥恶湿，胃喜润恶燥，二者一纳一运，一润一燥，一升一降，一阴一阳，互为表里，散布于四肢九窍之中，如雾露以滋润形体。若脾失健运，则化源不足，精血难生，可致经血不调；脾胃虚弱，统摄无权，致冲任不固，可出现经水先期量多、崩漏等病；久病脾虚，水谷不充，血脉不足，则涩而难行，可成血滞之证，如经水量少、闭经、不孕等病。健脾和胃是王氏妇科的一大治则，王金权教授认为只有脾气足，胃气和，才能使女子气血冲和。故在健脾之时，当以补而兼通，补而不壅，通而不耗。临床上使用甘温之味，如党参、白术、阿胶等，常佐以陈皮、木香、枳实等行气之品。

脾胃为升降之枢纽，清气在下则生飧泄，若湿浊内阻，清阳不升，水谷失运，趋之而下，则出现泄泻症状，临床上常用四君子汤加防风、葛根升举清阳，分利湿浊，祛风胜湿；若脾虚中气下陷，疲乏无力，内脏下垂，则灵活应用补中益气汤，注重柴胡、升麻等升提之性的药物，升阳举陷；对于热邪伤胃者，应用竹叶、石膏清热扶胃，热结阳明活用承气汤；对于纳谷不香，不思饮食者，予以香砂六君子汤加减。朱丹溪在《丹溪心法·中湿》提出：“脾胃受湿，沉困无力，怠惰好卧。”脾为生痰之源，脾胃虚弱，运化水湿功能失调，聚而成湿，停而成痰，对于倦怠乏力、头重脚轻、嗜睡多梦的患者，应用平胃散加减以化痰除湿、健脾和胃；对于病后胃弱，或积食停胃者，常嘱其节制饮食，以使胃气生发。经归纳总结发现，陈皮是王氏妇科用药中最为常见药物，可见王氏在妇科疾病的治疗中，时时注重脾胃的作用，且临床实践中坚持苦寒药不宜多用，其不仅伤败脾胃，还易化燥伤阴。

（李姗姗）

第五节　冲任奇经，重视损伤

冲任二脉隶属于奇经八脉，纵横交叉于十二经脉之间，调节并蓄积十二经脉之气血，与肝、脾、肾等脏腑以及女子胞宫、脑等奇恒之府关系密切，并在生理病理上有一定关系。

冲脉起于胞中，能容纳十二经脉之血，有“血海”之称，调节十二经脉气血，对胞宫起温煦、化生作用，具有通、疏、泻功能，与女子月经密切相关。任脉行于腹部正中，能沟通阴脉之间的相互联系，调节阴经气血，被称为“阴脉之海”。任主胞胎，主司精、血、津、液，使脏腑化生阴液，濡养胞宫，具有藏、蓄、固功能，与女子月经、妊娠及生殖有关。月经来潮除需肾精充盛外，还需冲任二脉充盈。两者相互转化、资生，阴阳协调，共同维持胞宫藏泻有度的生理功能。冲任与月经、胎孕有直接关系，因此其中又以冲任损伤最为常见。冲脉为病“逆气”而“里急”，于妇科主要指由于冲任上逆而导致腹部疼痛的一类病证。任脉为病，女子“带下”“瘕聚”。冲任是十二经气血运化的枢机，冲任损伤则经脉气血调节不利。冲任受阻，可致气血凝滞，经脉瘀阻；冲任虚弱，可致气血亏虚，外邪内侵等。

冲任损伤包括冲任寒凝、冲任亏虚、冲任不调等，其中以冲任寒凝、冲任亏虚最为常见。

一、冲任寒凝

外感寒湿邪，寒邪属阴，其性寒，易伤阳气，阳气不能温煦机体，风冷客于胞中，寒伤冲任，冲任虚寒。湿邪属阴，其性重浊、黏，阳气乃轻清之气，湿邪会阻遏阳气的布散。饮食起居不慎，嗜食寒冷，不注意保暖等使寒邪入里，耗伤阳气。过度劳累、思虑过度也易使阳气耗散，日久阳气虚衰，脏腑机能减退，冲任虚寒，最终导致经、带、胎、产、杂诸疾。例如痛经，《傅青主女科》称为经水将来脐下先痛，就是因为冲任二脉感受寒湿所致，只有通过温寒利湿才能使冲任二脉恢复正常生理功能。冲任二脉被寒湿之邪所侵犯，必然会导致冲任二脉功能紊乱，正邪相互交争从而产生疼痛。治疗以温补冲任为大法，方用王氏温脐化湿汤。

二、冲任亏虚

冲脉既接受先天肾精的滋养，又得以后天水谷精微的供养，先天阴精与后天气血均汇聚于冲脉。肾气虚弱，冲任失于滋养，脾胃虚弱，化源不足，均可导致冲任虚衰，最终导致妇科疾病的产生。如崩漏，病因为过于忧思劳累，损伤脾胃正气，气虚血不固摄，统摄血液运行失约，冲任损伤，气血俱虚，不能制约经脉，导致经血非时而下。经血暴下不止发为崩中，淋漓不尽称为漏下。

（常珍珍）

第六节 应对周期，灵活加减

月经病是指以月经的周期、经期、经量异常为主症，或伴随月经周期，或以绝经前后出现明显症状为特征的疾病。月经病是妇科临床上的常见病、多发病，被列为妇科病之首。王金权教授在月经病的调治方面有独特的理论，临证中重视肾、肝、脾三脏同治，重视以肾为本，兼顾调治肝脾，采用周期序贯疗法，分期择时调治，灵活加减，临床效果颇为显著。

关于“月经”的生理论述，最早可追溯到《素问·上古天真论》，曰：“女子七岁，肾气盛，齿更发长；二七而天癸至，任脉通，太冲脉盛，月事以时下，故有子……七七任脉虚，太冲脉衰少，天癸竭，地道不通，故形坏而无子也。”首次系统地阐明了女性生殖功能从成熟到衰老的整个过程，具体说明了肾气旺盛、天癸至是女子发育成熟过程中的动力；脏腑所藏之精血是产生月经的物质基础；冲任二脉的通盛，是排出月经、孕育胎儿的主要前提条件。月经是天癸、脏腑、气血、经络协调作用于子宫的生理现象，月经的产生是以肾为主导，故曰“经水出诸肾”。王金权教授认为肾气旺盛，天癸始能泌至，注于冲任，促进冲任二脉通盛，则月事以时下，故调经以补肾为主。然“女子以肝为先天”，肝与肾同居下焦，为母子之脏。肝藏血，主疏泄而司血海，肝气得疏，肝血得养，乙癸同源，精血互生，血海蓄溢有常，则经病可愈。气血作为人体重要的物质基础，妇女经、带、胎、产、乳无不以精血为本。脾为后天之本，气血生化之源，脾气健运，生化有源，统摄有权，血海充盈，月经可常。王金权教授认为疏肝以通畅气机，扶脾以补血统血，以求调气血，理冲任，月经方可安如。

古人已认识到月经与自然的月相变化同步，具有按月而来的周期节律性。女性的月经周期节律既然与月节律相应，其中必定蕴含着阴阳的消长转化规律。王金权教授尤其注重根据月经周期中阴阳消长的规律，掌握月经各期的特点执方用药，将调整月经周期节律视为调经治本之法。女性的月经周期是生理、生殖的客观变化，包括行经期、经后期、经间期、经前期。月经期子宫泻而不藏，排出经血，既是本次月经的结束，又是新周期开始的标志，呈现“重阳转阴”的特征，采用王氏调经种玉方治疗，经后期血海空虚渐复，子宫藏而不泻，呈现阴长的动态变化，采用王氏补肾生精方治疗；经间期正值两次月经中间，是“重阴转阳、重阴必阳”之际，采用王氏养血生精促卵方治疗；经前期阳长阴消，重阳必阴，此时阴阳俱盛，以备种子育胎，采用王氏益经方治疗。

应对月经病之大法，补肾、疏肝、扶脾，顺时而施，阴阳相济，辨证加减，调气血，理冲任，方经病得愈。

（曹珂）

第七节　四诊合参，尤重脉诊

中医诊疗独具特色，四诊合参是中医在采集临床信息时所遵从的重要准则，突出了中医整体观的思辨特点。所谓四诊合参是指中医望、闻、问、切四诊并重，诸法参用，综合考虑所收集的病情资料，进而做出相应诊断，只有四诊信息的采集准确、相互合参，才能更为准确地判断机体的生命状态。

脉诊作为中医临床四诊之一，最能体现中医诊疗的特点。《伤寒论》开篇即辨脉法、平脉法，其后各篇亦以"辨某某病脉证并治"为目，并在其序文里批评了当时不重视脉诊的一些医者，"按寸不及尺，握手不及足，人迎阳，三部不参，动数发息，不满五十，短期未知决诊，九候曾无仿佛……所谓窥管而已。夫欲视死别生，实为难矣"。这反映了张仲景对脉诊的重视程度。王氏妇科传承至今，认为医学之要莫先于切脉，脉象反映一定的证候，证候必然有一定的脉形，任何疾病的病因病机都逃不过"三个指头"。

王氏妇科认为女子以血为养，经孕产乳皆由血所主，血气充盛方能经水通调，摄精成孕。妇女之疾，经带胎产乳皆表现在气血上。治妇女之病，当治血为先，诊断妇女的脉象更应顾此。《素问》言"夫脉者，血之府也"，又言"脉实血实，脉虚血虚，此其常也，反此者病"。即通过脉诊可判断其气血虚实。妇人之脉较男子柔弱，但至数均匀，尺脉较盛。

一、经期脉象

月经将至，或正值月经来潮，为血海由满而溢泄，脉多滑利。若脉缓弱者，多属气虚，气虚冲任不固，多见月经先期、月经过多、崩漏；脉弦者，多属气滞、肝郁，气机郁滞，冲任不畅，多见月经先后不定期、痛经；脉细而无力者，多属血虚，血海不盈，胞宫失于濡养，多见月经后期、月经过少。

二、带下脉

带下病多与湿有关，与任、带脉失约有联系，与肝、脾、肾功能失常有联系，故脉多沉濡、滑。脉缓滑者，多属脾虚湿盛，湿邪停滞，流注冲任，伤及带脉，多见带下过多；脉沉弱，多属肾气虚损，任脉不固，带脉失约，也多见带下过多；脉沉细者，多为肝肾亏损，阴液不充，任带失养，多见带下过少。

三、妊娠脉象

"天地氤氲，万物化醇，男女媾精，万物化生。"孕后阴血下注以养胎元，脉多滑利。妇人怀孕全身处于阴血偏少，阳气偏盛状态，其血流气聚、胞宫内实，故尺脉必滑数，"妇人手少阴脉动甚者，妊子也"，手少阴是心经之脉，心主血脉，动甚即滑而流利有力之意，尺脉搏击与寸口殊别，阳气挺然，则为孕之兆，尺脉主肾，胞脉系于肾，孕后胞宫充盈，血气旺盛，故尺脉按之不绝以应之。脉涩者，多属血瘀，瘀血阻滞冲任，留滞于胞宫，多见异位妊娠、胎死不下；脉滑数、洪数者，多属血热，热伏冲任，迫血妄行，多见胎漏、胎动不安。

四、临产脉象

妊娠足月，胎位已向下转，入盆骨时见腰酸、小腹胀痛、小腹重坠等。临产前，孕妇脉象也有一些变化，若尺脉转急如切绳转珠或见浮数散乱，或沉细而滑，则为临产之脉。此外孕妇两手中节或末节，脉应手而动者，也为临产离经之脉。一般来说，离经脉是六脉浮大而滑，至产时则尺脉转急，如切绳转珠，同时中指两旁脉从中节甚至末端指动脉搏动。

五、产后脉象

产后气血两虚，阴血骤虚，阳气易浮，其脉贵在缓滑，因缓者不为气夺而急促，滑者不因血去而枯涩。若脉沉紧者，多属血寒，寒邪客于胞宫，冲任不畅，多见产后腹痛、产后身痛。

王氏妇科认为，脉、舌、症均为疾病的外在表现，而辨脉当为四诊之尊，脉理即医理，审证求因，细节辨证，注重整体调治，运筹帷幄于三指之间。然临床所见诸脉象，往往都不是单一出现，而是兼见的，对脉象的仔细诊察，结合临床表现及望闻问诊相互参证，加以分析辨证施治，方能指导处方用药。所以，医者脉诊时必须虚心静气，心无旁骛，能指到心到，反复去切按病人左右双手寸、关、尺三部脉。若辨脉不细，易致失之毫厘，差之千里。

（王坤芳）

第八节　辨病辨证，两相结合

辨病和辨证是中医临床诊病的两种方法，这两种方法既互相联系，又有区别。中医学临床注重辨证，西医学临床注重辨病。本节就辨病和辨证做以下讨论。

一、辨病与辨证的实质

病，即疾病，是指致病邪气作用于人体，人体正气与之抗争而引起的机体阴阳失调、脏腑组织损伤、生理功能失常或心理活动障碍的一个完整的异常生命过程。辨病，实质是辨别疾病。

证，即证候，是疾病过程中某一阶段或某一类型的病理概括，一般由一组相对固定的、有内在联系的、能揭示疾病某一阶段或某一类型病变本质的症状和体征构成。辨证，实质是辨证论治，是中医诊治过程中很复杂的问题，它有一整套的理论体系，是以中医学的基本理论做指导，辨证施治就是辨别证象，分析疾病的成因、性质和发展趋势，结合地方风土、季节、气候，及病人年龄、性别、职业等情况来判断疾病的本质，从而全面地决定治疗方针，整体地施行治疗。

二、病证结合，相得益彰

有病始有证，惟辨病方能识证，惟识其病证而后可以施治，故病之与证密不可分，两位一体者也。如论述感冒时，把感冒分为风寒感冒、风热感冒等证型，在具体论治时用麻黄汤、桑菊饮等方剂。这就是先辨病感冒，然后再根据感冒的不同临床表现，具体施治以达疗效。

临床辨病与辨证是相互联系不可分割的，病中有证，证中有病。辨病与辨证结合，一方面有助于揭示病变本质，这样是从宏观和微观、从整体和局部去认识一个疾病，既可以注意到病变的局部变化，又可以把人体当作一个整体来看待，避免只见树木不见森林的认识方法。另一方面有助于判断病情的轻重和转归，单靠任何一种认识方法，都不能全面、客观、准确地判断疾病的轻重缓急、预后转归，同样一种病，在不同的病人身上，或同一个病人的不同时期，其病情的凶险程度、治疗的难易就会有很大差异。此外，辨证可以补充辨病之不足。尽管科学技术和人们认识水平的不断提高，但到目前为止，很多疾病还未被认识清楚，而这些疾病的确客观存在着，这种情况下，病人往往有很强烈的主诉，但做了各种理化检查，均无阳性发现。这时我们有两个选择，一是说病人无病呻吟，将其拒之门外，一是运用中医的辨证论治，仔细分析望闻问切收集到的资料，辨证论治，这样往往能达到解除病痛的最终目的，当然我们应该选择后者。

总之，辨病与辨证相结合的诊断模式是中医学的显著特点之一。中医辨证应与西医辨病相结合，结合的原因就是二者各有所长，其共同目的显然都是精确诊断，在现代科学水平上体现对疾病的客观认识，有效治疗，提高临床疗效。

（成海红）

第九节　重守名方，临证思辨

王氏妇科注重传统方剂的继承，对基本方剂均需牢固掌握，随手拈来，对经典方剂需要深刻理解组方之法、所针对之症证。中药学和方剂学的基础知识虽然在形式上似乎很简单，且近乎枯燥无味，但是其中蕴含了中医学最核心的组方规律，只有掌握好最基本的知识理论基础，才能够深入理解方剂的理法方药和用药原理。同时，传统中医学本身虽然在后期发展过程中也逐渐出现了分科的趋势，但是中医学应当是宏观整体的，掌握了经典方剂的要点，不仅可诊治妇科，同时对内科儿科等证也可自由运用。

妇女之疾，多见月经胎产，肾主生殖，产天癸，为先天之根本，王金权教授诊经胎之疾，最常用之名方，为与肾相关之五子衍宗丸、肾气丸、左归、右归及补女子之本血的四物汤等。凡月经过少，停闭，甚至年老精衰之经断前后诸证也多有疗效。王氏妇科所出之方，或用经典方剂之原方，或为名方之辨证组合，其组方可见古意，且理据皆有。他认为，名方组方，药少利宏，一因一证多则两药，甚则无须用药，针对他证之药相伍即可得效，如四物汤之物字，本义是指杂色牛，引申指毛色、杂色，杂色含有众多之意，引申为万事万物。其中物者类也，四者相类，而仍各具一性，各建一功，并行不悖，故谓四物。如辨证得当，即使单用简单四物，也可使经期调和。王金权教授尤重诸方中地黄的应用炮制，常言制熟地当遵雷公之言，采得生地，去白皮，瓷锅上柳木甑蒸之，摊令气歇，拌酒，再蒸，又出令干。勿令犯铜铁，才能达到“令人肾消并白发，男损荣、女损卫也”的治疗效果，如无九蒸九制的传统炮制，不能达到药到病除之功。五子衍宗丸，王金权教授更是极为推崇，原方治男子不育，王氏妇科用其治疗女子之不孕及月经不调及滑胎之证，疗效也颇佳，其方中水火并治，阴阳并补，五味药物俱是多子之物，久服之亦令人多子。菟丝子、车前子能益精而聚精，枸杞、覆盆，可滋润，五味子收涩为点睛之笔，配伍车前子之通利，有天然开阖之妙，多用于肾气不足、精血亏虚之不孕不育。

虽然王氏妇科重守名方，然非照搬照抄，王氏妇科极其注重临证之思辨，不固化思维，非见经少经断不孕即固定补肾养血之法，如辨证其人肥胖痰涎之体质，即当用名方二陈汤加减。王金权教授也曾治疗多囊卵巢多年不孕患者，其人体瘦不肥，症只见经期 40 余日一行，他从舌脉入手，见脉现滑象，舌有瘀斑，判为痰湿挟瘀之证型，虽在备孕之期，也未拘泥于补肾填精种胎之法，而是根据辨证结论，大胆使用活血之品，拟方其中有三棱、莪术、皂角刺等药，配伍茵陈、陈皮，辅以巴戟天等物，也有有故无殒亦无殒也之意，服药 3 个月其人自然得孕，后得一女。治疗常见精血亏虚之经产症，在填补精血之时必重行气，多用陈皮等，防止过于滋腻反成壅滞。王金权教授强调，在辨证中当见一症而知其为何，抓住主要之矛盾，其他次要之不适自可迎刃而解，拟方切不可毫无章法堆砌，见一症即加一药，非上工之道，面面兼顾反而混杂无力不能直击病机，疗效不显著。

（刘格）

第十节　古方新用，化瘀随证

古往今来，人类生存环境不断改变，医疗水平日新月异，而中医古方始终能在医者手中发挥巨大的治疗作用，历经千年而不衰，其主要原因在于古方是前人在长期医疗实践中的经验结晶，历代医家遵循“方从法出，法随证立”的原则，传承古方精髓，辨证与辨病相结合，师古而不泥于古。王氏妇科善于古方新用，治疗妇科疑难杂病。

少腹逐瘀汤出自王清任《医林改错》：“此方治少腹积块疼痛，或有积块不疼痛，或疼痛而无积块，或少腹胀满，或经血见时，先腰酸少腹胀，或经血一月见三五次，接连不断，断而又来，其色或紫、或黑、或块、或崩漏，兼少腹疼痛，或粉红兼白带，皆能治之，效不可尽述……此方去疾、种子、安胎，尽善尽美，真良善方也。”由此可以看出，王清任创少腹逐瘀汤主要治疗血瘀少腹之积块、痛经、月经不调等疾病，辨证属寒凝血瘀者。

王氏妇科认为女子以血为本，属阴，易阳气不足，血得温则行，遇寒则凝，寒凝血瘀是导致妇科疾病发生重要原因之一，并提出“初病在气，久病入血，气病及血，深延为瘀，瘀由虚致”的“久病从瘀”的学术思想，认为久痛、怪病、久积、闭经、不孕症等诸多疾病，皆可以血瘀病证进行治疗，并常能得到佳效。故少腹逐瘀汤在临床应用广泛，王氏妇科常将其用于治疗痛经、不孕症、盆腔炎性疾病、月经后期、闭经、复发性流产等妇科疾病中，辨证属寒凝血瘀型，药物剂量根据临床症状进行加减化裁，效果显著。其中王氏妇科以此方为基础方，加益母草、三七，形成崩漏 1 号方，治疗崩漏血瘀型。王氏妇科认为女子一生要经历经、孕、产、乳等特殊生理阶段而数伤于血，血分易虚易瘀；崩漏又大多病程较长，久病多瘀，此方于养血活血之中，行生新止崩之法。本方应用时，以血色紫暗或夹有血块，并伴脐腹刺痛拒按、块下痛减为依据。另外，久病之后有瘀证可辨者，固当从瘀论治，但无瘀可辨者，目前可借助检查设备检测血液的变化、子宫内膜的厚度，从而对瘀血证的有无进行判断，在立法遣药时结合现代医学的检查结果，有利于提高临床用方的准确性及疗效，也是古方新用的一种辨证诊断形式。本方中炒小茴香、炒干姜温经散寒止痛，延胡索、没药活血行气止痛，当归身、川芎养血活血，使得祛瘀不伤正，蒲黄、五灵脂失笑散温经散寒止痛，官桂为引经药温通冲任，赤芍、益母草助活血化瘀，三七止血定痛而不留瘀。全方共奏温经散寒，活血化瘀之功，寓止血于活血之中，且全方温经散寒及活血之品均小剂量，作用温和，温通而不动血，活血而不破血，活血兼养血，活血不伤正，标本兼顾，同时体现“审证求因”“通因通用”之法则。

古方新用，临证之道，不用古方不能治病，拘泥于古方亦不能治病。只有将古方细细揣摩，领悟其中真谛，做到“病证结合、方证对应”，方能精准施治。

（韩凤）

第二章　妇科病临证治法

第一节　气血失调，重在调养

《素问·五脏生成篇》曰："诸气者，皆属于肺，诸血者，皆属于心。"肺主气，气的生成与肺有关，心主血，血液的生成与心有关，正所谓血乃中焦之汁，流溢于中以为精，奉心化赤而为血。脾胃运化的水谷精微经脾气散精作用上注于心，变化为赤，化生为血。气血是人体生命活动的基本物质，人体脏腑共同构成一个功能整体，以维持人体气血的正常生成与运行。气血一源二歧，血本于气，气寓于血，互相维系、转化，不可分隔。在机体生理状态下，气以血生，血赖气行，气血相互依存，互为化生以维持正常功能。当机体处于病理状态时，气血失调，气血相互影响，互为因果，进而加重病情。所谓"初病在气，久病在血"，如气虚无力推动血液运行，血液不行，日久成瘀，瘀血不去则新血不生，进而耗气加重气虚症状。若脏腑功能失常，则会影响气血的正常运行，进而形成一系列如气郁、痰瘀等病理因素。当脏腑虚弱，或气血不足时，则导致机体阴阳气血的偏胜偏衰，气血乖乱，或导致气血瘀滞，络闭气阻，日久而成癥瘕。《灵枢·营卫生会》曰："人受气于谷，谷入于胃，以传与肺，五脏六腑，皆以受气。"《素问·平人气象论》曰："人以水谷为本，故人绝水谷则死。"脾胃在气血的来源、生成、输布、功能发挥、相互影响等方面均起到重要作用。妇人以血为本，血之本在于脾胃，脾胃为后天之本，气血生化之源，若后天脾胃运化功能失调，气血生成受限，化源不足，胞宫不得气血充养，日益虚弱，则会出现月经量少、闭经等病。气有固摄之力，脾有统血之功，气为血之帅，气虚脾弱，血无统帅而妄行。因此，气血不足也可导致崩漏或月经过多。女子以肝为先天，肝不仅藏血，还主疏泄。气血的运行，既要有气的推动，还有赖于肝气的疏泄调畅。现代社会的快节奏生活及工作压力，常使女性出现肝气郁结或肝血虚少，影响肝气的正常疏泄，使人体气血运行障碍而发生月经失调。王金权教授认为，治病要顾护正气，重视气血调养，对血虚患者予参芪补之，气旺则能生阴血，在补血的同时注意补气，常在当归身、熟地、白芍中加用黄芪、党参、太子参等，以气行推动血行。对于血分病，在补血方中常以四物汤坐底，如遇血行瘀阻，痛处不移者，在此基础上加桃仁、红花、益母草以活血止痛，通则不痛，用之得当，药到病除。血行离经，致成崩漏，于四物汤中加阿胶、艾叶，温经止痛，崩漏可止也；气分病多用四君子汤坐底；气血同病常用八珍汤坐底；中气不足多用补中益气汤为底加减。故对于气血失调患者，应予补气益血，恢复其精气神。

（李姗姗）

第二节　妇人气郁，百病皆生

气郁一词始见于《丹溪心法》。郁的含义主要为结聚在内，不能通行周身。气郁是由于情志郁结，肝气不舒所致，即气机郁抑不畅，症状多表现为胸胁胀痛，脉象沉弦涩，治宜疏肝解郁。

《黄帝内经》首先提出："百病生于气。"朱丹溪曰："一有怫郁，诸病生焉。"妇人多气郁，且气郁易使女性患多种妇科疾病。气郁之病因病机多与六淫、七情、正虚、痰瘀、脏腑失调有关。六气太过或不及，即成致病之"六淫"。情志不遂，忧思惊恐，气机郁滞，阻遏气血流通，则发为郁病。

劳逸失调，正气耗伤，或久病产后，气血亏虚，无力推动血行，气血郁滞、气滞久郁，则会出现产后腹痛、产后郁证。气郁阻络，津失输布，则凝结为痰，久病成瘀，痰瘀互结，则成癥瘕，现代疾病如多囊卵巢综合征、子宫肌瘤、乳腺增生、异位妊娠等多与此相关。周学海认为肝主疏泄，调畅气机，若肝之疏泄功能失调，则会出现肝气郁滞，郁久化火，临床上常见急躁易怒、胸满胁痛、月经先期量多、滑胎、胎动不安等病。王金权教授强调要根据气郁病因进行辨证治疗，针对六淫致病则以祛邪为主，如羌活胜湿汤；针对七情致病则以畅调情志为主，如越鞠丸、顺气散；针对正虚致病则以补虚扶正为主，如四物汤、八珍汤、补中益气汤；针对痰瘀致病则以祛痰化瘀为主，如二陈汤、温胆汤、王氏消癥方；针对脏腑失调致病则以疏肝理气为主，常用逍遥散、柴胡疏肝散、甘麦大枣汤等。在药物的配伍使用中，常用行气药合用活血药，如香附、枳壳、陈皮、柴胡、桃仁、红花、益母草、赤芍、丹参等；行气药配伍化痰药，如半夏、贝母、竹茹、桔梗、瓜蒌等；行气药配伍祛湿药，如苍术、茯苓、白术、砂仁、薏苡仁等。

（李姗姗）

第三节　妇人多生瘀，虚寒瘀热致

人知百病生于气，而不知血为百病之胎也。凡寒热蜷挛、痹痛、瘾疹、瘙痒……及妇人经闭、崩中、带下皆血病也。所谓血病，究其因总少不了瘀血，尤其女性常见。多数女性易怫郁，肝气不舒者十有七八，因气滞血瘀者不在少数。然气血贵在流通，瘀则杂病丛生，如痛经、闭经、癥瘕、血崩、产后恶露不下等。瘀血与气血虚、寒凝、血热、气滞直接相关。

《素问·调经论》曰："寒独留则血凝泣，凝则脉不通。"这指出寒邪导致瘀血。深究其寒从何处生，贪凉而恣食生冷，造成寒伤于内，血液为之凝滞，素体阳气亏虚，温煦失职，内寒中生，致使寒凝血瘀。于外者，天寒而不近衣，寒邪侵袭，如冬日之河流失其畅凝其形。人亦如此，血受寒而行滞。《灵枢·水胀》曰："石瘕生于胞中，寒气客于子门，子门闭塞，气不得通，恶血当泻不泻，衃以留止，日益增大，状如怀子，月事不以时下。"这道出了寒邪凝血，瘀阻胞宫而引起经行不畅甚者闭经更甚者形成癥瘕之由来。如王氏妇科之调经种玉汤，经期常投之，旨在逐瘀生新，方中除行气活血之香附、延胡索、桃仁、红花、益母草以外还加入吴茱萸、肉桂，一来温经散寒血得温则行，二来借助阳气推动血液以使畅行。

所谓气为血之帅，气行则血行，气滞则血滞，气寒则血凝，气有一息不运，则血有一息之不行，说明气虚推动无力，可致血瘀。气虚多由脾胃虚弱所致，脾胃为气血生化之源。对于气虚血瘀者宜补气与活血化瘀综合应用，如加参生化汤，补阳还五汤。血虚亦可致瘀，江河之中，水位愈高则水流愈速；人亦然，血管之中血液充盈则血流亦畅。若血液亏损，血脉干涸，其行受阻亦多。再则心主血脉，心行血，心血亏虚其行血功能亦降易致血瘀之患。《金匮要略》曰："妇人腹中诸疠痛，当归芍药散主之。"方中当归身、芍药养血，川芎活血行血，正体现了养血祛瘀之法。《玉机微义》中桃红四物汤亦是养血活血化瘀的典范。临床中常见产后血虚腹痛亦是遵养血祛瘀之道。如《傅青主女科》产后篇指出，活瘀自除，血结则瘀作祟，若不补血而反败血，虽瘀可消毕竟耗损难免，不若补血之中以行逐瘀之法则气血不耗而瘀亦尽消。这体现了养血祛瘀而不伤正。

气滞不通，血壅不流，此种情形临床最为多见，亦是瘀血最大的致病因素。肝主疏泄，性喜条达，肝气怫郁，郁则气滞血亦滞而瘀血生。此由肝气郁结引起，肝气郁结，肝失疏泄，而致气滞血瘀。如血府逐瘀汤方中使用柴胡、枳壳疏通气机，即是取气行则血行之意。

世人皆知血受寒则凝，得热则行。然热过成邪，煎熬血液亦可成瘀，此证当活血化瘀兼加清热作用药物，如大黄、丹皮、赤芍、茜草等。或有热迫血行而溢于脉外，亦可成瘀，且瘀血不去，新血难安，此证当选有止血作用又有清热功效的方药如温清饮。

除上述因素外，湿邪阻滞经络，亦可使血行艰涩而成瘀。如王氏治疗痰瘀互结型多囊卵巢综合征多用王氏散结祛痰饮。方中二陈汤燥湿化痰，健脾和胃，加玄参、夏枯草、浙贝母软坚散结，香附通行气血、疏肝解郁，伍丹参、赤芍、皂刺、山慈姑祛痰行气，活血化瘀以调经。《黄帝内经》曰“人有所堕坠，恶血留内”，指出外伤亦可导致瘀血，临证定要分清虚、寒、气滞、湿、热而灵活治疗。或理气化瘀，或温经化瘀，或补气行血，或化湿通络，或攻下逐瘀。

（许建国）

第四节　经带胎产病，肝脾肾论治

由于女子经、孕、产、乳这些特殊的生理功能，均是以血为基础，因此血的充足对于女子的生命活动尤为重要。五脏之中，尤以肝脾肾三脏与女子关系最为密切。肝脾肾三脏相互协调、制约、配合、资生，血才可化生运行，保证经、孕、产、乳等生理活动正常运行。肾为先天之本，藏精主生殖；肝主疏泄，性喜条达，藏血而司血海；脾司中气而统血，为气血生化之源。冲任二脉同样影响女性孕产的生理活动和病理变化，脏腑气血畅旺，则冲任正常，而足三阴经脉沟通冲任之脉，肝脾肾三脏功能正常，则冲任正常，故凡冲任之为病，多责于肝、脾、肾三脏。故在五脏之中，女子胞与肝、脾、肾的关系尤为密切。

“女子以肝为先天”，说明了肝与女子生理、病理的密切关系。肝藏血充足，是女子生理依赖的物质基础。若是肝血亏虚，血海不充，不能按时满溢，可致月经后期、月经过少等。肝血不足，阴不制阳，阴虚阳亢，可致经行头痛、绝经前后诸证等。而在孕期时，血聚冲任养胎，肝血愈虚，肝阳偏亢，易引起妊娠眩晕。肝主疏泄，可以疏通、宣泄人体气机使之舒发、畅达，在女子可以协调冲任二脉的正常活动，维持女子正常生理功能。若肝失条达，气机郁滞，则经血运行不畅，可致月经先后不定期、经行乳房胀痛、经行腹痛等。

脾为后天之本，气血生化之源。胞宫的经、孕、产、乳功能均需气血的推动与濡养，故临床多从脾论治妇科疾病。脾虚化源不足，血海不充，可致月经后期、月经过少、闭经等；脾虚统摄无权，冲任不固，致经期延长、月经过多、崩漏、胎漏、带下过多等；脾阳虚衰，不能升清降浊、运化水湿，可致带下病；若聚湿成痰，痰邪壅滞冲任，可发为月经后期、闭经、月经过少、癥瘕等。

“经水出诸肾”，月经的来潮与肾相关。任、督、冲三脉一源三岐，它们通过经络联系和功能协同，与肾在人体的生殖、生长发育、气血运行、阴阳平衡等诸多方面有着紧密的联系，共同维持着人体的正常生理功能，也是月经来潮的必要条件。肾者，“封藏之本，精之处也”，卵子的生长、发育、成熟均与肾精密切相关，且卵子排出，精卵结合也需肾阳的推动，肾－天癸－冲任－胞宫轴是女性重要的生殖轴，是月经产生、带下形成、胎儿孕育的基础。若肾精亏虚，卵子发育缺乏物质基础，天癸不能如期而至，冲任血海不充，胞宫失于濡养，致月经过少、月经后期、闭经、不孕等；肾气、肾阴亏虚，封藏失职，冲任不固，胞宫藏泻失调，可致月经先期、月经过多、崩漏、产后恶露不绝等；肾气不固，胎失所系，可致胎漏、胎动不安等；肾为水火之宅，肾中阴阳相互依存，相互制约，肾阳不足，不能鼓舞肾阴的生长和滋养化生，致月经后期、闭经等；肾阳不充，不能鼓动卵子排出、精卵结合，以致不孕；中医学认为，肝肾同居下焦，肾藏精，肝藏血，肝肾之间存在精血互化、乙癸同源的关系。血液的化生，有赖于肾中精气的气化；肾中精气的充盛，亦有赖于血液的滋养，乙癸同源，肾水不足以涵养肝木，肝肾之阴皆虚；肝肾阴阳，息息相通，互相制约，协调平衡，二者相互滋生，相互转化，同盛同衰，肝肾不足，发为妇科疾病，故滋肾补肾是治疗妇科疾病的重要原则。

（常珍珍）

中篇　临证经验

第三章 王氏妇科家传验方及常用对药

第一节 王氏妇科家传验方

古有伊尹制汤液，汤方始也。后有张仲景著《金匮要略》《伤寒论》倡六经辨证，所立处方称为经方。后世医家倡导学术，著书立说，各叙己见，百家争鸣，流派纷呈，经方、时方、单方、验方，难以胜数，博大精深，其继承、创新、发掘整理，实为后辈责任与义务。

三晋王氏妇科流派，注重整体，调和中正，善调气血，注重肝、脾、肾及冲任气血。临症立方平和，自成体系，常旁及《济阴纲目》《寿世保元》《竹林妇科》等专著。明清以来，又多研学《傅青主女科》，获益多多，使流派立方用药更加丰富。

流派汤方，涉及妇科经、带、胎、产、不孕症诸门类，每方加方解，乃流派医家临床用方经验体会，并编方歌以便记诵。本章所载汤方多为流派先人所用，注重临床实用效果。

一、月经病方

王氏妇科治疗月经病，特别重视“调”与“养”。妇人以血为本，经、带、产、乳均依赖阴血。《黄帝内经》有云：“妇人血虚，以其数脱血故也。”故治疗妇人病以养血为先，其血者，只可使其盛，不可使其衰。对妇人月经病，王氏妇科始终坚持养血为主，调经为辅的治疗原则，认为月经先期、后期、先后不定期，经量过多、过少或经闭等，均因冲任失调所致，治疗时，对热者清而调之，寒者温而调之，瘀者行而调之。王氏妇科主张和营养血，疏调气机，使脏腑功能正常，冲任得以通盛。临床调经主方，用四物汤加减，或以逍遥散、八制香附丸等加减化裁。同时王氏妇科强调，妇人之病，重在调经，故经行时宜情绪舒畅，注意劳逸结合，避免冒雨涉水，饮食忌生冷酸收及辛辣之物，用药忌克伐之品。

（一）先期汤

主治：月经先期，量多有块，口干舌红苔黄，脉滑数等血分实热症。

方药：当归身 15 克、川芎 5 克 、炒白芍 12 克、生地 18 克、阿胶 12 克、黄柏 9 克、知母 6 克、丹皮 9 克、黄芩 9 克、栀子 10 克、香附 6 克、甘草 3 克。水煎服，空腹温服，每服 1 剂，连服 3~5 剂。

加减：月经过多加芥穗炭 6 克、海螵蛸 12 克、地榆 10 克；伴经行头晕、胁肋胀痛，加柴胡 6 克、青皮 6 克、旱莲草 10 克、女贞子 10 克；经行不畅、块下腹痛，加桃仁 12 克、红花 5 克、延胡索 9 克、益母草 10 克；大便干燥，加川大黄 12 克、枳壳 9 克；口干加玄参 12 克、麦冬 10 克、天花粉 6 克。

方解：月经先期以实热证为多，故常选用清热凉血药可使热去，血海得宁，而经期转准。本方以生地四物汤凉血养血以调经；知母、黄柏、栀子、丹皮清热凉血去血中伏火，热去则血静；阿胶补血以治月经量多；香附调理气血以和众药。全方清热、凉血、调经，以收全功。

方歌：先期柏母与黄芩，阿胶四物香附呈，经水先期兼量多，红紫血块腰腹痛。

（二）过期饮

主治：月经后期而至，量少色黑，腹痛血块下，舌淡苔白，脉沉涩等血寒凝滞之症。

方药：当归身 12 克、炒白芍 12 克、川芎 6 克、熟地 12 克、香附 6 克、红花 6 克、莪术 6 克、木通 3 克、桃仁 12 克、肉桂 5 克、甘草 3 克。水煎服，空腹温服每日 1 剂，连服 3~5 剂。

加减：伴气血虚，加黄芪 18 克、党参 12 克；腹痛加延胡索 10 克、吴茱萸 6 克；经水量少加益母草 12 克、川牛膝 10 克；肝郁气滞加柴胡 9 克、青皮 6 克、川郁金 9 克。

方解：月经后期，肝肾不足，血海空虚，重在温养气血，使肝肾得健，气机疏泄有度，气血得以温养，则寒散瘀化，气血生化有度，冲任得以充盛，则月事按期而至。方中桃红四物活血调经，入莪术增加祛瘀之力；肉桂温经祛寒；香附理气为调气血之主帅；木通善利水，水道通则经脉利。

月经后期常与月经量少并见，也常为经闭之前驱病症，常由于内分泌失调所致。中医认为由妇人气血两虚，冲任亏损，血海不能按时满溢所致，临床也可见于气滞血瘀者，或虚实夹杂。治以温养气血，理气和血，使气血畅达。

方歌：过期饮用蓬莪术，桃红香附兼四物，木通甘草与肉桂，经水推后寒瘀服。

（三）八物汤

主治：月经或前或后，先后无定期。

方药：当归身 15 克、炒白芍 12 克、柴胡 6 克、焦白术 15 克、山茱萸 12 克、党参 15 克、香附 6 克、菟丝子 12 克、甘草 5 克。水煎空腹温服，每日 1 剂，连服 5~10 剂。

加减：月经有块、腹痛，加丹皮 9 克、栀子 9 克、延胡索 9 克；伴腰酸乏力加杜仲 10 克、续断 6 克、桑寄生 9 克、金毛狗脊 10 克；气虚加生黄芪 30 克；伴头晕耳鸣目眩，加菊花 10 克、枸杞子 12 克、香白芷 5 克。

方解：经行无一定规律，实属月经失调，一般由于肝郁有余，脾肾虚弱，气机逆乱所致。月经或前或后，应以虚治，重在疏肝解郁，使肝脾和谐，则经自调。本方用当归身、白芍、柴胡、白术，养血疏肝解郁有逍遥散之功；山茱萸、菟丝子补肾益经；香附理气疏肝；党参益气，气旺则血行。全方重视气血肝肾，调冲任之本。

方歌：八物汤中当归芍，柴胡山萸参白术，香附甘草菟丝配，疏肝养血调经服。

（四）加减赤芍四物汤

主治：气滞血瘀，经闭不行，少腹痛疼兼肝郁气滞，胸胁苦满，口苦头晕，脉弦者。

方药：当归身18克、川芎6克、赤芍10克、生地12克、丹参12克、延胡索9克、香附6克、木香6克、乌药6克、柴胡6克、泽兰叶9克、枳壳6克、官桂5克、生黄芪15克、甘草3克。水煎服，每日1剂。

加减：伴乳房胀痛加瓜蒌10克、川郁金9克；伴腰酸加杜仲10克、怀牛膝10克；食欲不振加焦山楂30克、神曲10克；素日经来量少者，加桃仁10克、红花6克、莪术6克；肢凉加桂枝6克；体胖加苍术9克、炒薏苡仁12克、车前子30克；带下量多加炒山药30克、炒扁豆12克、炒芡实18克。

方解：气滞血瘀之经闭，但以调经活血为先，本方取赤芍四物汤合丹参、延胡索、泽兰叶活血化瘀调经，瘀化则经通。香附、木香、乌药、柴胡、枳壳疏肝理气，气顺则血通；生黄芪补气以助血行，妙在一味官桂善调冷气，温经驱寒，实乃血得热则行之意也。

方歌：经闭方用四物赤，柴壳泽兰延胡索，二香乌药生芪草，通经丹参官桂入。

（五）养血温经汤

主治：妇人经闭不行，腰部作痛，血虚有寒者。

方药：当归身18克、川芎9克、炒白芍12克、熟地18克、香附6克、红花6克、桃仁10克、肉桂5克、莪术6克、苏木5克、木通4克、甘草3克。水煎服。

加减：胖人气虚加生黄芪30克、焦白术15克、党参15克，以补气行血；经来量少腹痛加延胡索10克、益母草15克、丹参15克，加强活血化瘀之力；腰酸加杜仲15克、金毛狗脊15克、桑寄生15克以固肾气。

方解：此方治经闭用四物补血，适用于血虚经闭，血盛则经通，调经必善于活血，故以桃仁、红花、莪术、苏木活血化瘀调经，瘀血去则月经畅。血瘀多气滞，香附理气善调气血；肉桂温经；木通利水道而利经脉。此方为治疗经闭常用方，临症可加减应用。

方歌：妇人经闭宜养血，苏木甘草并四物，通经莪术与桃红，木通肉桂为引药。

（六）通经汤

主治：妇人经闭不行，无论寒热服之可效。

方药：当归身15克、川芎6克、炒白芍12克、生地15克、川大黄9克、官桂6克、川厚朴9克、苏木6克、红花9克。水煎服，每日1剂，常服3~10剂。

加减：月经量少腹痛加桃仁、延胡索、丹参；气虚乏力加生黄芪、党参；带下量多加山药、薏苡仁、车前子。

方解：妇人经闭其因有二，一则血虚，经水断源，二则血瘀经脉不畅。治疗之法补血为先，本方以四物汤补血以滋血源；红花、苏木、大黄活血化瘀以助血行。血得热则行，故用官桂温经行血；川厚朴理气除胀，气行则血行。此方补血活血，攻补兼施，为经闭所常用。

方歌：经闭不行用四物，官桂大黄加川朴，枳壳苏木红花配，妇人经闭皆可服。

（七）固气益血止崩汤

主治：妇人经水紊乱，非时而下之崩漏，常见于更年期月经紊乱，量多，经期延长，舌淡，六脉虚弱之证。

方药：当归身 15 克、川芎 5 克、炒白芍 12 克、熟地 30 克、芥穗炭 5 克、山茱萸 12 克、川续断 5 克、焦白术 15 克、生黄芪 18 克、升麻 5 克、炒芡实 15 克、海螵蛸 10 克、龙骨 10 克、甘草 5 克。水煎服，每日 1 剂。

加减：有热加清热固经之品，丹皮 9 克、地榆 10 克、黄芩 10 克、栀子 10 克；气虚加健脾益气药，党参 15 克、茯苓 10 克；血虚加阿胶 12 克、桂圆肉 10 克；血块下加三七参 9 克、生蒲黄 9 克；纳差加六神曲 9 克、砂仁 5 克；心慌失眠加炒枣仁 12 克、柏子仁 9 克、远志 5 克；年老血下不止，重用熟地、生黄芪、山茱萸肉等补肾益气之品；腰酸酌加黑杜仲 10 克、桑寄生 10 克。

方解：崩漏一证，多为气虚无以固摄，或脾肾双亏、二天不足，冲任失约。治疗当补气固摄，健脾益肾。本方以《傅青主女科》治月经过多加减四物汤为基础方加减而成。四物汤补血，生黄芪、白术补气健脾；山茱萸、续断补肾，收敛肾气；芡实、海螵蛸、龙骨收敛固涩止血；升麻有升举之功，以防气虚下陷。全方大补气血，健脾益肾，收敛固涩止血，临床对崩漏不止有良好疗效。

方歌：固气益血止崩汤，四物升芪芥穗炭，断草芡实龙螵蛸，山萸白术服之安。

（八）四制香附丸

主治：月经不调之经期不足，经来腹痛，量少块下。

方药：香附、当归身、川芎、熟地、红花、黄连、半夏、秦艽、丹皮、青皮。上药各等份，用米泔水、酒、醋、童便汁制成丸，每丸 6 克，每服 2 丸。

加减：经行腹痛，加延胡索 10 克、郁金 10 克、川牛膝 10 克；胸闷胁胀加柴胡 5 克、川厚朴 10 克、枳壳 15 克；纳气加焦三仙 15 克、鸡内金 15 克；带下加焦白术 15 克、炒山药 15 克、炒薏苡仁 15 克；头痛加菊花 10 克、天麻 10 克；肢寒畏冷加桂枝 5 克、官桂 5 克、吴茱萸 5 克；大便干加枳壳 15 克、大黄 5 克；口干加麦冬 15 克、花粉 15 克。

方解：方中香附乃气血之主帅，故为君药，合四物汤养血和血；红花活血通经；黄连、半夏和胃化痰；秦艽善通经络；丹皮去血中伏火；青皮理气，调气则可和血。全方配伍严谨，调整气血，祛除痰湿，活血通络。实为治疗月经失调之良方。此方出自陈素庵《妇科医要》，王氏妇科习用多年，经加减增加其治疗范畴。

方歌：四物红花香附君，半夏黄连丹皮青，秦艽通络方中入，四制姜汁酒醋童。

（九）香草汤

主治：气血不和，经闭不行。

方药：香附9克、益母草12克、鸡血藤12克、当归身18克、泽兰叶9克、川芎6克、柏子仁9克、红糖1小勺（冲）。水煎服，每日1剂，5~10剂为1个疗程。

加减：经闭伴有腹痛，加桃仁9克、红花6克、延胡索9克；胸胁胀痛加柴胡6克、青皮6克、乌药6克、乳香6克、木香6克；气虚体虚加生黄芪30克，助气运血。服3剂，经不行，可加川牛膝12克，以引血下行。

方解：本方适用于气血不和之经闭，以调气活血为治。方中香附理气，善治血中气滞，为调理气血之主药，合益母草活血调经，二者共起调气活血之功，为主药。当归身、川芎、泽兰叶，活血化瘀，以促经候，且当归身有养血之意，使血旺则经自调。妙在用鸡血藤，一者活血，二者可通经络，使经脉畅通，则经行自然。心主血脉，柏子仁养心，以和血脉，心血安则血自调。红糖色红入血，有温经脉、活血作用。全方共起调理气机、养血、和血、活血之功。对气滞血瘀、气血不调，虚实夹杂之经闭，有良好的治疗作用。

方歌：香草益母与香附，归芎泽兰血藤求，柏子养血红糖引，调气活血促经候。

（十）平陈开二汤

主治：痰湿经闭。

方药：半夏9克、陈皮9克、茯苓块10克、苍术6克、香附9克、川厚朴9克、川芎5克、青皮6克、莪术6克、槟榔6克、木香6克、甘草3克、生姜3片。水煎空腹服，每日1剂，10~20剂为1个疗程。

加减：服1个疗程，经仍未行者，可加王不留行12克、川牛膝10克，以增加疗效。

方解：本方治疗痰湿经闭。妇人痰湿过盛，壅塞胞宫胞脉，经水致聚湿生痰。本方以二陈汤立为主方，可祛湿浊化痰湿，然开胃祛痰则用平胃散，二陈汤合平胃散可祛痰化湿，使湿有归路，气机畅达。同时祛痰必以理气，气行则湿行，故方内加木香、槟榔、香附，理气化滞，调理三焦水道，水湿各有归路。闭经者，当以活血，故用莪术、川芎，活血祛瘀，以推动瘀滞之血脉。全方共起祛痰化湿理气活血之功，则痰湿祛、气血动，经血可行。

方歌：痰湿经闭用二陈，苍术厚朴槟榔行，姜朴芎青草二香，莪术化瘀经血通。

（十一）黑蒲黄散

主治：妇人下血崩漏不止。

方药：黑蒲黄 10 克、川芎 6 克、丹皮 9 克、炒白芍 12 克、当归身 15 克、地榆 12 克、熟地 18 克、芥穗炭 6 克、血余炭 6 克。水煎空腹服，每日 1 剂，服 5~10 剂。

加减：血下量多块下，加茜草 10 克、三七参 6 克（研末冲服）；气虚乏力加党参 15 克、生黄芪 30 克、焦白术 15 克；血下淋漓日久不止，加阿胶 12 克（另烊化）、海螵蛸 12 克、炒芡实 18 克。

方解：此方善治妇人血下崩漏。本方有止血、清热、固经作用。对崩漏日久，服归脾汤无效者，可以本方加减，多效验。方中黑蒲黄为主药，蒲黄乃活血化瘀止血药，临床常用于瘀血所致崩漏，月经失调。蒲黄炒炭后加大其活血之力，起固涩止血之功，同时蒲黄有止血而不留瘀之妙。方内入四物汤，以养血、补血、止血，实乃血家要方。出血者，多兼阴虚血热，即“阴虚阳搏”为之崩，因此方内入丹皮清热凉血，去血中伏火，地榆则凉血止血。炭类药有固涩止血作用，古人有“血见黑则止”之论，故用芥穗炭、血余炭，固涩止血，且芥穗炭有引血归经之妙用。全方立意明确，疗效可靠。

方歌：黑蒲黄散用四物，地榆丹皮共煎服，妇人崩漏血不止，血余芥穗炒炭入。

（十二）经断复来方

主治：妇人老年经断复来，检查无肿瘤，或老年经水当断而未断者。

方药：熟地 15 克、熟地炭 15 克、枸杞子 15 克、炒白芍 12 克、炒枣仁 15 克、黄连 6 克、生黄芪 24 克、焦白术 15 克、山茱萸 12 克、阿胶 10 克、香附 3 克、甘草 3 克。

加减：血下量多有块，加三七参 6 克、炒蒲黄 9 克；漏下延日不止，加续断 6 克、海螵蛸 12 克、龙骨 9 克、牡蛎 10 克；气血不足，头晕乏力，酌加红参；有热去熟地，改生地 30 克。

方解：妇人老年经水复来，多属气虚无以固摄、肾虚难以系胞，故以地黄 30 克为君，用生熟一半为妙，有补肾养血之功，炒炭加强止血之力。补气用生黄芪、白术，气旺则血旺，气旺则可加强固摄止血之力。枸杞、山茱萸补肾，可收敛止血；阿胶为补血止血之佳品；白芍柔肝以敛营血；炒枣仁养心安神；黄连清心降火，心安则血安；妙在香附 3 克，调和气血，使气血调和，运行有节。

方歌：经断复来用熟地，一半生用一半炭，芪术芍药炒枣仁，枸杞山萸黄连同，阿胶止血是谓神，香附甘草方内存，老年经水紊乱者，此方服之可收功。

（十三）柏兰汤

主治：妇人心肾不交，心烦失眠多梦，经闭不行。

方药：柏子仁 12 克、泽兰叶 9 克、生卷柏 10 克、川牛膝 10 克、续断 6 克、熟地 18 克、当归身 15 克、白芍 12 克、甘草 5 克。水煎空腹服，每日 1 剂，常服 5~10 剂。

加减：心烦失眠重者，加炒枣仁 18 克；有热加麦冬 12 克、川黄连 6 克；经闭日久适加红花 6 克、延胡索 10 克、香附 6 克。

方解：妇人心肾不交，常见心烦失眠，方以柏子仁养心安神为君，心神得安则心火可下。滋肾水以致肾水不寒，方用熟地、川续断、川牛膝，均可补肾，以通肾气。心肾相交，则经水得通。大凡经闭者，治疗每以通经活血。当归身、白芍养血通经；泽兰叶、生卷柏，活血通经，且生卷柏其活血通经力专，《药性赋》云“以生卷柏破癥瘕而血通”。此方交通心肾，调养气血，活血通经，乃标本兼治、攻补兼治之良方。

方歌：归芍熟地川牛膝，续断泽兰草卷柏，心肾不交经闭者，柏子入中煎汤服。

（十四）大安荣煎

主治：外邪风热动血之月经过多，伴发热身痛，头晕乏力。临床用于人流及输卵管结扎后月经过多者，也多效验。

方药：当归身 15 克、川芎 5 克、炒白芍 12 克、生地 15 克、丹皮 9 克、栀子 9 克、黄芩 9 克、川续断 5 克、秦艽 6 克、茯苓 12 克、薄荷 6 克、甘草 3 克。

加减：月经量多块下、腹痛，加茜草根 9 克、生蒲黄 10 克；量少色淡，延日不止加生黄芪 18 克、焦白术 15 克、党参 15 克；有热适加地榆、知母。

方解：本方有安定荣血、清热祛风的作用。血不安者，热邪所伤也，故方用丹栀四物汤为基本方。四物汤用生地组方，可清热凉血。丹皮凉血去血中伏火；栀子凉血，通泄三焦之热；加黄芩去诸热，以资清热之功。方内川续断善治崩漏，且与秦艽配伍，则入肝肾经络；配薄荷、茯苓块相伍，则通补肝经，兼散外邪，又可祛湿，以利水道。水道即血道，水道利而经血自安也。

方歌：安荣四物用生地，丹栀黄芩薄荷随，续断秦艽茯苓草，养血清热经自归。

（十五）乌药止痛散

主治：气滞血瘀寒凝所致痛经。

方药：乌药 12 克、砂仁 6 克、木香 9 克、延胡索 10 克、香附 6 克、吴茱萸 6 克、肉桂 6 克、当归身 15 克、炒白芍 12 克、甘草 6 克、生姜 3 片。经期每服 2~3 剂，水煎饭后服。

加减：行经腹痛块下色黑，加桃仁 9 克、红花 6 克；腹痛加青皮 6 克、川朴 9 克、香甘松 6 克；腰痛肢冷加桂枝 9 克；伴头晕头痛加川芎 6 克、川牛膝 10 克；伴乳房胀痛加乳香 6 克、柴胡 6 克、王不留行 10 克。

方解：本方辨证之主证为气滞寒凝，气滞则血瘀，寒凝也血瘀。气滞以乌药为君，其尤善调冷气，故有温散寒气止痛之功。配香附、木香，三药相伍，可谓理气力专。寒凝当先温经，故方内用肉桂、吴茱萸温经止痛；延胡索善去血中气滞、气中血凝，为气血调和止痛之要药；砂仁、生姜温中焦而安脾胃；痛经之治，当入血分，当归身、炒白芍养血和血，引诸药共入血分，此之谓也。

方歌：止痛散用乌药君，二香延胡草砂仁，归芍吴萸桂生姜，气滞寒凝此方宗。

（十六）归术破癥汤

主治：妇人经闭不通，腹中结块（肌瘤囊肿），疼痛，腹部胀满，证属癥瘕结聚。

方药：当归尾 18 克、赤芍 9 克、香附 6 克、乌药 5 克、官桂 5 克、三棱 9 克、莪术 9 克、苏木 6 克、红花 6 克、青皮 6 克。水煎服，每日 1 剂，5~10 剂。

加减：腹痛甚，加延胡索 9 克、乳香 5 克、桃仁 12 克；结块难愈加鳖甲 10 克、皂角刺 6 克、王不留行 10 克；气虚加生黄芪 18 克；经行不畅加川郁金 9 克、川牛膝 10 克。

方解：此方为王氏治疗少腹癥瘕、经闭不行之方。方内用破结散瘀之三棱、莪术为逐瘀消癥之用。赤芍、红花、苏木、当归尾，均活血化瘀，以助棱莪消瘀结、化癥瘕。故此方目的明了，用药专一，在妇科活血方中，此方最甚。方中香附、青皮、乌药属理气佳品，三者合用，宣破气机，理气则可行血。配活血药，共起理气活血作用；一则破瘤，二则调经。官桂温经，善治冷气，闭经当温，癥瘕宜温。方内仅官桂一味温经之品，实有画龙点睛之妙也。

方歌：经闭癥瘕棱莪红，归尾赤芍香附青，苏木乌药官桂随，妙理自在掌握中。

（十七）千金调经汤

主治：妇人经水不调，或有小产、带下，少腹疼痛，伴发热，手足烦热，时时泻下不止。

方药：当归身 15 克、川芎 5 克、炒白芍 12 克、党参 15 克、阿胶 9 克（另烊化）、丹皮 9 克、肉桂 5 克、吴茱萸 9 克、麦冬 10 克、半夏 5 克、甘草 3 克。水煎服，每日 1 剂，常服 5~10 剂。

加减：血分有热，加生地 18 克、栀子 9 克；带下多、腹泻加焦白术 15 克、炒山药 30 克、炒薏苡仁 15 克；腹胀气滞者加川厚朴 9 克、乌药 5 克、香附 6 克。

方解：妇人经带诸症，当以调经为主。方内归芎白芍，补血养血为主药；丹皮、阿胶、麦冬养阴以助血，血盛则经调；肉桂、吴茱萸温经，得热则经血通；半夏化痰浊，和脾胃，可通泄三焦水道。本方立意调经养血为先，寒温并用，宣导通利，故为妇人调经常用良方。故称妇人月经不调者，无论虚实寒热，皆可用之，偏盛偏衰者，加减用之。

方歌：调经方用归芎丹，白芍参麦阿胶藏，肉桂吴萸半夏草，经水失调此良方。

（十八）温经养血汤

主治：妇人经水量少，经行不畅，时行时止，少腹冷痛。

方药：当归身 15 克、川芎 5 克、熟地 12 克、香附 6 克、红花 6 克、桃仁 9 克、炒白芍 12 克、肉桂 5 克、莪术 6 克、苏木 3 克、木通 3 克、甘草 3 克、黄酒半盅。水煎服，每日 1 剂，服 5~10 剂。

加减：腹痛甚加延胡索 9 克、乳香 6 克、木香 5 克；肢冷加桂枝 6 克；伴气虚乏力，加生黄芪 18 克；经水推后，加吴茱萸 6 克、艾叶 6 克。

方解：本方为经水失调、血虚有热而设。方中当归身、川芎、熟地补血养血。经水气血所化，血旺则经行，经水时行时止，必有瘀血作祟，故用活血化瘀之品。用红花、桃仁、莪术、苏木，活血化瘀通经以促经行。理气则血行，活血也当理气。方中香附理气、开郁，为调经之良药。经行不畅，证属寒凝，入肉桂温经，血得热则行，且加黄酒半盅，取“酒有行药破血之功”。木通善利水道，水道利则血行畅。全方共起温经养血之功。

方歌：温经养血归芍芎，熟地香附苏木通，肉桂桃仁莪术草，红花活血黄酒引。

（十九）丹皮汤

主治：妇人经闭不行，伴咳嗽发热，虚弱者亦服。

方药：丹皮 9 克、当归身 15 克、川芎 5 克、炒白芍 12 克、生地 15 克、陈皮 6 克、白术 15 克、香附 6 克、柴胡 6 克、黄芩 9 克、浙贝母 6 克、甘草 3 克。水煎服，每日 1 剂，服 3~6 剂。

加减：咳嗽痰多加半夏、陈皮、炒杏仁；发热加栀子 5 克、知母 6 克；腹痛不适加川厚朴 6 克、桃仁 9 克、红花 5 克、延胡索 9 克；乏力气虚加党参 15 克、生黄芪 15 克。

方解：妇人血枯经闭，乃血虚之故。体虚则乏力，阴阳失调常伴发热，或感邪发热咳嗽。此方以四物汤补血养血，血旺则经行。丹皮清热凉血、活血祛瘀；柴胡、黄芩和解少阳以退热；陈皮、浙贝母化痰止咳；焦白术健脾，脾旺则血宜化生；香附调理气血，意在调经。血旺、气顺、热退，则经行而体健。

方歌：丹皮为君治经闭，四物汤中用生地，白术香附陈皮草，柴胡黄芩热最宜。

（二十）滋血汤

主治：妇人气血虚弱，月经过期，食欲不振，经来色淡，延日不止。

方药：当归身 15 克、川芎 5 克、炒白芍 12 克 、熟地 18 克、生黄芪 15 克、党参 12 克、炒山药 18 克、茯苓 6 克、焦白术 15 克、香附 6 克、莲子肉 9 克、甘草 5 克。

加减：食纳不佳，加神曲 10 克、枳壳 6 克、陈皮 6 克、鸡内金 10 克，消导以助脾运；经来量少腹胀痛，加延胡索 9 克、木香 5 克、桃仁 9 克；腰酸加杜仲 10 克、川续断 5 克、山茱萸 12 克；头晕加枸杞子 12 克、菊花 9 克。

方解：妇人之病，以血为本。气为血之帅，血为气之母，不可不知。故善治妇人病者，当以气血为先。此方名滋血汤，即以补血为立方本意。补血必调脾胃，以资气血生化之源。本方以四物汤补血滋血。生黄芪配四君子汤，补脾气、助脾运，加补脾良药炒山药、莲子肉，补脾以生血；香附理血气，最宜妇人之用。此方补气血，助脾运，畅血脉，符合“妇人以血为本”之宗旨。

方歌：滋血汤内四物藏，黄芪四君共济堂，山药莲肉香附配，气血双亏此良方。

（二十一）促经汤

主治：妇人月经过期不行，腰腹作痛。

方药：香附6克、熟地18克、炒白芍12克、莪术5克、木通3克、苏木5克、当归身15克、川芎5克、红花5克、肉桂6克、桃仁泥5克、甘草5克。水煎服，每日1剂，服3~5剂。

加减：伴气虚乏力，加生黄芪18克、焦白术15克、党参12克；证见畏寒肢冷少腹冷，加吴茱萸6克、附子6克、艾叶6克；经来量少块下，加延胡索9克、丹参10克、益母草12克。

方解：经水推后，愆期而至，经行不畅，其因有三，一者血虚无余可下；二者气血瘀滞，经水艰涩难行；三者寒凝冲任，月经后错。本方名促经汤，以四物汤并桃红香附，理气活血调经，以促气血流通。气血通则月经通。方用肉桂温经，寒祛则经易行；木通利水道以利经脉。全方养血、活血、理气、温经，故名促经汤。

方歌：经水推后促经汤，桃仁红花四物祥，莪术苏木香附草，木通肉桂来帮忙。

（二十二）清经四物汤

主治：月经先期，量少，经行不畅，口干。

方药：当归身15克、川芎5克、炒白芍12克、生地18克、黄芩10克、黄连6克、阿胶10克、黄柏6克、知母6克、栀子9克、丹皮9克、玄参10克、甘草5克。

加减：血下有块，加桃仁9克、红花5克；伴痛经加延胡索9克、香附6克、乳香5克；伴头晕加菊花10克、薄荷6克；胸闷乳胀加柴胡、川郁金、枳壳。

方解：《笔花医镜》云“经者长也，月行有长度，经水有常期，其衍乎长者皆病也。方书以赶前为热，推后为寒”。王氏妇科也认为月经先期，多属血分有热，故立清经四物汤以治妇人经水先期血虚有热者。方中四物用生地，以养血凉血，治阴虚血热；方中“三黄”，苦寒泄热，热去经自调；丹皮、知母、栀子，可通三焦之热，并凉血祛血中游走之火；玄参、阿胶，滋阴补血，使阴血旺则经调畅。

方歌：经水先期用三黄，丹栀知母玄参尝，阿胶甘草入其中，调经最宜四物汤。

（二十三）调经立效方

主治：月经不调，腹中时常作痛，经水推后，量少、色黑、有块。胁肋胀痛。

方药：陈皮6克、青皮9克、乌药9克、炒干姜6克、三棱9克、莪术9克、香附6克。水煎服，服5~10剂，每日1剂，或隔日1剂。

加减：少腹冷痛加肉桂5克、吴茱萸5克；经行块下腹痛加桃仁10克、红花10克、生卷柏15克、益母草15克；气虚乏力加生黄芪25克、党参15克；胁肋胀痛加柴胡5克、川郁金10克；少腹触之有块加鳖甲15克、皂角刺15克、川牛膝15克。

方解：妇人经水不调，推后而行，量少色黑，腹中常痛，此乃气滞血瘀之故，理气活血调经是治疗大法。此方攻逐瘀血，用三棱、莪术，理气止痛；用陈皮、乌药、青皮、香附理气也意在行瘀；炒干姜温中祛寒，寒散则血易行。此方立意明确，理气逐瘀调经直达病所，故名立效方。

方歌：逐瘀莪术京三棱，青陈乌药从气行，妇人腹中常作痛，干姜香附可建功。

（二十四）功血汤

主治：妇人崩漏血下不止，量多或淋漓不断。

药物：当归身 15 克、川芎 3 克、炒白芍 12 克、熟地 30 克、芥穗炭 5 克、山茱萸 12 克、续断 6 克、焦白术 15 克、海螵蛸 12 克、龙骨 9 克、炒芡实 15 克、阿胶 12 克、甘草 3 克。水煎空腹服，每日 1 剂。

加减：气血乏力，少腹坠胀，加黄芪 18 克、升麻 5 克；量多块下，加茜草根 6 克、生蒲黄 9 克、三七参 5 克；伴腰膝酸软，加杜仲炭 10 克、续断 6 克、枸杞子 12 克。

方解：妇人崩漏，肾虚为多。本方立方取《傅青主女科》治疗经水过多之加减四物汤，有补肾固冲、引血归经之妙。方中四物汤重用熟地补肾养血；山茱萸补肾收敛气血；芥穗炭引血归经；白术健脾摄血；炒芡实、海螵蛸、龙骨收敛止血；阿胶止血养阴。全方倡导补肾、止血、收敛、固涩，对非时而下之血下量多或延日不止，有很好的治疗作用。

方歌：四物重用熟地，山萸白术芥穗炭，龙骨芡实海螵蛸，阿胶甘草川续断。

（二十五）断玉汤

主治：妇人冲任损伤，气虚，崩中漏下，经水不调。每遇月经将来，脐腹腰部酸痛，饮食不佳，四肢无力及带下诸症。

方药：党参 18 克、熟地 15 克、艾叶 9 克、海螵蛸 12 克、当归身 15 克、炒干姜 5 克、川芎 5 克、阿胶 10 克（烊化）。水煎空腹服，每日 1 剂，服 5~10 剂。

加减：气血虚弱，血下色淡，延日不止，加生黄芪 25 克、升麻 10 克、焦白术 15 克；血下成块，少腹痛，加桃仁 10 克、延胡索 10 克、生蒲黄 10 克、茜草 10 克；素日带下量多，加炒山药 15 克、炒芡实 15 克、龙骨 15 克；饮食不佳加神曲 15 克、鸡内金 15 克、枳壳 15 克；血下量多不止，加生地炭 15 克、川续断 15 克、黑杜仲 15 克、黑地榆 15 克；腰酸加杜仲 15 克、山茱萸 15 克、金毛狗脊 15 克、桑寄生 15 克。

方解：妇人崩中漏下，治疗当以益气补血为大法。益气可以固摄止血，气为血帅。方中党参益气为君；当归身、川芎、熟地养血、和血、调血，血安则崩中漏下自止；方内加阿胶，补血止血力强；海螵蛸收敛固冲止血；艾叶、炒干姜温中止血，适用于冲任损伤，气血不足，经水不调，血下不止之虚寒证。全方补气养血，温经固涩止血，临床可随证加减服之。

方歌：断玉汤中参为君，熟地艾叶胶归芎，干姜艾叶宜温经，止血固冲海蛸寻。

（二十六）八珍汤

主治：妇人血下不止，量多色红，崩症宜用。

方药：党参 18 克、焦白术 15 克、茯苓块 12 克、炙甘草 5 克、熟地 18 克、当归身15克、炒白芍12克、川芎6克、侧柏叶10克、地榆炭12克、续断炭9克、黑艾叶9克。

加减：血下量多加生黄芪30克，以补气升提固摄止血，加阿胶12克，养血补血，增加止血之力；或加芥穗炭6克，以引血归经；血下量多有块，加生蒲黄9克、茜草根5克、三七参6克，以活血化瘀止血；伴腰酸，加黑杜仲10克、山茱萸12克、枸杞子12克；少腹胀痛加香附6克、乌药5克。

方解：此方名八珍汤，一则四君子汤，以参、苓、术、草，补气摄血止血，实乃中医“有形之血，不能速生，无形之气，所当急固”之意。且补气可摄血，为治妇人崩漏的第一大法。方中侧柏叶炭、地榆炭、川续断炭、黑艾叶均为止血之佳品。侧柏叶止血有“治血止崩漏之疾”之美誉，地榆凉血止血，川续断止血补肾，艾叶温经止血，妙在四药作炭用，以存其性而增加其固涩止血作用。

方歌：血崩不止用四君，侧柏地榆断艾寻，四药尤宜炒炭用，妙理自在掌握中。

二、不孕病方

不孕症，多由于脏腑功能失常，气血失调而引起冲任二脉病变，致使胞宫不能摄精成孕。临床常见的证候有肾虚、肝郁、痰湿、血瘀等。

治疗不孕症，应注重辨证施治，其要点是：审脏腑、冲任、胞宫之病位，辨气血、寒热、虚实之变化，辨病理因素痰湿与瘀血。

历代医家均十分重视“调经种子”，因不孕症与月经病的关系密切，又因“肾主生殖”，故补肾为治疗大法。对不孕症，虚者补益脏腑，填精养血，燮理阴阳，调补冲任；实者当调理气血，化痰祛瘀。凡大苦大寒或辛燥之品皆当慎用，药以甘、温、咸、润、柔养之剂为佳。

王氏妇科很注重对不孕症的治疗，创“二期八法”。经期活血化瘀、温经散寒、疏肝理气、祛湿通络，畅胞宫之脉，以调经为重。排卵期则补肾壮阳、健脾祛湿、养血敛精、滋养肝肾，以促“的候”，认为气血条达，经血调和，冲任通盛，则可“聚精坐胎”。流派治疗不孕症，用药平和，常用补气、养血、补肾之血肉有情之品，又善于应用“子”类药，认为子类药有“以子种子”之意。

（一）种玉汤

主治：妇人经水推后，子宫虚冷，不能成孕。

方药：当归身15克、川芎6克、炒白芍12克、香附6克、延胡索9克、官桂6克、炮姜6克、焦白术15克、丹皮9克、红花6克、艾叶6克，黄酒半盅为引。水煎空腹服，每日1剂，服5~10剂

加减：气血不足乏力，加生黄芪15克、熟地15克；经行块下、腹痛，加桃仁10克、延胡索10克、川郁金10克；四肢不温加桂枝5克；少腹冷痛加小茴香10克、吴茱萸5

克；经行少，加川牛膝 10 克、香附 10 克、丹参 10 克；肥胖饮食不佳、呕恶合平胃散。

方解：本方名种玉汤，善治妇人宫寒不孕。今妇人经水推后，宫寒难以成孕，方内以温经活血为治疗宗旨。官桂、艾叶、炮姜，善治冷气而暖宫尤佳；川芎、延胡索、丹皮、红花，活血化瘀，祛血中之瘀滞，为调经良药；当归身、炒白芍，养血和血；焦白术健脾以助气血生化之源。方以黄酒半盅为引，起行药活血温经作用。此方总意是，养血活血温经，妇人经血畅通则妊娠自然，临床施方宜于经前或经期。

方歌：当归白芍香附芎，延胡官桂炮姜寻，艾叶红花丹皮配，黄酒半盅经血通。

（二）壬子丸

主治：妇人气血不和，经水不正，婚后久不成孕。

方药：当归身 15 克、人参 12 克、附子 6 克、菖蒲 6 克、川牛膝 9 克、五味子 5 克、乳香 5 克、没药 6 克。

此方为王氏妇科治疗不孕症常用验方，经临床应用，常获效验。本方可加大剂量，以上方药量各等份共研为末，每丸 6 克，每日 2 丸，早晚各服 1 丸，坚持服药，定可助孕。此方为经验方，临床无加减使用。

方解：本方调妇人血气，攻补兼施，治以温热，可理气血，善通经络。月经不调，气血不和，实则气血虚弱，故方用当归身补血，人参益气，使气血健旺则畅达；乳香、没药调经活血，可使血脉流通；附子助阳祛寒；五味子收敛肾气，以壮肾水；川牛膝引药下行；菖蒲开心气，以利九窍。此方补而不滞，行而有序，服之可使妇人冲任气血畅达。故不论临床虚、实、寒、热之不孕症，均可用此方辅助治疗。

方歌：人参附子和当归，菖蒲五味乳没随，气血不和久无子，牛膝引经力最威。

（三）四物衍宗汤

主治：妇人肾气不足，月经不调，久不成孕，伴腰酸乏力。

方药：当归身 15 克、川芎 5 克、炒白芍 12 克、熟地 18 克、覆盆子 10 克、枸杞子 12 克、山茱萸 12 克、女贞子 12 克、沙苑子 10 克、菟丝子 10 克、王不留行 10 克、五味子 5 克、甘草 3 克。

加减：经水推后加吴茱萸 5 克、官桂 5 克；腰酸加杜仲 15 克、巴戟天 10 克、川续断 15 克；带下量多，加车前子 15 克、炒薏苡仁 10 克；少腹包块加鳖甲 15 克、皂角刺 15 克、丹皮 10 克；月经量少腹痛，加桃仁 10 克、红花 10 克、延胡索 10 克、川牛膝 10 克；四肢不温加桂枝 5 克；气虚乏力加黄芪 25 克、焦白术 15 克、炒山药 15 克、党参 15 克；月经先期加栀子 10 克、黄芩 10 克；月经量多加芥穗炭 15 克、阿胶 5 克、海螵蛸 15 克。

方解：妇人不孕，肾虚者多。肾虚则冲任亏损，“冲为血海，任主胞胎”，补肾则可固冲任。故立方以四物汤为基础，养血、和血、调经，为血家要方，倡导妇人以血为本的理念。方内五子衍宗加减，取子类药，实有“以子种子”之妙用。覆盆子、沙苑子、五味子、菟丝子益肝肾以补肾精；王不留行善行走窜，通达经脉。血气旺、肾气足、经脉通，则孕在自然。本方临床常用，不孕妇人可在排卵期服用，每月 5 剂，水煎空腹服，连服 3~5 个月经周期。

方歌：不孕之症用四物，五子联手方内入，山萸枸杞王不留，肾虚种子加减服。

（四）调经种玉汤

主治：妇人不孕，七情所伤，气盛血衰，月经不调，肚腹疼痛，子宫虚寒，不能成孕。

方药：当归身 15 克、川芎 5 克、炒白芍 10 克、熟地 15 克、吴茱萸 9 克、香附 6 克、延胡索 6 克、茯苓 5 克、丹皮 9 克、陈皮 6 克。

加减：若月经推后，经来色淡，为血虚有寒，加官桂 5 克、艾叶 10 克、炒干姜 10 克；经行腹痛，加桃仁 10 克、红花 10 克、益母草 15 克；气虚乏力加生黄芪 25 克、党参 20 克、焦白术 15 克；少腹痛，加川厚朴 10 克、枳壳 15 克；伴带下，加炒山药 15 克、炒薏苡仁 15 克、车前子 10 克。

方解：本方调经种子，临床适用于不孕症。方首以四物汤补血养血，针对妇人“有余于气，不足于血”之论，故善治妇人血虚、经水失调之不孕。四物为基础方，方内加吴茱萸温经散寒，以暖肝脉；香附、延胡索、丹皮理气，调经活血。经水以通为用，经水调畅，则气血调和，妊娠有望。茯苓健脾、陈皮理气，二者可调理脾胃之运化，脾胃健运，则气血化生有源。本方治疗不孕症，宜经期服用，经来始至月经结束，服 3~5 剂。此方补血而不滞，活血而不伤正，服之无虑也。

方歌：调经种玉四物萸，香附延胡茯苓齐，陈皮丹皮方中入，不孕之症此方宜。

（五）启宫丸（汤）

主治：妇人痰湿为患之不孕症，常见经水推后，或闭而不行，肥胖、带下、腹胀、纳差、胸膈满闷。

方药：半夏 9 克、苍术 9 克、香附 6 克、六神曲 9 克、茯苓块 12 克、陈皮 6 克、川芎 6 克。水煎空腹服，10~30 剂。以观疗效，症状好转后，可改作丸剂，以资巩固。半夏 120 克、苍术 120 克、香附 120 克、神曲 90 克、茯苓 100 克、陈皮 60 克、川芎 60 克，上药共研为末，炼蜜为丸如梧子大，每次服 1 丸，每日 2 次，温酒送服。

加减：食欲不振加焦山楂 10 克、枳壳 10 克；带下量多加炒薏苡仁 20 克、炒山药 20 克；经来量少加红花 10 克、莪术 10 克；肢体水肿加车前子 10 克、猪苓 10 克、泽泻 10 克；气虚乏力加生黄芪 25 克、焦白术 15 克。

方解：此方祛湿化痰，以祛壅滞，调畅气机，善治痰湿所致月经失调，经闭不孕。妇人患痰湿，最易壅塞经水之道路，而经脉不畅，难以成孕。本方化痰，首以二陈汤立法，半夏、陈皮、茯苓，健脾祛湿化痰；苍术燥湿化痰；六神曲祛痰食，善治六郁滞，即气、血、痰、火、湿、食郁，其制备为六日六味，六月六日，五月五日，以白曲百斤，青蒿、苍耳、野蓼，各取自然汁3升，杏仁泥、赤小豆末各3升，以配青龙、白虎、朱雀、玄武、勾陈、腾蛇六神。川芎活血化瘀，上行至头，下行至足，通行走窜，以通经络，实为调经活血之引经之品。

方歌：痰湿不孕启宫丸，二陈香曲川芎苍，闭经不行难成孕，先汤后丸服之安。

（六）王氏毓麟珠

主治：妇人冲任虚损，肝肾不足，经水失调，久不成孕。

方药：焦白术60克、茯苓块60克、赤芍30克、川芎30克、当归身120克、熟地120克、菟丝子120克、黑杜仲90克、鹿角霜60克、川椒60克、炙甘草30克。上药共研为末，炼蜜为丸，如弹子大，每日服2丸，早晚分服，用黄酒送服。本方可减量作汤药服，每次经后服3~5剂。

加减：肾虚腰骶冷痛、夜尿多可加山茱萸15克、枸杞子15克；经水后期而至加吴茱萸5克、官桂5克；带下量多色白加炒山药15克、炒薏苡仁20克；经行腹痛加延胡索10克、香附10克、桃仁10克。

方解：本方名为毓麟珠，为治不孕症之良方。临症可作汤药，服药3个周期，或以丸药服之以缓图之。方内四物汤养血补血，以调冲任；菟丝子、杜仲、鹿角霜补肾气以固肾精，促生殖之本；焦白术、茯苓健脾，以滋气血生化之源；本方加党参，则有八珍汤气血双补之意。

方歌：毓麟茯苓赤芍芎，菟丝熟地草杜仲，温肾川芎鹿角霜，归术调冲任脉通。

（七）苍附导痰汤

主治：肥盛妇人无子。肥胖，月经推后，量少，经行下腹不适，头晕体倦。

方药：苍术9克、香附9克、炒枳壳9克、半夏9克、川芎5克、天南星5克、神曲10克、滑石粉12克、陈皮5克、茯苓12克。水煎服，每日1剂，服10~30剂。

加减：经期量少加桃仁10克、红花10克、丹参10克、川郁金10克；经水后期加肉桂5克、吴茱萸5克；素日带下不止，加炒山药15克、白术15克、炒薏苡仁15克、车前子15克；气虚乏力加党参15克、生黄芪20克；腹胀加川厚朴10克、木香10克、乌药10克；大便秘结加莱菔子10克、青皮10克、枳实15克；小便不利加泽泻10克、车前子15克。

方解：本方为妇人肥胖不孕而设。妇人肥胖躯脂满溢，经络不畅，三焦水道不利，水液代谢失司，久之聚湿生痰。痰湿为有形之邪，阻滞冲任、胞脉，则致妇人不孕。本方治则有二：一化痰湿，二健脾理气。化痰湿以二陈汤加天南星立方，为化痰之良方；苍术、香附、枳壳、神曲健脾理气，以助湿运，气行则水行；方内滑石粉利水道，善治六腑涩结；川芎通经十二经络，水利经络畅，则冲任充盛，气血调和，何有无孕之虑。

方歌：肥胖不孕宜导痰，二陈南星滑石尝，苍附神曲炒枳壳，通经活络川芎良。

（八）求嗣汤

主治：婚后经久不孕，证属月经失调，经候不准，经来腹痛，经血紫黑有块。

方药：当归身 15 克、川芎 5 克、泽兰叶 9 克、红花 6 克、川牛膝 10 克、香附 6 克、艾叶 6 克、丹参 9 克、益母草 12 克、甘草 5 克。水煎服，每日 1 剂，服 3~5 剂。本方适宜经期服用。

加减：气虚，经行不畅，加黄芪 30 克以助气行血；经行腹痛块下，加延胡索 10 克、桃仁泥 10 克；月经先期而至，加丹皮 10 克、栀子 10 克；月经推后而至，加官桂 5 克、吴茱萸 5 克；月经先后无定期，加柴胡 5 克、川郁金 10 克；痛经、经行量少，可合失笑散。

方解：本方虽名求嗣汤，实则以调和气血，活血化瘀，祛瘀生新为主要作用。纵观不孕症，多有气滞血瘀者，种子当从调经论，故本方调经以图种子。本方有祛瘀生新，调畅气机作用。方中川芎、泽兰、红花、丹参、益母草，皆为活血化瘀调经之品，诸药合用，活血化瘀力雄；川牛膝引血下行；当归身补血和血，均为血药佳品；艾叶温经，以祛血中寒邪。全方共起化瘀之功，瘀血去，新血安，子嗣有望。

方歌：妊娠求嗣当调经，归芎泽兰益母红，香附艾叶血丹参，引血下行牛膝功。

（九）化瘀通管汤

主治：婚后经久不孕，少腹疼痛，带下腰酸，气血瘀阻（输卵管欠通畅）。

方药：香附 12 克、丹参 18 克、当归身 15 克、川芎 5 克、赤芍 9 克、乌药 6 克、木通 3 克、桃仁 12 克、王不留行 10 克、青皮 5 克、车前子 12 克、甘草 5 克。

加减：月经先期加丹皮 10 克、栀子 10 克；月经后期加吴茱萸 5 克、肉桂 5 克；月经先后无定期，加柴胡 5 克、川郁金 10 克；经行腹痛有块加延胡索 10 克、莪术 10 克；月经量少加红花 10 克、川牛膝 10 克；月经量多加生黄芪 25 克、党参 15 克；少腹有包块，加鳖甲 15 克、牡蛎 25 克、皂角刺 15 克；带下量多加泽泻 10 克、炒薏苡仁 10 克；腰酸加杜仲 15 克、金毛狗脊 15 克。

方解：本方活血化瘀，软坚理气利湿，有活血散结之效，故名化瘀通管汤。临床对输卵管不通之不孕症，服之有一定的治疗作用。方中以当归身、川芎、赤芍、丹参、桃仁，活血化瘀，以散积滞；香附、青皮、乌药理气，气行则结散；车前子、木通，利水化湿，以通水道；王不留行善行走窜，有疏导之功。全方化瘀散结，通透力峻，治疗输卵管不畅所致之不孕症，可随证加减服之。

方歌：归芎赤芍血丹参，香附乌药不留行，桃仁木通穿山甲，车前青皮甘草引。

三、妊娠病方

妇人妊娠期间，发生与妊娠有关的疾病，称为妊娠病。妊娠病可影响孕妇的健康和胎儿的正常发育，甚则致堕胎小产。因此，要重视妊娠病的调护，发病后要及时治疗。

妊娠病的治疗原则是治病与安胎并举，治病服药一定要顾及胎元。安胎之法，重视脾肾，脾肾二脏，一主血，一主精，胞胎赖精血滋养。治疗当使肾气健旺，则系胞固胎，脾气健旺则气血生化有源，胎儿得气血之养，何虑之有。

王氏妇科对妊娠病的调治：早孕恶阻，健脾和胃安胎，常用紫苏和气饮加减。胎动下血则补肾为先，常用熟地、桑寄生、菟丝子、杜仲、山茱萸等品。健脾补肾治疗，贯穿妊娠全过程，常用《傅青主女科》安奠二天汤，或寿胎丸、泰山磐石汤等方。妇人怀胎，血聚于养胎，气血不足，火气有余，故古人有“胎前宜清”之论。流派胎前用药，也多遵循此理。治则多养阴养血、清热，热祛则胎自安，故常用玄参、生地、麦冬、知母、黄芩、炒白芍、山茱萸、枸杞子等药于安胎、养阴、清热等。治疗妊娠病，立方用药，凡属峻下、滑利、行血、破血、耗气、散气之品，当慎用或禁用。妊娠病治疗，当中病即止，病愈即停药，不可久服。

（一）恶阻散

主治：妇人妊娠，呕吐不食，恶寒发热，四肢无力，困倦，精神短少，名为恶阻。

方药：陈皮 6 克、藿香 6 克、苏木 3 克、公丁香 3 克、党参 12 克、甘草 3 克。

加减：恶心、呕吐加竹茹 6 克、砂仁 6 克、枇杷叶 5 克、生姜 3 片；口干加麦冬 10 克、知母 5 克；身热加黄芩 9 克、玄参 10 克；乏力加生黄芪 12 克、焦白术 15 克；食欲不振加神曲 10 克、鸡内金 9 克、枳壳 5 克；腰酸体倦加杜仲 9 克、川续断 5 克、枸杞子 10 克、山茱萸 10 克；寒热往来合小柴胡汤。

方解：妇人怀孕，多属肝火郁而脾胃不足，脾胃升降失序。胃气上逆，则恶心呕吐，故治疗之法，当先理脾胃之气，降逆止呕。本方以公丁香降逆止呕，温胃和胃；陈皮理气，祛脾胃之滞；藿香化脾胃湿浊，以调气机；入苏木少许，调气血以畅血脉；党参益气健脾；甘草和中。全方补而不滞，理而不伤，协调气血，调和脾胃，使脾升胃降，则恶阻可缓也。

方歌：恶阻散用公丁香，苏木藿香陈皮尝，妊娠呕恶不欲食，参草入中是良方。

（二）安胎饮

主治：孕妇胎动不安，腹痛下血。

方药：当归身 15 克、川芎 3 克、炒白芍 10 克、熟地 20 克、黑黄芩 9 克、焦白术 15 克、砂仁 6 克、紫苏 5 克、杜仲 10 克、续断 6 克、黑艾叶 6 克、阿胶 10 克（烊化）、生姜 3 片。

加减：腹痛下坠加黄芪 15 克、升麻 5 克；下血色红，加地榆 10 克、贯仲炭 5 克、芥穗炭 5 克；肾虚腰酸，加桑寄生 10 克、菟丝子 15 克；口干，加麦冬 10 克；食欲不振加神曲 9 克、陈皮 5 克；腹胀加大腹皮 5 克、枳壳 5 克；腰酸乏力，加山茱萸 12 克、乌梅

6克、枸杞子12克。

方解：安胎饮为治疗妇人胎动不安、腹痛下血之常用方。立方首以四物汤补养气血，方中熟地补肾养血为君，用量宜大；川芎有活血之虑，用量宜小，或可减去；胎动下血，以安胎止血为先，当以阿胶、黑艾叶、续断为臣；黄芩、白术为安胎之圣药，故属方中必用之品；黄芩炒炭，以祛其寒凉之性，加强安胎止血之功；砂仁止呕泻安胎；紫苏和气安胎；杜仲、川续断补肾安胎。全方有补肾、补血、止血、和胃安胎作用，临床胎动不安者，服之效验。

方歌：安胎饮中四物用，焦术阿胶广砂仁，黄芩杜仲川续断，紫苏艾炭生姜引。

（三）安胎丸

主治：妊娠胎动腹痛，曾有习惯性流产，或有难产者皆宜服之。孕妇常服可安胎，促胎儿发育，为妊娠常用良药。

方药：当归身60克、川芎15克、炒白芍50克、黄芩30克、焦白术50克。上药共研为末，和蜜为丸，如梧子大，每日服2丸，早晚各服1丸，米汤水送下。孕妇宜常服，久服无忧。此方为王氏妇科治疗习惯性流产、难产常用方药。常以丸药服之，为固定方，不可加减。

方解：安胎丸，药性平和，对妊娠胎动不安者，丸药服用，以缓图之。一则避免妊娠用药力强，对胎儿不利，二则丸药宜于久服，服药方便。方中首推安胎圣药黄芩、白术。黄芩清热安胎，妇人妊娠之后，血聚于养胎，故气血不足，火气有余，中医有胎前宜清之论；黄芩清诸热、安胎尤佳；焦白术健脾，脾气健旺则气血生化有源，血盛则胎旺；方用当归身补虚养血；白芍滋阴养血柔肝；小量川芎，调和血脉，畅达气血。全方实为安胎之良方，方精药专，长期应用，无不适反应。

方歌：安胎二圣术黄芩，当归白芍与川芎，妇人胎动不安者，常服此方效最灵。

（四）载胎汤

主治：胎动不安，腰酸腹痛，先兆流产。

方药：党参15克、焦白术18克、茯苓9克、杜仲10克、桑寄生10克、熟地15克、炒白芍10克、炒山药18克、甘草5克。水煎服，每日1剂。胎动不安、先兆流产者，服3~5剂即安。

加减：胎动少腹下坠，加黄芪20克、升麻10克；腰酸加川续断15克、山茱萸15克、枸杞子10克；下血加阿胶6克、地榆20克；有热加黄芩10克、麦冬15克；纳差加神曲15克、砂仁10克；习惯性流产伴恐惧、心慌者，加远志15克、炒枣仁10克。

方解：此方名载胎汤，其功有四，即益气、养血、健脾、补肾。一则益气，以四君子，党参、焦白术、茯苓、甘草为治。四君子汤可固扶正气，气盛则摄胎。先兆流产者，补血最易动血，补气可以摄血。故四君子汤为安胎良方。二则养血，用熟地、炒白芍二药补血滋阴，且白芍有柔肝止痛作用。三则健脾，以焦白术、炒山药为补气健脾良药，最宜安胎应用。四则杜仲、桑寄生补肾安胎，为安胎之要药。全方注重气、血、脾、肾，面面俱到，故先兆流产服之可安。

方歌：载胎益气用四君，熟地白芍养血功，健脾安胎炒山药，补肾杜仲与寄生。

（五）橘皮汤

主治：妊娠呕吐不止，食不下，胃脘不适。

方药：橘皮 6 克、竹茹 6 克、党参 12 克、焦白术 15 克、半夏 5 克、厚朴 5 克、生姜 3 片。水煎服，每日 1 剂，宜频饮，常服 3~5 剂。

加减：口干加玄参 10 克、麦冬 10 克；不欲食加神曲 10 克、砂仁 6 克；腹泻加炒山药 15 克、砂仁 5 克、炒扁豆 12 克；腹胀加大腹皮 5 克、紫苏 5 克、枳壳 5 克；腰酸加杜仲 6 克、续断 10 克。

方解：此方善调理脾胃、化痰、消食、理气，故善治早孕恶阻、呕吐不欲食。方中橘皮、半夏、生姜，乃二陈汤，化痰理气，加竹茹清化热痰，降逆止呕；党参、焦白术补气健脾，脾气旺则正气复；厚朴消胀以和胃。此方实有平胃散、二陈汤、四君子汤、温胆汤化裁之意，临床尤宜加减使用。方中半夏有碍胎作用，与生姜共用，可保无忧但应中病即停，不可久服，也不可惧而不用，“有故无殒亦无殒”也。

方歌：妊娠恶阻呕欲停，橘皮竹茹生姜灵，参术半夏川厚朴，辨证施方加减用。

（六）紫苏和气饮

主治：胎动不安，心腹胀痛，胃脘不和，恶心泛酸，呕吐不欲食，肢体倦怠及胎前诸症。

方药：当归身 12 克、川芎 3 克、炒白芍 10 克、党参 12 克、紫苏 5 克、陈皮 5 克、大腹皮 5 克、甘草 3 克、生姜 3 片。水煎空腹服，若早孕恶阻，恶心呕吐，可频饮，缓慢徐徐服之。

加减：咳嗽加枳壳 15 克、桑皮 15 克；有热加黄芩 25 克、麦冬 15 克；呕吐加砂仁 10 克、枇杷叶 15 克；泄泻加白术 15 克、茯苓 10 克；感冒风寒加羌活 10 克、麻黄 5 克；伤食加神曲 15 克；胸膈满痛、纳气，加香附 6 克、乌药 12 克；安胎加黄芩 10 克、白术 15 克；腰酸加杜仲 15 克、桑寄生 15 克；纳气思酸加山茱萸 20 克、乌梅 10 克；口干加麦冬 15 克、玄参 15 克；失眠加枣仁 15 克、远志 15 克。

方解：此方名和气饮，有调理胃气、安胎之功。妇人妊娠早期，因“血聚于养胎”，多表现为阴血不足，故以当归身、川芎、炒白芍养血补血，血旺则养胎。妊娠后多肝旺脾虚不和，故孕妇常表现为恶心、呕吐、腹胀不适，实乃因胎而生气滞，故属胎气不和，当以理气顺气为治。方中紫苏理气，有安胎之功；陈皮、大腹皮，理气和胃而不伤胎；党参益气，生姜温胃消食。全方安胎调和气机，适用于妊娠诸症，故妊娠病也常用此方加减化裁。

方歌：紫苏和气归芍芎，陈皮甘草与党参，腹皮入中生姜引，胎前诸症加减用。

（七）马兜铃散

主治：孕妇壅滞咳嗽，喘息。

方药：桔梗5克、马兜铃3克、党参12克、川贝母5克、陈皮6克、大腹皮6克、紫苏5克、桑皮9克、北五味子5克、甘草3克、生姜3片。水煎空腹服。忌生冷、寒凉、油腻饮食。

加减：咳甚，加炒杏仁10克、款冬花10克；伴呃逆，加枇杷叶10克、竹茹10克；有痰，加竹沥10克、茯苓10克；纳差加神曲15克、砂仁10克；胸闷加枳壳15克、栝蒌15克；腹胀加厚朴10克、乌药10克；大便不畅，适加木香10克、炒莱菔子10克；口干加麦冬15克、玄参20克。

方解：妇人怀孕，随着腹中胎儿长大，上冲胸膈，而见呼吸急促，气粗胸闷、腹胀，若感风寒，肺气不宣，则咳喘更甚。妊娠咳嗽，中医谓之子嗽。咳甚多见喘，常致气机不畅，气息壅滞。王氏妇科用马兜铃散，临床常获效验。方中止咳用马兜铃，"兜铃嗽医"，实为止咳良药，但其含马兜铃酸，量大可中毒，有恶心呕吐之副作用，故用量不宜过大；桑皮宣肺止咳平喘；党参益气固正；陈皮、川贝母化痰止咳，痰祛则咳平；紫苏、大腹皮、桔梗，调上和下，以畅达气机；五味子则"止嗽痰，且滋肾水"，味酸收敛肺气；生姜温肺化痰。此方对妊娠六七个月后之咳喘效更佳。

方歌：陈皮川贝兜令参，紫苏腹皮桑桔梗，甘草生姜五味子，孕妇咳喘此方平。

（八）逐月保胎系列方

王氏妇科对有滑胎（习惯性流产）者，临床多用逐月保胎法，收到良好的临床效果。

1. 黄连汤

妊娠曾伤2个月胎者，当服此方。

方药：黄连5克、党参15克、吴茱萸5克、生地15克、生姜3片。

方解：此方党参益气固正；生地补血养血，一气一血可固胎；入黄连、吴茱萸，实乃左金丸，平肝火，安胃气；加生姜以调胃化痰。本方固气血，泻肝热，和胃气。妇人妊娠2个月，多肝旺脾虚，阴血不足，气血失和，故易患呕恶、恶阻之症，甚则损胎，可服此方以固之。

方歌：二月安胎此方宜，生姜党参与生地，肝旺脾虚胎失和，左金黄连吴茱萸。

2. 茯神汤

妊娠曾伤3个月胎者，当服此方。

方药：茯神12克、当归身15克、龙骨10克、阿胶9克、党参15克、红枣2枚。腰痛加桑寄生10克。

方解：此方治3个月妊娠堕胎者。妊娠3个月，胚胎初形，曾3个月滑胎，再妊后，孕妇常怀恐惧心理。所谓保胎，一则补肾以系胞，二则补气养血以滋胎，但常怀恐惧心理也易流产。本方用茯神、龙骨、党参，均有安养心神、镇静安神之功，神安则心血足，胎也安；方又以当归身、阿胶补血养血；红枣健脾补血；腰痛为肾阴不足之象，加桑寄生安胎尤妙。

方歌：三月安胎茯苓神，当归龙骨与党参，阿胶红枣兼养血，腰痛还加桑寄生。

3. 调中汤

妊娠曾伤4个月胎者，当服此方。

方药：焦白术18克、炒山药12克、柴胡3克、川续断5克、川芎3克、厚朴5克、枳壳5克、当归身15克、乌梅5克、甘草3克。

方解：妊娠4个月，子宫增大明显，胎儿发育加快，子宫周围器官受挤压，常表现为腹胀，大便不利，小便频数。此期多三焦气机不畅，中焦脾胃气滞。故治疗以调和中焦气机为治，故用调中汤。方中焦白术健脾安胎为君；炒白芍滋阴养血柔肝；配乌梅味酸，以和肝气；柴胡疏肝解郁，肝气调和则脾胃调畅；厚朴、枳壳理气，可祛中焦气滞；当归身、川芎养血和血；川续断补肾安胎。全方安胎为先，调中焦，健脾胃，疏肝气，服之固胎。

方歌：调中汤用白术君，当归白芍柴草寻，川朴枳壳断乌梅，四月胎伤服此稳。

4. 安中汤

妊娠曾伤5个月胎，当服此方。

方药：当归身15克、川芎3克、生地12克、党参12克、黄芩9克、炒白芍12克、麦冬9克、火麻仁9克、五味子6克、红枣2枚、生姜3片。

方解：妊娠5个月，胎儿发育旺盛，需气血不断濡养。故5个月安胎，须养气血，调和脾胃，保持肠胃畅通，则气血条达，胎儿可保正常发育。5个月安胎，养血用四物汤，血旺则胎安；党参益气，气旺则胎固；黄芩清热安胎，为安胎之圣药；麦冬养阴除烦；五味子滋肾安胎；生姜温胃安中；红枣健脾以和药性；火麻仁利六腑之涩结，以通肠腑。全方补气血，清热补肾安胎。尤宜于妊娠5个月，胎动不安，或曾伤5个月胎者服之。

方歌：五月安胎四物参，黄芩麻仁麦门冬，生姜红枣五味子，甘草加入安胎饮。

5. 柴胡汤

妊娠曾伤6个月胎，当服此方。

方药：柴胡6克、肉苁蓉10克、焦白术12克、炒白芍9克、甘草3克、麦冬9克、川芎3克、生地12克、生姜3片、红枣2枚。水煎服，妊娠6个月流产史者，服5~10剂，隔日1剂。

方解：妊娠6个月，每见气血不足，或肝郁不舒，而每有胎动。此时胎形已具，当养气血，促胎儿发育。故本方以生地、白芍，养血补血为先；焦白术安胎健脾，方内必用；

柴胡解肝郁，且有升阳作用，可升提胎气，当为主药；肉苁蓉可填精益肾，肾者系胞以固胎元；麦冬养阴善清胎火，实有“胎前宜清”之意；入姜、枣调和脾胃，可益气血之源。此方安胎，服之无虑。

方歌：六月胎伤当疏肝，柴胡术芍姜枣尝，苁蓉麦冬生地芎，安胎保产此良方。

6. 杏仁汤

妊娠曾伤 7 个月胎，当服此方。

方药：炒杏仁 9 克、麦冬 9 克、吴茱萸 3 克、紫苑 6 克、厚朴 5 克、五味子 5 克、炒干姜 5 克、粳米 1 小撮。水煎空腹服，隔日 1 剂。

方解：妊娠 7 个月，胎儿已大，胎气上迫胸膈，肺气不宣，故常见气促气喘，或有咳嗽，久之则胎气不安，肺气肃降失职，胎气难固，引发流产，故 7 个月安胎最当紧。本方杏仁、紫苑、厚朴、五味子，均可宣达肺气，气平则胎安；干姜、吴茱萸量少，但温化脾胃痰湿，痰湿祛，胎可安；麦冬养阴清热；更妙在用粳米 1 小撮，调养胃气，胃气和则肺气胎气也和，胎可安也。

方歌：妊娠七月当宣肺，杏仁麦冬吴茱随，紫苑厚朴北五味，温胃干姜粳米炊。

7. 寄生汤

妊娠曾伤 8 个月胎，当服此方。

方药：焦白术 15 克、炒白芍 12 克、川厚朴 5 克、党参 12 克、桑寄生 15 克、菟丝子 12 克、杜仲 10 克、甘草 3 克、红枣 3 枚、生姜 3 片。妊娠 8 个月早产，宜常服之。

方解：妊娠 8 个月，固胎当补肾气。肾主系胞，肾气旺则胎元固。方中以桑寄生益血安胎、补肾为君；桑寄生用于安胎效佳，量也可大，无副作用；菟丝子为补肾安胎之良药，量大无忧，其效也佳；方内焦白术为安胎圣药；党参益气安胎；杜仲补肾安胎。全方补肾安胎力专，加厚朴、姜、枣调和肠胃，可使补而无滞，脾肾俱和，胎儿无忧。

方歌：八月固胎当补肾，焦术白芍与党参，厚朴寄生菟丝子，杜仲甘草姜枣引。

8. 猪肾汤

妊娠曾伤 9 个月胎，当服此方。

方药：猪肾 1 具、茯苓 9 克、桑寄生 10 克、生地 12 克、焦白术 15 克、麦冬 10 克、大豆 9 克。将猪肾 1 具煮熟，去肾留汤，入诸药煎服。

方解：妇人妊娠 9 个月，胎儿已近足月。9 个月妊娠，补肾为先，猪肾 1 具，以食补为重，适加桑寄生、生地，补肾可固胎。焦白术、大豆，健脾益气，补后天，益先天。麦冬清热养阴，以清胎热。妊 9 个月服上方，食补加药补，母婴俱健康。

方歌：妊娠九月药食补，猪肾大豆为君主，茯苓寄生焦白术，生地麦冬和汤煮。

（九）茯苓饮

主治：妊娠头面四肢水肿，精神不振，纳少便溏，舌淡苔白，脉濡缓。

方药：茯苓 30 克、党参 12 克、生黄芪 18 克、焦白术 15 克、冬瓜皮 12 克、大腹皮 5 克、陈皮 5 克、猪苓 9 克、车前子 12 克、紫苏 5 克、枳壳 6 克、桂枝 3 克。

加减：小便不利加泽泻 9 克、通草 3 克；不思饮食加神曲 10 克、砂仁 6 克；四肢不温加附子 5 克、炒干姜 5 克；腰酸加木瓜 6 克、杜仲 9 克、川续断 5 克；口干口苦加黄芩 9 克、竹叶 6 克、麦冬 10 克；伴头晕头痛加天麻 10 克、菊花 9 克、生白芍 12 克；大便溏稀加炒山药 18 克、炮扁豆 10 克；腹胀加佛手 9 克、乌药 5 克。

方解：妇人妊娠水肿，多属脾虚，运化失司则水湿泛滥。《傅青主女科》治妊娠水肿，创补中益气汤加减，立意即是健脾利水。王氏妇科治妊娠水肿，也多遵益气汤加减，创茯苓饮。方中以茯苓为君，其甘、淡、平，健脾利水，用于妊娠水肿效佳而无副作用。参、芪、术益气，气盛则水行。方中用大腹皮、冬瓜皮、陈皮，理气而行水，且有“以皮治皮”之妙；猪苓、车前子利湿行水利尿，直通水道，小便通，则水肿可消；紫苏和中理气；枳壳宽中下气，气顺则水道也通；入桂枝少许，意在温阳化气，以助膀胱气化，气化则水行也。

方歌：妊娠水肿术芪参，紫苏枳桂腹皮陈，茯苓猪苓冬瓜皮，车前入方水湿行。

（十）麦门冬汤

主治：妇人妊娠心烦、愦懑、躁动、吐逆、恶闻食气、头眩、四肢沉重、关节酸痛、坐卧不安等症。

方药：麦冬 12 克、黄芩 9 克、茯神 9 克、生地 15 克、红参 10 克、炒白芍 12 克、陈皮 5 克、桔梗 5 克、桑寄生 12 克、甘草 5 克。水煎空腹服，每日 1 剂，服 3~5 剂。

加减：失眠加桂圆 10 克、炒枣仁 12 克；呕吐加竹茹 6 克、枇杷叶 6 克、生姜 12 克；食欲不振加砂仁 6 克、神曲 9 克；胸闷腹胀加枳壳 6 克、乌药 6 克、木香 5 克；胎动腹痛加苏梗 5 克、焦白术 15 克；腰酸加杜仲 10 克、川续断 6 克；有热加栀子 9 克、知母 6 克、玄参 10 克。

方解：妇人妊娠，血聚于养胎，阴血不足，火气有余。阴血不足则心神失养，故心烦、愦闷、躁动不安，麦冬善清心解烦热，故为君药。人参补气生津；黄芩清热安胎；生地养阴血；炒白芍敛阴柔肝，均可养阴血，清胎火，除热解烦；茯神养心安神；桑寄生安胎补肾；陈皮、桔梗调畅气机，气机畅达则阴血流通有序。本方临床用于妇人阴血不足，虚火扰动之妊娠恶阻症。

方歌：麦冬黄芩茯苓神，地芍陈皮桑寄生，桔梗甘草和诸药，生津益气红人参。

（十一）黄芪汤

主治：妊娠胎萎不长。

方药：生黄芪 18 克、焦白术 15 克、陈皮 5 克、麦冬 10 克、茯苓块 10 克、红参 9 克、砂仁 6 克、山茱萸 12 克、枸杞子 12 克、熟地 12 克、甘草 3 克、生姜 3 片、红枣 3 枚。

水煎空腹服，每日 1 剂，服 5~10 剂。

加减：恶心不欲食加神曲 9 克、竹茹 5 克、半夏 6 克；胎动腹痛加苏梗 6 克、大腹皮 5 克；下血加阿胶 12 克、芥穗炭 6 克、艾叶炭 6 克；腰酸加杜仲 10 克、川续断 9 克。

方解：妊娠胎萎不长，多因气血虚弱，肾气不足，而补气血可助胎育。生黄芪、红参补气以固胎元；茯苓、焦白术健脾安胎，故本方以补气补血为特点，补肾固先天，补脾益后天。二天互滋，胎育子旺。况方中加安胎理气之砂仁、陈皮、生姜、红枣，可调和胎气，并可使此方补而不滞。麦冬养阴以清胎热。全方调理脾胃，和胎气，利四肢，安胎。可保儿正常发育。

方歌：胎萎不长黄芪君，陈术苓草麦砂仁，熟地山萸枸杞子，人参益气姜枣引。

（十二）加味胶艾饮

主治：妊娠胎漏、腹痛下血。

方药：当归身 12 克、川芎 3 克、炒白芍 10 克、熟地 18 克、阿胶 12 克（烊化）、黄芩 10 克、焦白术 15 克、广砂仁 6 克、黑艾叶 9 克、香附 3 克、粳米 1 小撮。水煎空腹服，每日 1 剂，服 3~5 剂。

加减：小腹坠胀加生黄芪 15 克、升麻 3 克；口干加麦冬 10 克、知母 5 克、桔梗 5 克；腰酸加黑杜仲 9 克、续断 6 克、桑寄生 10 克；血下量多加芥穗炭 6 克、地榆炭 10 克；腹痛加苏梗 6 克、大腹皮 6 克；纳差加神曲 9 克、枳壳 5 克。

方解：本方为胶艾四物汤加减，源自张仲景《金匮要略》，善治妇人胎动下血。方用四物汤，补血安胎固冲任；阿胶补阴血，为安胎止血良药；艾叶温经止血，炒炭存性，加强止血之功；黄芩、白术，一清热，一健脾，为安胎之圣药；砂仁安胎，善于调和中焦脾胃；香附理气疏肝。全方以补气血、止血、安胎为本，调理脾胃之气，脾胃气壮，则气血有余。更妙在粳米 1 小撮，养胃生津，以助药力。

方歌：妊娠腹痛漏下血，安胎最宜用四物，胶艾香附广砂仁，粳米养胃亦生津。

（十三）安荣汤

主治：妊娠小便不利、涩少，或小便淋漓。

方药：当归身 15 克、红参 5 克、麦冬 9 克、通草 5 克、黄芩 9 克、黄柏 9 克、灯心草 3 克、甘草 3 克。

加减：伴气虚乏力自汗，加生黄芪 18 克、焦白术 15 克；小便热痛加栀子 9 克、瞿麦 6 克、泽泻 9 克；小便黄短加玄参 9 克、生地 15 克、竹叶 5 克、土茯苓 9 克；伴腰酸加桑寄生 10 克、杜仲 10 克、山茱萸 9 克。

方解：妊娠小便不利属临床常见，一为气虚，无力固摄而致小便频数，常见于妊娠 4 个月以后（胎儿长大压迫膀胱）；二为妊娠有热，热郁下焦，膀胱气化失利。症见小便热、涩、疼痛，小便短赤，常伴腰酸腹痛，安荣汤可用于以上病症。本方以当归身、人参，补气血，固摄小便，以固正为先；麦冬清心热，利小便；黄芩清热安胎；黄柏善清下焦之热，且可利湿；通草、灯心草清热通淋。本方有清热、安胎、利小便之功，固正祛邪而不伤胎元。如有他症，加减服之。

方歌：当归通草红人参，黄柏黄芩麦门冬，清热利尿入通草，妊娠他症加减用。

四、堕胎、小产方

胎儿的正常发育与成长，有赖于肾气充足，气血充沛，则胞宫宁静，胎儿无忧。致堕胎小产者，常见肾虚，胎失所养，气血不足，难以养胎或伤及冲任，损伤胎元，跌扑劳损，伤及胎气等。对堕胎小产的治疗，胎儿已损而未排出者，治当急下胎而益母。若胎儿坠损不全，当尽快以活血化瘀以去胎。若堕胎小产完全，可酌情服用生化汤之类药，促进胞宫恢复。王氏妇科对堕胎小产的治疗，首先祛瘀务净，及时清除胞宫内残留胎体组织；以活血化瘀为先导，瘀血去则补益气血，以求复正，尽快恢复胞宫“泻”而“藏”的功能。临床中，多数堕胎小产者，有瘀血未净、气血不足之症。王氏妇科在治疗中，多采用攻补兼施、补气散瘀之法，常用《傅青主女科》理气散瘀汤加减化裁。然对部分终止妊娠、“药流”患者，经过药流后行清宫术，仍血下延日不止者，临床多以止血固涩，益气升提治疗。故堕胎小产，其来症急，对此类病症，一定要重视辨证用药，充分彰显中医治疗特色。

（一）人参黄芪汤

主治：小产后气虚，血下不止。

方药：当归身 15 克、人参 9 克、生黄芪 18 克、阿胶珠 12 克、焦白术 15 克、黑艾叶 6 克、芥穗炭 6 克、茜草根 5 克、甘草 3 克。水煎服，每日 1 剂，服 2~3 剂。

加减：瘦人阴虚加生地 18 克、麦冬 12 克；血虚加熟地 15 克、炒白芍 12 克；血下腹痛加生蒲黄 10 克、桃仁 6 克；血热加丹皮 6 克、栀子 6 克、地榆 6 克；小腹坠痛加升麻 4 克、柴胡 4 克；血下色淡、延日不止，加海螵蛸 10 克、龙骨 15 克、芡实 15 克。

方解：妇人堕胎小产，必伤及冲任气血，其血下量多，当“急则治其标，缓则治其本”，即“有形之血不能速生，无形之气所当急固”。本方首以人参、黄芪、白术补气、摄气、固气，气旺则摄血。小产血下，止血当先，方中以黑艾叶、芥穗炭止血。芥穗炭有引血归经之功；当归身、阿胶养血补血。本方妙在加茜草根一味，其俗名“血见愁”，为活血化瘀、止血之佳品，一则止血，二则活血，可止血而不留瘀。留瘀者也实为治疗堕胎小产之关键，瘀血祛而新血安。

方歌：小产气虚术芪参，芥穗艾叶当归身，茜根甘草阿胶珠，血下不止此方遵。

（二）补血定痛汤

主治：小产后瘀血疼痛，或寒热阵发。

方药：当归身 15 克、川芎 5 克、炒白芍 12 克、熟地 18 克、香附 6 克、延胡索 9

克、红花 5 克、桃仁 9 克、青皮 9 克、丹皮 9 克、泽兰叶 9 克。水煎服，每日 1 剂，服 2~3 剂。

加减：气虚乏力加党参 15 克、黄芪 15 克；小腹胀痛加木香 6 克、香附 6 克、乌药 8 克；大便不畅加枳壳 6 克、厚朴 6 克；腰痛加杜仲 6 克、金毛狗脊 12 克；胁痛加柴胡 10 克、川郁金 10 克；下肢疼痛加怀牛膝 9 克、木瓜 12 克；伴畏寒加附子 6 克、肉桂 4 克、桂枝 4 克。

方解：妇人小产后，气血大伤，腹痛不止，或周身疼痛，其原因有二。一则气血已亏，气血不足难以濡养脏腑经络；二则瘀血作祟，有瘀则气血运行不畅，故痛也。此方有补血定痛作用，即针对血瘀、血虚而设。方中首入四物汤，补血养血固正。入活血之品，延胡索、红花、桃仁、丹皮、泽兰叶活血化瘀，瘀血祛则新血安，且活血药有良好的定痛作用。香附、青皮理气开郁止痛，增强疗效。临床见小产后腹痛或周身不适者，均可服之。

方歌：补血定痛四物用，香附延胡桃仁红，青皮丹皮泽兰叶，小产疼痛此方遵。

（三）大补地黄汤

主治：小产后血下淋漓，腰酸腹痛，精神不振。

方药：红参 10 克、焦白术 15 克、当归身 18 克、茯苓 9 克、熟地 30 克、黑杜仲 10 克、炮姜 2 克。水煎空腹服，每日 1 剂，服 3~5 剂。

加减：气血不足引起的乏力加生黄芪 15 克、升麻 4 克；纳差加六神曲 6 克、鸡内金 6 克；气滞胸胁满闷，加柴胡 6 克、青皮 6 克、枳壳 8 克；血下不止，加阿胶 10 克、续断 8 克、芥穗炭 9 克；有热加黄芩 6 克、栀子 8 克；口干加麦冬 12 克、天花粉 10 克；带下量多加炒山药 15 克、炒芡实 30 克、炒扁豆 15 克。

方解：妇人小产，最易伤及冲任气血。小产后气血大虚，多见精神倦怠。况小产血下不止，每先伤气血。善补血者，补气为先，气旺摄血，气盛生血。故此方以补气血为立方原则，首以补气为先。用红参、焦白术、茯苓，实则四君子汤，大补元气以固本；当归身补血和血，其补血而不留瘀；炮姜温中止血，适用于小产气血虚弱，有振奋气血之功；熟地滋阴补血；杜仲为补肾良药，炒炭加强止血之功。此方实具补气、补血、健脾、补肾四大功效，治小产后气血双亏，脾肾不足之症。

方歌：小产气虚术人参，当归熟地姜茯苓，杜仲炒炭方中入，补肾止血双倍功。

（四）益气补血汤

主治：妊娠小产后腹痛，下血不止。

方药：当归身 15 克、川芎 5 克、炒白芍 10 克、人参 9 克、焦白术 15、黄芪 15 克、黑杜仲 10 克、阿胶 10 克（烊化）、五味子 6 克、姜炭 5 克、甘草 5 克。

加减：腹痛下血有块，加益母草 9 克、生蒲黄 9 克、三七参 9 克；小腹下坠，加升麻

6 克、柴胡 5 克；腰酸加川续断 9 克、山茱萸 12 克、枸杞 10 克。

方解：妊娠小产后，血下不止，实为急症。瘀血不祛，新血难安。若属“不完全流产”，当以清宫。中医治疗，以补气摄血、止血为先。方中以当归身、川芎、炒白芍，补血、和血、活血，补血而不留瘀滞；人参、白术、生黄芪，大补气血，气旺则摄血，气盛则血可固；阿胶补血止血；五味子收敛止血；黑杜仲补肾止血；姜炭温经止血。全方以止血为治疗原则。此方补气血与脾肾，更具良好的止血功能，对小产血下不止，可随证加减使用。若属“不完全流产”，当以清宫。

方歌：小产补血归芎芍，益气人参黄芪术，杜仲五味姜炭草，阿胶止血烊化服。

（五）寿脾煎

主治：小产后精神不振，少腹坠胀，头晕，心悸，下部如物下坠。

方药：当归身 15 克、红参 10 克、焦白术 15 克、炒山药 18 克、莲子肉 12 克、炒枣仁 12 克、远志 6 克、炙升麻 5 克、炙甘草 5 克。水煎空腹服，每日 1 剂，服 5~10 剂。

加减：气虚多汗加黄芪 15 克；经血淋漓加生地炭 12 克、阿胶 10 克、芥穗炭 9 克；少腹胀加枳壳 8 克、乌药 10 克；血虚加熟地 18 克、制首乌 10 克；腰痛加杜仲 6 克、续断 10 克。

方解：妇人堕胎小产，气血大伤，以致中气下陷，胞宫坠陷。治宜补气升提，兼以补血，故立方以人参、当归身大补气血，以固其本。本方名为寿脾煎，脾乃气血生化之源，脾旺则气血俱旺。方中焦白术、炒山药、莲子肉加人参，均有健脾益气功用。脾气健则中气旺，合炙升麻升提中气，中气升则胞宫下陷可复。此症患者多起于小产后血虚，故常见头晕心悸，入枣仁、远志，可安神定志、解忧，以利气血恢复。心静则气血俱静，脾旺则生血统血。方虽名为寿脾，实则归脾之意也。

方歌：归术山药红人参，莲肉远志草枣仁，升举中气炙升麻，小产宫脱此方名。

五、产后病方

产后病指产妇在新产后，或产褥期所发生的有关疾病。产妇由于产伤出血，产时用力、出汗，致阴血骤虚，元气耗损，百脉空虚；或产后胞宫缩复，而见宫缩痛；或产后恶露，排出有异；或乳汁泌乳障碍。这些与产后生理、病理变化有关的疾病，均称产后病。

产后病其因大致有 3 个方面：一是产后妇人生理有所改变，二是体质因素，三是产后调摄失慎。产后病总以“虚”“瘀”居多，多为阴血骤虚，百脉空虚，元气亏损，又多瘀阻，故有产后多虚多瘀之说。

对产后病的治疗，王氏妇科宗张景岳之说，认为凡产后气血俱去，诚多虚症。然有虚者，有不虚者，有全实者，凡此三者，但随症随人，辨其虚实，以常法治疗，不得执有诚心，概行大补，此助其邪。《傅青主女科》也有“新产治法”，并有用药十谈之论，均丰富了产后病的治法。

王氏妇科对产后病的治疗原则为补虚、祛邪。属虚者，多阴血不足，故倡导养阴血，可防治产后病。养阴者，以食补调养为主，药物为辅，强调调理养护。对产后瘀血未尽或新产之后，均提倡先服生化汤，以祛瘀生新，振奋气血。关注产妇乳汁分泌，对乳汁不足者，促进饮食，有利于体质恢复。重视产后“三通”，即恶露通、大便通、小便通。只有气血通畅，肠腑通畅，才能顺利度过产后不适期，尽快恢复。

（一）生化汤

主治：孕妇产后腹痛血块下，产后未进食，先服此方。

方药：当归身 24 克、川芎 9 克、桃仁 12 克、黑姜 6 克、益母草 12 克、红花 6 克、炙甘草 3 克。童便或黄酒半盅为引。

加减：产后大便不通、血少肠燥，加麻仁 12 克；体虚加人参 6 克；血块日久不化加三棱 3 克、莪术 3 克、延胡索 9 克、肉桂 3 克；血晕加荆芥炭 10 克；伤食加山楂 6 克、砂仁以消肉食，加神曲以消面食；如伤寒凉之物，加肉桂、吴茱萸。

方解：《傅青主女科》创生化汤可祛瘀血生新血，王氏妇科加红花、益母草以增强生化汤活血化瘀作用。临床应用生化汤，有明显的收缩子宫作用。当归补血养血；桃仁、益母草、红花活血化瘀止痛；入黑姜温经，并可防产后血下量多；炙甘草补中气。此方为妇人产后必服之方，对产后子宫复旧有良好作用。临床研究认为，生化汤还可促进产妇乳汁分泌，对各种产后病有很好的防治效果。

方歌：生化汤内归芎姜，桃红益母服之安，炙草童便黄酒引，产后服之最为良。

（二）加味生化汤

主治：产后因伤寒冷之物，胃脘疼痛。

方药：当归身 18 克、川芎 6 克、姜炭 9 克、肉桂 6 克、吴茱萸 6 克、砂仁 6 克、炙甘草 5 克。

加减：伤面食加神曲；伤肉食加山楂；纳差不欲食加鸡内金；肠燥便秘加肉苁蓉；血下腹痛加桃仁、红花。

方解：此方加桃仁即为生化汤，可祛瘀生新，促子宫收缩。然此症乃新产之后伤寒凉而成，故方内加肉桂、吴茱萸温中祛寒，加砂仁温胃化湿。此方用于新产之后，过食寒凉之物所致的胃脘痛、不欲食，一则祛瘀生新，二则温胃祛寒，药力专一。临证之时可加减化裁。

方歌：归芎姜炭草肉桂，吴萸砂仁方中随，新产因寒胃脘痛，化瘀温中力最威。

（三）补气生化汤

主治：产后血脱，气无所持，纳气喘息。

方药：黄芪 18 克、白术 15 克、当归身 18 克、川芎 5 克、干姜 3 克、人参 9 克、陈皮 5 克、熟地 12 克、炙甘草 3 克。若有块痛，此方不宜，只可服生化汤。

加减：手足冷加附子 3 克；汗多加浮小麦 15 克；口渴加五味子 10 克；伤食加山楂 10 克、砂仁 10 克、神曲 15 克；胸闷加枳壳 10 克、桔梗 15 克；有痰加半夏 10 克、茯苓 15 克；大便干结，加肉苁蓉 15 克、火麻仁 15 克。

方解：妇人产后伤血之津，则气无所附，气上冲则见喘息，治当大补元气。方中用人参、生黄芪补气；血为气母，故以当归身、川芎、熟地补血养血，陈皮理气；白术健脾，脾健则气血生化有源；干姜温中，以助脾运。全方补气为先，以固游散之气，补脾益血以固其正，为补气养血救脱之良方。

方歌：产后喘息人参芪，归芎白术草陈皮，温中补血熟地姜，补气固脱此方宜。

（四）健脾生化汤

主治：产后腹痛块下，泄泻不止，不欲饮食。

方药：人参 6 克、茯苓 10 克、姜炭 5 克、陈皮 6 克、肉蔻 6 克、川芎 6 克、当归身 15 克、泽泻 9 克。水煎空腹服，每日 1 剂，服 3~5 剂。

加减：泻下清水，加砂仁 10 克、山楂 10 克、苍术 15 克；泄泻不止，水谷不化用胃苓汤；食欲不振加神曲 15 克、鸡内金 15 克、枳壳 15 克；气虚乏力加生黄芪 25 克、焦白术 15 克；腹痛血下量多有块，加桃仁 10 克、益母草 10 克。

方解：妇人产后气血双亏，脾胃不足，常可致产后食欲不振，精神疲惫。治疗应充分考虑新产特点，祛瘀生新，促进子宫收缩。同时注意脾胃功能，使脾胃健旺，则气血生化有望。本方用当归身、川芎、姜炭及生化汤之意，急祛瘀血安新血；人参健脾养气；茯苓健脾利湿；肉蔻温中健脾；陈皮理气健脾，均针对脾虚、脾胃不调而设。妙在泽泻利水，使水湿从小便而解，即“利小便实大便”之意也。

方歌：健脾生化姜炭用，归苓肉蔻陈川芎，泽泻利水实大便，健脾益气红人参。

（五）散瘀汤

主治：产后小腹块痛，少腹胀满，大便不通。

方药：当归身 18 克、川芎 5 克、赤芍 9 克、香附 8 克、延胡索 9 克、陈皮 5 克、大黄 9 克（后下）、瓜蒌仁 12 克、炒薏苡仁 12 克、乌药 6 克、槟榔 6 克、桃仁泥 10 克、生姜 3 片。水煎服，每 1 剂，服 2~3 剂。

加减：气虚加党参 15 克、生黄芪 25 克；腹胀甚加厚朴 10 克、青皮 10 克；口干加玄参 15 克、麦冬 15 克；便干加肉苁蓉 15 克、火麻仁 10 克、郁李仁 10 克；纳差加神曲 15 克、焦山楂 15 克。

方解：此方适用于产后宫缩痛。妇人新产，阴血大伤，宫缩乏力，甚则瘀血内阻，故少腹有块疼痛。加之产后肠胃失调，大便内结，腑气不通，致腹部胀满，大便难解，腹痛难忍。此方散瘀通便，除胀理气。活血用当归身、川芎、赤芍、延胡索；理气以香附、乌药、陈皮；润肠泻下，用大黄、槟榔、瓜蒌仁、薏苡仁，生姜和胃。全方可下瘀血，泻大便，除腹胀。服此方，药到病解，不可多用，恐伤正气也。

方歌：归芎赤芍延胡陈，香附大黄桃蒌仁，生姜乌药薏苡仁，产后腹痛槟榔行。

（六）消胀散

主治：产后肚腹胀满。

方药：人参 9 克、焦白术 12 克、当归身 15 克、川芎 5 克、茯苓 10 克、陈皮 6 克、大腹皮 9 克、砂仁 6 克、甘草 3 克、生姜 3 片。水煎空腹服，每日 1 剂，服 2~3 剂。

加减：大便干结加枳实 8 克、炒莱菔子 10 克、厚朴 6 克；胸肋胀痛加佛手 10 克、陈香橼 10 克、青皮 9 克、乌药 10 克；食欲不振加神曲 6 克、焦山楂 6 克、鸡内金 6 克；小便不利加车前子 9 克、泽泻 9 克。

方解：妇人产后肚腹胀痛，非实即虚。临床中，产后腹胀多属虚中夹实，亦虚亦实。因于虚者，产后气血亏虚，肠道蠕动无力，或血虚肠燥，大便无力推送以致腑气不通；因于实者，瘀血阻于下焦，致使气机不畅。消胀散以参、术、归、芎补气养血，以助运化，气血旺，则运行有度。消胀必理气，方内理气用陈皮、大腹皮、砂仁，气行则胀消。引用生姜以和胃气。此方扶正为主，兼理气，可助产后气血谷物运化，多服无忧。

方歌：产后腹胀参术归，芎苓甘草砂仁随，陈腹二皮生姜引，顾正理气此方宜。

（七）养心汤

主治：产后心血不足，惊悸不安，心慌失眠，纳差乏力。

方药：炙黄芪 15 克、茯神 10 克、当归身 15 克、川芎 5 克、麦冬 9 克、远志 5 克、柏子仁 9 克、人参 6 克、五味子 5 克、炙甘草 5 克、生姜 3 片为引。水煎空腹服，每日 1 剂，服 3~5 剂。

加减：阴虚五心烦热，加龟板 15 克、玄参 15 克；多汗加龙骨 20 克、牡蛎 20 克、浮小麦 15 克；纳差加神曲 15 克、焦山楂 15 克；头晕胃不适，加砂仁 10 克、陈皮 15 克、半夏 10 克；干呕加竹茹 15 克、枇杷叶 15 克；血虚怔忡加桂圆肉 10 克、炒枣仁 15 克；口干加知母 10 克、天花粉 15 克；便干加肉苁蓉 15 克、火麻 10 克。

方解：妇人产后阴血大伤，血虚无以养心，则惊悸不安、失眠心烦，养血安神为治疗之要务。本方中炙黄芪、当归身即为补血汤，气血双补；人参大补元气以固脱，气旺则血盛，则心安无忧。远志、柏子仁、五味子、麦冬，均有收敛阴血、养心安神之功；用川芎活血通络以助血行，即“血贵在流通”，通则盛。此方有补血而不壅滞气血之妙。

方歌：产后惊悸茯苓神，当归黄芪与川芎，人参远志柏子仁，炙草五味麦门冬。

（八）养气扶正汤

主治：产后寒热应时而起，其症似疟，也治产后虚弱之症，有调荣益气之功。

方药：当归身 15 克、川芎 5 克、人参 9 克、炙甘草 3 克、熟地 15 克、焦白术 15 克、炙黄芪 15 克、陈皮 5 克、麦冬 10 克、柴胡 5 克、生姜 3 片、红枣 2 枚为引。水煎服，每日1剂，服3剂。

加减：热甚加黄芩10克、半夏10克，即小柴胡汤，可和解少阳；寒甚加桂枝5克；腹胀加青皮10克、厚朴10克；口干加天花粉15克、玄参15克、竹叶10克；恶寒加葛根10克、桂枝5克；纳差加神曲10克、焦山楂10克；腰腿酸痛加杜仲15克、桑寄生15克、怀牛膝10克。

方解：产后气血俱虚，气虚则阴火上冲，以致发热。此方实则补中益气汤加减而成，取甘温除热之效。若产后偶遇外感，加黄芩、半夏，则为小柴胡汤加减，可调和少阳，治寒热往来。方中益气以参、芪、术；养血以归、芎、地，气顺血调，阴阳平衡；陈皮、柴胡，疏肝理气、解表；生姜和胃；枣益脾，调和营卫。此方可振奋产后气血，专用于产后气血虚弱而发寒热者。

方歌：益气扶正术芪参，归芎熟地柴草从，营卫不和寒热病，陈皮麦冬姜枣引。

（九）补中利水汤

主治：产后水肿。

方药：人参9克、焦白术15克、炒白芍12克、陈皮6克、大腹皮6克、茯苓皮12克、苍术6克、川厚朴6克、木瓜6克、木通5克、紫苏5克。水煎服，每日1剂，服3~5剂。

加减：气虚乏力加生黄芪25克；小便不利加车前子10克、泽泻10克；食纳不佳加神曲15克、焦山楂15克；腰酸加杜仲15克、续断15克；无汗出加麻黄5克；腹胀加青皮10克、佛手10克、枳壳10克；大便干结加枳实10克；畏寒腹凉，加桂枝6克、附子6克。

方解：产后水肿多气虚，无力运化水湿，加之脾运失司，均可致产后水肿。故方内以人参、白术、茯苓，补气健脾利水。脾虚则水湿泛滥，故以二术健脾燥湿。白芍调和营卫；陈皮、腹皮理气化湿；有“以皮治皮”之意；木瓜、木通，利小便，通水道；紫苏和中醒湿。全方益气健脾利水，攻补兼施，且药性平和。产后水肿服之，可退水肿，强气血，健脾胃。

方歌：利水木瓜通二术，紫苏厚朴二皮芍，产后水肿正气虚，人参茯苓方内入。

（十）四仁润肠饮

主治：产后如厕艰难，大便干结，或有便血，或三五日不解。

方药：当归身18克、肉苁蓉10克、生地15克、玄参12克、火麻仁12克、郁李仁9克、桃仁10克、柏子仁10克、制首乌10克、炒莱菔子10克、枳壳6克、甘草5克。

加减：服上方仍大便难解，加大黄6克、枳实10克、厚朴10克；腹胀加青皮10克、乌药10克、木香10克、香甘松10克；便血淋漓，加地榆10克、黄芩10克、阿胶5克；食纳不佳，加神曲15克、焦山楂10克；口干加麦冬15克、天花粉15克；乳少加黑芝麻

10克、瓜蒌仁10克；气虚乏力加党参15克、黄芪25克。

方解：产后有“三难”，即病痉、郁冒、大便难。产后便秘临床常见，实为产后阴血耗伤，血虚无以润泽肠道而致，治疗以养血润肠为主。方中当归身、肉苁蓉、首乌，养血润肠为君；生地、玄参，滋阴润肠为臣。佐以四仁：火麻仁、郁李仁、桃仁、柏子仁，均含油性之物，且其性趋下，而走大肠，滑润肠道，可通便建功。莱菔子消胀通便；枳壳理气，可除肠道滞气，而有泻下通便之功。全方养血、滋阴、润肠通便，适用于产后大便秘结，可多服，无不适反应。

方歌：当归生地肉苁蓉，玄参枳壳加四仁，产后便秘肠中燥，莱菔甘草首乌通。

（十一）变化逍遥散

主治：妇人产后，肝血不足，外感湿邪，周身疼痛。

方药：柴胡6克、陈皮5克、栀子6克、炒薏苡仁15克、茯苓15克、炒白芍15克、当归尾9克、苍术6克、甘草5克。

加减：上肢痛甚，加川羌活6克、姜黄6克；下肢痛甚，加川独活6克、怀牛膝9克、木瓜10克；头痛加香白芷10克、荆芥穗9克；腰痛加杜仲6克、金毛狗脊12克、续断10克、桑寄生12克；有瘀加鸡血藤12克、地龙6克、乳香10克、没药10克；冷痛加桂枝10克、附子6克；周身窜痛，加防风6克、秦艽6克、威灵仙8克、海风藤10克、青风藤10克等。

方解：妇人产后气血不足，肝血亏损，筋脉失去气血濡养，经络空虚，最为外邪侵袭，以致经络阻滞，“不通则痛”，引发产后身痛。治疗产后身痛，当扶正、疏肝、柔筋、祛风、止痛。王氏妇科用变化逍遥散，以当归身、炒白芍，养血柔肝，缓急止痛；茯苓、苍术、炒薏苡仁，祛湿通络；柴胡、陈皮，疏肝理气解郁，肝气和，则筋脉通。本方看似平淡，临床用于产后身痛实有良效。对疼痛重者，可辨证加减治之。

方歌：产后身痛逍遥变，柴胡陈皮栀子研，薏仁茯苓炒白芍，归尾苍术甘草全。

（十二）理脾汤

主治：产后停食，胸膈饱闷。

方药：苍术6克、陈皮6克、厚朴6克、砂仁6克、干姜5克、焦山楂10克、神曲10克、生麦芽10克、甘草3克。水煎空腹服，每日1剂，服2~3剂。

加减：泄泻加焦白术15克、茯苓12克；大便闭加桃仁6克、枳实6克、莱菔子10克；泛酸加白蔻仁10克、海螵蛸10克；胃脘痛加吴茱萸6克、官桂4克；呃逆加丁香6克；口干加麦冬12克、天花粉10克；胸肋胀痛加柴胡6克、青皮6克；腹胀加乌药10克、枳壳8克；气虚乏力加生黄芪15克、党参15克。

方解：产后特点为气血双亏，脾胃不足。若产后伤食，最易致食停胃脘，胸膈饱闷。治疗当调理脾胃，化湿浊，促运化，消食导滞。方中以平胃散（苍术、陈皮、厚朴、甘草），祛湿和胃，以助胃纳化食。加焦三仙，化食导滞，以助消化功能。砂仁、干姜，温脾胃，祛寒湿，以振胃气。全方化湿消食，调和胃气，用药专一，产后消化不良、食欲不振者，皆可服之。麦芽炒用，有回乳之害，故宜生用，用量不宜过大。

方歌：理脾汤中平胃散，三仙砂仁炒干姜，产后伤食胸膈满，共药煎汤服之安。

（十三）胃苓汤

主治：产后胃脘痛，泻下水样，米谷不化，不欲饮食，肢体倦怠。

方药：苍术6克、陈皮6克、厚朴6克、猪苓9克、泽泻9克、焦白术15克、茯苓12克、肉桂5克、甘草3克、生姜3片。水煎空腹服，每日1剂，服2剂。

加减：精神不振加党参15克、生黄芪15克；纳差加神曲6克、焦山楂15克；胃脘不温加砂仁4克、吴茱萸6克；小便不利加车前子9克；腹痛加木香6克、枳壳8克；泻下日久加炒山药15克、炒芡实15克；口干口苦加天花粉10克、栀子6克、黄芩4克。

方解：胃苓汤治寒湿泄泻，为医者常用。王氏妇科常用于治疗产后虚寒性泄泻，效果显著。方为平胃散与五苓散复方而成，平胃散祛湿浊，和胃气，促脾胃运化；五苓散温阳利湿，促膀胱气化，有明显利水作用，可用于脾肾阳虚，水湿停聚。胃苓汤一则健脾、和胃、利湿，二则温化水气。脾胃健运，水道通利，则小便通，大便实，水湿代谢有通道，泄泻自愈。

方歌：苍术陈皮川厚朴，猪苓泽泻焦白术，肉桂甘草茯苓块，平胃化湿甘草引。

（十四）解痢汤

主治：产后赤白痢疾，纳谷不佳，腹痛，里急后重。

方药：当归身15克、川芎6克、桃仁10克、茯苓10克、陈皮6克、木香5克、砂仁6克、甘草3克。水煎空腹服，每日1剂，服2~3剂。

加减：产后7日以外加白术15克、莲子肉15克、川厚朴6克；痢下赤多白少加地榆10克，白多赤少加白头翁10克、黄柏6克、黄连4克；不欲食加神曲6克、焦山楂6克；腹痛加焦槟榔12克、青皮9克、炒莱菔子12克；有热加黄芩6克、金银花12克；若见脾胃虚弱，气虚乏力，可用补中益气汤加木香6克、枳壳8克。

方解：产后调理失宜，饮食所伤，致痢下赤白，当以调气血解痢为宗旨。方中入当归身、川芎、桃仁，治新产瘀血不去，有调和气血之功，且有润肠道、通大便作用。茯苓健脾祛湿；砂仁温中化湿醒肠胃；陈皮、木香，理气、导滞止痛。产后患痢，当调节饮食，少食多餐，寒温适宜。服用易消化饮食，切忌饮食不洁不节。对产后痢的治疗，调和为主，少以寒凉攻伐，恐伤正也。若病情需要，可加减治疗。

方歌：产后下痢桃归芎，陈皮木香白茯苓，砂仁甘草厚肠胃，赤白下痢症可清。

（十五）止嗽汤

主治：产后虚弱，旬日内外感风寒，咳嗽声重，有痰，或身热头痛及汗多。

方药：人参6克、知母6克、当归身10克、川芎3克、桑皮9克、炒杏仁9克、桔梗5克、半夏6克、陈皮6克、甘草3克、生姜3片为引。水煎空腹服，每日1剂，服2~3剂。

加减：伴发热加柴胡10克、黄芩10克；咳嗽痰多加川贝母12克；纳差加神曲6克、炒莱菔子10克；口干加麦冬12克、天花粉10克；干咳加沙参10克、玄参12克；便干加火麻仁12克、枳实6克。

方解：产后体虚，易感风寒，风寒束肺，肺气不宣，致咳嗽、吐痰、身热治宜宣肺、止咳、化痰。但产后气血双亏，治当攻补兼施。本方用人参、当归身、川芎补气血，以固正气；桑皮、杏仁、知母、桔梗，宣达肺气止咳；陈皮、半夏、甘草、生姜，化痰止咳。气血和，肺气宣，痰气利，则咳嗽自止。

方歌：产后虚弱用人参，归芎桑皮草杏仁，陈皮半夏名二陈，桔梗宣肺生姜引。

（十六）生脉保元汤

主治：产后郁冒症，头晕昏冒，多汗，大便干，呕而不能食。

方药：太子参15克、麦冬10克、五味子10克、黄芪15克、肉桂2克、炒白芍15克、甘草10克，水煎空腹服，每日1剂，服5~7剂。

加减：恶露半月不尽，加茜草根6克；失眠加柏子仁10克、炒枣仁10克；心悸、筋脉拘急，加煅龙骨15克；大便闭者加全栝蒌10克、火麻仁12克；食纳不佳，苔白腻者，加焦白术15克、砂仁4克、神曲6克；病程长有贫血者，加黄精12克、当归身15克。

方解：郁冒是由于产后失血亡阴，阴不敛阳，孤阳劫液上出，又有血不载气，气血并亏，故治疗应滋阴敛阳，补气益血。生脉散有培气养阴，生津止汗，复脉之功。故方中以太子参、麦冬、五味子，益气生津、复脉。合保元汤之黄芪、肉桂、炒白芍加减，因其偏于甘温，益阴而不添寒、温补而不助热，有相得益彰之妙。保元汤由参、芪、甘草、肉桂组成，为治疗气血虚弱之方，可补金培土，少佐肉桂引火归原，可使浮阳归附于阴。全方符合新产妇人，失血之津，孤阳上出，气血并虚之病机。方中另加白芍，有调和营卫之功。

方歌：产后郁冒孤阳越，生脉保元二相合，参脉黄芪五味子，白芍甘草肉桂入。

（十七）柒珍散

主治：产后不语，恶血停蓄于心，心气闭塞，舌强不言。

方药：人参10克、石菖蒲10克、川芎9克、生地18克、辰砂2克、防风9克、细辛6克。上药共研为末，每日服3次，每次5克，薄荷煎汤服送。本方为散剂，临床服用辨证用之，不可加减。

方解：七珍散以七味药组方。产后败血停蓄于心，致心气闭塞。方以川芎、生地，补血活血，可袪恶血；人参大补元气，积气生津，津可生神，以固元神；防风、细辛以散外感邪气，邪气散则气血顺；石菖蒲开窍以通心气。辰砂镇静安神，对产后不语，属中风者，可祛风开窍；属败血攻心者，可行血通瘀；属心神不安者，可安神定志；属心气虚者，可补气固脱养神。

方歌：产后不语七珍散，参地芎辛辰砂防，舌强不言心气闭，菖蒲开窍心神安。

（十八）童脉散

主治：产后气血虚弱，乳汁不足，乳汁自出。

方药：当归身30克、生黄芪30克、党参30克、香白芷5克、黑芝麻10克、王不留行9克、桔梗5克、通草3克、丝瓜络6克、路路通5克、甘草5克。

加减：口干加麦冬12克、天花粉10克；乳胀加栝蒌10克、青皮6克、枳壳8克；有热加栀子6克、黄芩6克；伴胁肋胀痛，加柴胡6克、川郁金10克；纳差加神曲6克、山楂5克；大便干加火麻仁12克、肉苁蓉10克；肝郁气滞加香附8克、木香6克；气血不足加猪蹄1只为引；肾气不足加胡桃肉20克。

方解：妇人乳汁为气血所化，大凡产后乳汁不足者，多为产后气血不足，或肝气郁结，乳汁不畅所致。王氏妇科治产后乳汁不足，创童脉散，主药即当归身、生黄芪、党参、黑芝麻，重剂大补气血，以资乳汁之源。乳汁宜通不宜塞，通乳络为治疗第二大环节。方中用香白芷、王不留行、桔梗、通草、丝瓜络、路路通，通乳络，畅乳脉。气血足、乳脉畅，则乳汁自多。嘱产妇合理哺乳，则缺乳无忧。临证时可随证加减应用。

方歌：童脉重用归芪参，白芷芝麻不留行，桔梗木通丝瓜络，通草甘草路路通。

（十九）麻黄根汤

主治：产后虚汗不止。

方药：人参9克、当归身12克、黄芪18克、麻黄根6克、桂枝5克、浮小麦30克、牡蛎9克、甘草3克。水煎服，每日1剂，服3~5剂。

加减：手足冷加附子6克、炮姜4克；口干渴加麦冬12克、五味子10克；胖人汗多加竹叶10克、生姜15克；瘦人阴虚汗多，加玄参15克、生地12克、山茱萸6克、枸杞子15克；纳差、胃脘不适，加砂仁4克、神曲6克；汗多易感冒，加焦白术15克、防风6克。

方解：妇人产后适量汗出，属正常生理性调节。然汗出量多不止，甚则汗出如洗，均为产后气血耗伤，气虚无以固摄津液，表虚无以致密肌肤。中医认为，“汗为心液”“血汗同源”，故产后汗出量多，应积极施治。王氏妇科也云：“产后诸症是本虚，恶露流通是所宜，更有多般发热病，不可轻教汗下流。”这进一步阐明了积极治疗产后汗出不止的重要性。麻黄根汤出自《圣济总录》，王氏妇科应用于产后虚汗，增加剂量，疗效可靠。方中大补元气、固脱，用人参；黄芪生用固表；当归身补血；麻黄根止汗；桂枝振奋阳气，调和营卫；牡蛎敛汗；浮小麦养心止汗。全方药精力专，疗效甚好。

方歌：产后虚汗草人参，归芪牡蛎麻黄根，养心止汗浮小麦，桂枝温阳营卫通。

（二十）归术保产散

主治：产后虚损、精神不振、纳差诸症。

方药：当归身15克、川芎5克、炒白芍10克、熟地15克、焦白术15克、茯苓块10克、陈皮6克、香附5克、炒干姜5克、甘草3克。水煎服，每日1剂，服5~10剂。

加减：气虚加人参6克；失血过多加当归身30克；胸膈胀满加枳壳6克、砂仁4克、厚朴6克、山楂10克；两肋胀痛加青皮9克、肉桂4克；小腹块痛去芍药、地黄，加延胡索9克、红花6克、桃仁6克；有汗加黄芪15克；失眠加炒枣仁10克、柏子仁10克；口干加麦冬12克、天花粉10克；痰多加半夏10克、川贝母12克；咳嗽不止加五味子10克、桑皮6克；昏愦口噤不语加荆芥穗9克；气恼加乌药10克。

方解：妇人产后气血双亏、脾胃不足，加之产后易于情绪波动，为七情损伤，故产后多虚多瘀。瘀血去则正虚突现，多表现纳差、乏力、精神委顿，形成产后虚损之症。治当补气血，固正气，调和脾胃，以促康复。归术保产散，用四物汤大补阴血；焦白术、茯苓健脾益气；陈皮、香附理气解郁，使肝气条达，气机疏泄，促气血运行正常；干姜温中，气化中焦，以助脾胃生化。全方共起补气血，调理气滞，奋气血之功。同时嘱产妇调理饮食，加强营养，以促康复。

方歌：归术保产用四物，茯苓甘草焦白术，陈皮香附炒干姜，产后虚损此方服。

（二十一）通乳散

主治：妇人乳汁不通，甚至乳房红肿热痛，有结块。

方药：柴胡6克、天花粉6克、桔梗6克、青皮6克、通草6克、瞿麦6克、香白芷5克、木通3克、赤芍9克、连翘9克、甘草3克。水煎饭后服，每日1剂，服3~5剂。

加减：气虚乏力加生黄芪25克、党参15克；血虚加当归身15克；乳房结块加王不留行15克、路路通15克；口干口苦加麦冬15克、竹叶15克；胸膈胀痛加栝蒌15克、丝瓜络15克；大便干加枳壳15克、黑芝麻15克；乳房红、肿、热、痛，加双花15克、蒲公英10克、玄参15克；胁肋胀痛，加川郁金10克、栀子10克。

方解：妇人产后，乳汁将行，若因乳络不畅，常可见乳汁不通，滴沥难出，致乳汁聚结，壅而化热，而成乳痛之势。故产后乳汁不通者，急当疏通乳汁。乳汁者，通而畅，畅而多。王氏妇科立方通乳散，方中通乳用通草、木通、香白芷、柴胡、桔梗，均可解郁理气、利水，有很好的通络之功；瞿麦利水通络解热；连翘清热散结；天花粉消渴增液，善解热毒。全方以通为用，以散结清热为功，对产后乳汁不通，辨证加减应用。

方歌：通乳柴胡桔梗翘，青皮瞿麦白通草，白芷木通天花粉，畅达乳络草赤芍。

（二十二）下乳散

主治：妇人产后气血虚弱，无乳或乳汁不足。

方药：当归身 18 克、川芎 3 克、炒白芍 12 克、熟地 15 克、木通 3 克、天花粉 6 克、麦冬 9 克、王不留行 9 克、香白芷 5 克。猪蹄 1 只为引，先煎猪蹄取水再和药煎服，每日 1 剂，服 3~5 剂。

加减：乳汁不通，加通草 6 克、丝瓜络 6 克、路路通 6 克；气虚乏力加生黄芪 15 克；乳胀痛加青皮 9 克、枳壳 6 克；大便干加黑芝麻 12 克、胡桃肉 12 克、桃仁 6 克；胸肋胀痛加柴胡 6 克、郁金 10 克、香附 8 克。

方解：妇人产后乳汁不足，多属血虚之故。妇人产时气血耗伤，多致阴血不足。乳汁乃阴血所化，故治产后无乳或乳汁不足，当以补血为先。王氏妇科下乳散，首用四物大补阴血，以资乳汁之源，阴血足，则乳汁自多；另用麦冬、天花粉养阴增液；用猪蹄 1 只，乃血肉有情之品，补血养阴最宜；王不留行可通畅乳络，提示乳汁以通为用，通则盛；木通、香白芷，善于通利乳脉，可去乳络之壅滞而起下乳之功。

方歌：下乳重用四物汤，麦冬花粉白芷尝，木通甲珠王不留，通络增乳力最良。

（二十三）行气下乳散

主治：妇人产后乳少，乳房胀痛，血气滞也。

方药：焦白术 15 克、茯苓 10 克、当归身 20 克、川芎 5 克、生地 15 克、香附 6 克、陈皮 6 克、木香 5 克、红花 5 克。水煎饭后服，每日 1 剂，服 3~5 剂。

加减：肝郁胁痛，加柴胡 6 克、川楝子 12 克、川郁金 10 克；恶露不绝、块下腹痛，加桃仁 8 克、益母草 15 克；口干加麦冬 12 克、天花粉 10 克；纳差腹胀加神曲 6 克、焦山楂 6 克、佛手 10 克；便干加黑芝麻 12 克、肉苁蓉 10 克；气虚乏力加生黄芪 15 克。

方解：妇人乳房属肝络胃，产后气血不足，则乳络也不畅，加之妇人产后情绪影响，内伤七情，常可致气血运行不畅，肝气易于郁结气滞乳脉不畅，乳汁不足，乳房胀痛。王氏妇科立方以调气血为先，当归身、川芎、生地养血固本；焦白术、茯苓健脾益气，气血足则乳汁增；理气以香附、木香、陈皮，气行则滞可消；血滞以红花通经活血。故本方一则补气血，二则理气血，实乃攻补兼施，也实为治产后病之大道也。

方歌：白术茯苓归地芎，香附红花木香陈，甲珠一味方中入，活络通乳力最雄。

（成海红）

第二节　王金权传承经验方

一、月经病验方

（一）王氏调经种玉方

方药：熟地 18 克、当归身 15 克、炒白芍 12 克、川芎 6 克、制香附 10 克、陈皮 8 克、丹皮 8 克、茯苓 10 克、肉桂 3 克、制延胡索 6 克。

功效：补血养血，调补肝肾。

主治：妇人不孕，七情所伤，气盛血衰，月经不调，肚腹疼痛，子宫虚寒，不能成孕。

方解：本方调经种子，临床适用于不孕症。方首以四物汤补血养血，针对妇人“有余于气，不足于血”之论，故善治妇人血虚、经水失调之不孕。四物为基础方，方内加香附、延胡索、丹皮理气，调经活血。俗语云：“经水以通为用。”经水调畅，则气血调和，妊娠有望。茯苓健脾、陈皮理气，二者可调理脾胃之运化，脾胃健运，则气血化生有源；如经行腹痛，加桃仁、红花、益母草。本方治疗不孕症，宜经期服用，经来始至月经结束，服 3~5 剂。此方补血而不滞，活血而不伤正，服之无虑也。

（二）王氏生精促卵方

方药：熟地 18 克、炒白芍 12 克、女贞子 15 克、枸杞子 15 克、覆盆子 15 克、沙苑子 15 克、当归身 15 克、五味子 12 克、川芎 6 克、仙茅 6 克、淫羊藿 10 克、陈皮 9 克、甘草 5 克、紫河车 3 克、鹿角胶 3 克。

功效：养血滋肾，调经助孕。

主治：月经延后、经行量少，排卵障碍性不孕，如卵巢早衰、多囊卵巢综合征，输卵管不畅性不孕等。

方解：方中以四物汤为底方动静结合，熟地甘微温，滋阴补血；当归身养血和血，补血养肝；白芍苦酸微寒，和营理血，养血柔肝；川芎辛温，活血行气。熟地、白芍为血中之阴药，当归身、川芎为血中之阳药，四药相合，可使补而不滞，气血调和。五子（五味子、女贞子、枸杞子、覆盆子、沙苑子）以益肾经；仙茅、淫羊藿壮肾阳，取“补阴者擅阳中求阴”；紫河车、鹿角胶滋养肾阴，填精益髓，按现代药理有促进卵泡发育作用；陈皮理气健脾；甘草调和诸药。

（三）王氏益经汤

方药：熟地 30 克、炒白术 30 克、当归身 15 克、炒山药 15 克、炒白芍 10 克、炒酸枣仁 10 克、南沙参 10 克、醋柴胡 4 克、炒杜仲 4 克、党参 6 克、丹皮 9 克、陈皮 9 克、甘草 5 克、紫河车 3 克、鹿角胶 3 克。

功效：健脾益气，养血补肾。

主治：月经量少、月经后期、卵巢早衰及闭经等。

方解：方中以熟地、白术为君药，补肾健脾，益气养血，二药合用先后天双补；加党参补脾气，实后天气血生化之源；佐当归身、炒白芍以和营血；用鹿角胶大补肾精以养血；增紫河车为血肉有情之品，加强补肾填精之功效；用丹皮可有化瘀行滞之功效；合杜仲，补肾温阳起阴阳互化之效；稍用柴胡有疏肝行气之妙；南沙参养阴生津，滋补脾胃；炒枣仁养心安神；陈皮、炒山药健脾益气，甘草调和诸药。

（四）王氏痛经方

方药：熟地 18 克、当归身 15 克、炒白芍 12 克、川芎 6 克、焦槟榔 12 克、香附 8 克、木香 6 克、乌药 10 克、川楝子 12 克、炙甘草 5 克。

功效：行气止痛，养血调经。

主治：气滞血瘀型痛经、月经后期、月经量少。

方解：方中四物汤当归身为血中之圣药，功能补血又能行血，走而不守，以行为补，川芎性温，最善疏通，无所不至，以上二味为血中之动药，熟地纯阴之品，为精血形成中第一纯厚之药，有补益之功，而无流动之性，白芍酸平敛血和营，此二味为血中之静药，专养精血，本方动静结合，阴阳相配，养血活血，补中有行，活中有养。然而此方治血有余，治气不足，故加行气之品槟榔、香附、木香、川楝子、乌药，其中木香、香附、乌药皆味辛行散，均具有温经散寒、行气止痛的作用。全方行气止痛，养血调经。

（五）王氏调肝方

方药：山药 15 克、阿胶 9 克、当归身 9 克、白芍 9 克、山茱萸肉 9 克、巴戟天 3 克、甘草 3 克。

功效：滋肾养肝、调经止痛。

主治：痛经、月经后期、闭经、乳癖。

方解：山药味甘、性平，善于固肾益精；巴戟天归肝肾经，与山茱萸共补肾中之精；阿胶补血止血、滋阴润燥以生肾水；当归身补血活血、调经止痛；白芍养血柔肝止痛；甘草缓急止痛，调和诸药。诸药合用，补益肾水、平调肝气。

（六）王氏暖宫汤方

方药：熟地 18 克、当归身 15 克、炒白芍 12 克、川芎 6 克、黄芪 20 克、续断 8 克、艾叶 6 克、醋香附 8 克、吴茱萸 4 克、肉桂 4 克、乌药 10 克、炮姜 4 克。

功效：滋肾养肝、调经止痛。

主治：痛经、月经后期、月经过少、闭经。

方解：本方治证乃血虚寒凝所致。方中重用香附理气疏肝，调经止痛；当归身、地黄、白芍、川芎补血活血，调理冲任；炙黄芪益气扶阳；艾叶、肉桂、吴茱萸暖宫温经，散寒止痛；续断补肝肾，强腰膝。诸药合用，共奏暖宫调经，理气补血之功效。

（七）王氏化瘀止崩方

方药：炒小茴香1克、炒干姜1克、醋延胡索3克、炒五灵脂10克、没药3克、川芎5克、当归身9克、生蒲黄10克、官桂3克、赤芍5克。

功效：温经养血活血，祛瘀生新止血。

主治：冲任被瘀血所壅塞，新血不得归经而妄行导致的崩漏。

方解：炒小茴香、炒干姜小剂量温经散寒止痛；延胡索、没药活血行气止痛；当归身、川芎养血活血，使得祛瘀不伤正，蒲黄、五灵脂失笑散化瘀止痛；官桂为引经药，温通冲任，赤芍助活血化瘀。全方共奏温经散寒，活血化瘀之功，寓止血于活血之中，且全方活血之品均小剂量，作用温和，非破血之品，活血兼养血，活血不伤正，标本兼顾，同时体现“审证求因”“通因通用”之法则。

（八）王氏益气养血方

方药：当归身15克、川芎5克、炒白芍10克、人参9克、焦白术15克、黄芪15克、黑杜仲10克、阿胶10克、五味子6克、姜炭5克、甘草5克。

加减：腹痛下血有块，加益母草9克、生蒲黄9克、三七参9克；小腹下坠，加升麻6克、柴胡5克；腰酸加川续断9克、山茱萸12克、枸杞子10克。

功效：养血益气安胎。

主治：妊娠小产后腹痛，下血不止。

方解：妊娠小产后，血下不止，实为急症。瘀血不祛，新血难安。若属“不完全流产”，当以清宫。中医治疗，以补气摄血、止血为先。方中以当归身、川芎、炒白芍，补血、和血、活血，补血而不留瘀滞；人参、白术、生黄芪，大补气血，气旺则摄血，气盛则血可固；阿胶补血止血；五味子收敛止血；黑杜仲补肾止血；姜炭温经止血。全方以止血为治疗原则。此方补气血与脾肾，更具良好的止血功能，对小产血下不止，可随证加减使用。

（九）王氏多囊方

1. 多囊方（肾虚痰湿型）

方药：川续断15克、炒杜仲15克、桑寄生15克、巴戟天15克、菟丝子15克、陈皮10克、清半夏10克、茯苓15克、炒白术15克、炒枳壳10克、茵陈10克、炒薏苡仁30克。

功效：补肾温阳，化痰除湿。

主治：多囊卵巢综合征（肾虚痰湿型）。

方解：川续断、炒杜仲、巴戟天温而不热，补下焦之虚，祛下焦之湿，助气，调血脉，既益元阳，复填阴水；桑寄生、菟丝子甘润不燥，均具补肝肾、强筋骨、壮腰膝、固冲任、通血脉之功；二陈汤燥湿化痰，理气和中；炒枳壳理气宽中，行气化痰，消积除痞；白术、薏苡仁炒后健脾利湿作用更强；茵陈善清脾胃肝胆湿热，药性平和，有苦寒而不伤正、清热而不伤胃的特点。

2. 多囊方（肝经郁火型）

方药：龙胆草 12 克、生地 15 克、黄芩 10 克、生栀子 12 克、柴胡 10 克、当归身 12 克、丹皮 12 克、泽泻 12 克、车前子 12 克、苍术 10 克、制黄柏 10 克、陈皮 9 克、甘草 3 克。

功效：清肝泻火。

主治：多囊卵巢综合征（肝经郁火型）。

方解：痰湿、瘀血为本病的病理产物，龙胆泻肝汤清泻肝胆实火的同时，清利肝胆湿热，且能兼顾滋养阴血，祛邪而不伤正，加苍术、黄柏、陈皮增强燥湿健脾、理气化痰之功效。

3. 多囊方（阴虚血热型）

方药：生地 15 克、熟地 15 克、女贞子 15 克、制首乌 10 克、枸杞子 15 克、菟丝子 15 克、沙苑子 15 克、巴戟天 15 克、当归身 10 克、炒白芍 15 克、茯苓 12 克、生龙骨 15 克、生牡蛎 15 克、炒蒺藜 10 克、菊花 10 克、制香附 10 克。

功效：滋阴补肾，养血清热。

主治：多囊卵巢综合征（阴虚血热型）。

方解：方中生地、熟地同用养血滋阴、补肾益髓。女贞子、沙苑子、枸杞子滋补肾阴，配合菟丝子阴阳双补。龙骨、牡蛎平肝潜阳。经水出诸肾，精血同源，故以大量滋阴补肾、养血药为主，少佐温补肾阳药取“善补阴者，必于阳中求阴，则阳得阴助而生化无穷”之意，且温而不燥，避免伤阴动血。全方精血同补，滋阴潜阳，清热平肝。

4. 肾虚肝郁型

方药：醋柴胡 6 克、制香附 10 克、陈皮 12 克、生白术 15 克、茯苓 15 克、当归身 15 克、炒白芍 15 克、川芎 6 克、菟丝子 15 克、炒杜仲 12 克、续断 15 克、桑寄生 15 克、川牛膝 9 克、狗脊 12 克、骨碎补 15 克、巴戟天 15 克。

功效：补肾温阳，疏肝解郁。

主治：多囊卵巢综合征（肾虚肝郁型）。

方解：逍遥散疏肝解郁，养血柔肝，续断、杜仲、巴戟天温而不热，补下焦之虚，祛下焦之湿，助气，调血脉，既益元阳，复填阴水；菟丝子、桑寄生甘润不燥，补肝肾、固冲任、通血脉；加狗脊、骨碎补、川牛膝补肝肾、活血，制香附、川芎活血行气，使补而不滞。

二、带下病验方

（一）王氏健脾化湿止带方

方药：麸炒白术 30 克、炒山药 15 克、党参 9 克、酒白芍 9 克、麸炒苍术 8 克、醋柴胡 6 克、车前子 15 克、芥穗炭 9 克、陈皮 9 克、升麻 4 克、盐黄柏 8 克、炙甘草 5 克。

功效：补脾疏肝、化湿止带。

主治：带下病（肝郁脾虚型）。

方解：本方主治因脾虚肝郁而致的湿浊带下证，治宜以补脾疏肝、化湿止带为法。方中重用白术、山药为君，意在补脾祛湿，使脾气健运，湿浊得消，山药并有固肾止带之功。党参补中益气，以助君药补脾；苍术燥湿运脾，以增祛湿化浊之力；白芍柔肝理脾，使肝木条达而脾土自强；车前子利湿清热，令湿浊从小便而出，共为臣药。陈皮之理气燥湿，既可使补药补而不滞，又可行气以化湿；柴胡、芥穗之辛散，得白术则升发脾胃清阳，配白芍则疏肝解郁为佐药。甘草调药和中为使药。诸药相配，使脾气健旺，肝气条达，清阳得升，湿浊得化，则带下自止。

（二）王氏升阳除湿方

方药：黄芪 18 克、焦白术 15 克、升麻 5 克、柴胡 6 克、炒薏苡仁 12 克、木香 6 克、桂枝 5 克、香甘松 5 克、香附 6 克、乌药 6 克、甘草 3 克、茯苓块 10 克。

加减：腹痛伴月经失调，加桃仁 10 克、红花 10 克、延胡索 10 克；腹胀加川厚朴 10 克、枳壳 10 克；带下量多加炒山药 15 克、海螵蛸 10 克、牡蛎 10 克、炒芡实 15 克；腰酸加杜仲 15 克、川续断 15 克、金毛狗脊 15 克；带下色黄加黄柏 15 克、车前子 10 克、土茯苓 10 克；四肢及少腹不温，加吴茱萸 6 克、肉桂 6 克。

功效：健脾祛湿，温阳止带。

主治：带下病（脾虚）。

方解：《傅青主女科》云“夫带下者俱是湿症”。妇人带下量多，治当祛湿。祛湿之法，可健脾燥湿，淡渗利湿。然带下日久，脾阳不振，无以运化水湿，今升阳除湿汤，则以桂枝温阳化湿，阳气盛而利于湿气化，实乃“丽日当空则阴霾自散”。脾气不足当治以升举，方内黄芪、升麻、柴胡升阳益气，气旺则水行；炒薏苡仁、白术、茯苓健脾利湿；香附、木香、香甘松、乌药理气行散，气行则水行。湿浊内阻，气血阻滞，则少腹疼痛，今用理气之品，一则理气化湿，二则理气止痛。全方合用，温阳化湿、理气止痛。临床对慢性盆腔炎有很好的治疗作用。

三、妊娠病验方

（一）王氏安胎饮

方药：菟丝子 15 克、川续断 10 克、桑寄生 12 克、盐杜仲 10 克、五味子 10 克、炒白芍 12 克、麦门冬 12 克、党参 20 克、炙黄芪 20 克、土炒白术 12 克、黄芩 8 克、炙甘草 3 克。

功效：健脾养血，固肾安胎。

主治：脾肾两虚所致的胎漏、胎动不安、滑胎等疾病。

方解：方中君以菟丝子，该药性味甘平，归肝、肾、脾经，能够平补阴阳，补而不燥，滋而不腻，为同补肝、脾、肾三经的要药，川续断固冲任，补肝肾安胎，桑寄生补益肝肾，养血固冲任安胎，杜仲补肝肾安胎，五味子能够滋阴安神，四者可滋补肝肾，养血安胎。党参益气健脾养血，炙黄芪，性甘温，能够益气补中养血，土炒白术，归脾胃经，能够健脾益气安胎，白术、党参、黄芪三者共同健脾益气，补后天助气血生化之源，脾气健运，肾精旺盛，则胎元自固，以上七味药共为臣药，佐以炒白芍养血柔肝，麦门冬滋阴生津，黄芩清热安胎，炙甘草调和诸药，诸药合用，共奏固肾健脾安胎之功。

（二）王氏紫苏和气饮

方药：当归身 12 克、川芎 3 克、炒白芍 10 克、党参 12 克、紫苏 5 克、陈皮 5 克、大腹皮 5 克、甘草 3 克、生姜 3 片。水煎空腹服，若早孕恶阻，恶心呕吐，可频饮，缓慢徐徐服之。

功效：疏肝养血，理气安胎。

主治：胎动不安，心腹胀痛，胃脘不和，恶心泛酸，呕吐不欲食，肢体倦怠及胎前诸症。

加减：咳嗽加枳壳、桑皮；有热加黄芪、麦冬；呕吐加砂仁、枇杷叶；泻泄加白术、茯苓；感冒风寒加羌活、麻黄；伤食加神曲、香附；胸膈满痛、纳气，加香附、乌药；安胎加黄芩、白术；腰酸加杜仲、桑寄生；纳气思酸加山茱萸、乌梅；口干加麦冬、玄参；失眠加枣仁、远志。

方解：此方名和气饮，有调理胃气、安胎之功。妇人妊娠早期，因“血聚于养胎”，多表现为阴血不足，故以当归身、川芎、炒白芍养血补血，血旺则养胎。妊娠后多肝旺脾虚不和，故孕妇常表现为恶心、呕吐、腹胀不适，实乃因胎而生气滞，故属胎气不和，当以理气顺气为治。方中紫苏理气，有安胎之功；陈皮、大腹皮，理气和胃而不伤胎；党参益气，生姜温胃消食。全方安胎调和气机，适用于妊娠诸症，故妊娠病也常用此方加减化裁。

（三）王氏恶阻散方

方药：陈皮 6 克、藿香 6 克、苏木 3 克、公丁香 3 克、党参 12 克、甘草 3 克。

加减：恶心、呕吐加竹茹 6 克、砂仁 6 克、枇杷叶 5 克、生姜 3 片；口干加麦冬 10 克、知母 5 克；身热加黄芩 9 克、玄参 10 克；乏力加生黄芪 12 克、焦白术 15 克；食欲不振加神曲 10 克、鸡内金 9 克、枳壳 5 克；腰酸体倦加杜仲 9 克、川续断 5 克、枸杞子

10 克、山茱萸 10 克；寒热往来合小柴胡汤。

功效：温胃和胃，降逆止呕。

主治：妇人妊娠，呕吐不食，恶寒发热，四肢无力，困倦，精神短少，名为恶阻。

方解：妇人怀孕呕吐，多属肝火郁而脾胃不足，脾胃升降失序。胃气上逆，则恶心呕吐，故治疗之法，当先理脾胃之气，降逆止呕。本方以公丁香降逆止呕，温胃和胃；陈皮理气，祛脾胃之滞；藿香化脾胃湿浊，以调气机；入苏木少许，调气血以畅血脉；党参益气健脾；甘草和中。全方补而不滞，理而不伤，协调气血，调和脾胃，使脾升胃降，则恶阻可缓也。

四、产后病验方

（一）王氏增乳方

方药：黄芪 30 克、党参 30 克、当归身 30 克、麦冬 15 克、天花粉 15 克、川木通 3 克、小通草 4 克、路路通 5 克、丝瓜络 5 克、王不留行 8 克、黑芝麻 15 克、陈皮 9 克、炙甘草 5 克、核桃 2 个。

功效：补气生血，通络增乳。

主治：产后气血两虚所引起的乳汁不足。

方解：本方主治气血两虚所致的乳汁不足。方中重用黄芪、党参、当归身以补气血；麦冬、天花粉均有滋阴清热生津之功，而乳房属胃所主，气血既伤，则津液亦少，麦冬既可生津，又养胃络，协同党参、黄芪、当归身直补气血养胃化乳，天花粉除了有清热生津之功外，尚有消肿排脓之效，天花粉、麦冬与大剂量的黄芪、党参、当归身合用可反佐三药的温燥之性，使本方补而不燥，亦可预防产后乳痈。木通、通草、丝瓜络、路路通均有通络下乳之功，黑芝麻、核桃均有补肝肾、润五脏、润肠通便之功效。纵览全方重在补虚，同时稍佐通乳之品，以使气血化生，乳汁源源不断而下。

（二）王氏八物汤方

方药：当归身 15 克、炒白芍 12 克、柴胡 6 克、焦白术 15 克、山茱萸 12 克、党参 15 克、香附 6 克、菟丝子 12 克、甘草 5 克。

加减：月经有块、腹痛，加丹皮 9 克、栀子 9 克、延胡索 9 克；伴腰酸乏力加杜仲 10 克、川续断 6 克、桑寄生 9 克、金毛狗脊 10 克；气虚加生黄芪 30 克；伴头晕耳鸣目眩，加菊花 10 克、枸杞子 12 克、香白芷 5 克。

主治：月经或前或后，先后无定期。

方解：经行无一定规律，实属月经失调，一般由于肝郁有余，脾肾虚弱，气机逆乱所致。月经或前或后，应以虚治，重在疏肝解郁，使肝脾和谐，则经自调。本方用当归身、白芍、柴胡、白术，养血和肝解郁有逍遥散之功；山茱萸、菟丝子补肾益经；香附理气疏肝；党参益气，气旺则血行。全方重视气血肝肾，调冲任之本。

（三）王氏补血定痛方

方药：当归身 15 克、川芎 5 克、炒白芍 12 克、熟地 18 克、香附 6 克、延胡索 9 克、红花 5 克、桃仁 9 克、青皮 9 克、丹皮 9 克、泽兰叶 9 克。

加减：气虚乏力加党参 15 克、黄芪 25 克；小腹胀痛加木香 10 克、香附 10 克、乌药 10 克；大便不畅加枳壳 10 克、厚朴 10 克；腰痛加杜仲 15 克、金毛狗脊 15 克；胁痛加柴胡 5 克、川郁金 10 克；下肢疼痛加怀牛膝 10 克、木瓜 15 克；伴畏寒加附子 6 克、肉桂 6 克、桂枝 6 克。

功效：养血活血止痛。

主治：小产后瘀血疼痛，或寒热阵发。

方解：妇人小产后，气血大伤，腹痛不止，或周身疼痛，其原因有二。一则气血已亏，气血不足难以濡养脏腑经络；二则瘀血作祟，有瘀则气血运行不畅，故痛也。此方有补血定痛作用，即针对血瘀、血虚而设。方中首入四物汤，补血养血固正。入活血之品，延胡索、红花、桃仁、丹皮、泽兰叶活血化瘀，瘀血祛则新血安，且活血药有良好的定痛作用。香附、青皮理气开郁止痛，增强疗效。临床见小产后腹痛或周身不适者，均可服之。

（四）王氏加减生化方

方药：基础方为生化汤，当归身 24 克、川芎 9 克、桃仁 12 克、黑姜 6 克、益母草 12 克、红花 6 克、炙甘草 3 克。童便或黄酒半盅为引。根据临床需要加减药物，常用的有如下几种。

1. 加味生化汤

当归身 18 克、川芎 6 克、姜炭 9 克、肉桂 6 克、吴茱萸 6 克、砂仁 6 克、炙甘草 5 克。此方加桃仁即为生化汤，可祛瘀生新，促进子宫收缩。然此症乃新产之后伤寒凉而成，故方内加肉桂、吴茱萸温中祛寒，加砂仁温胃化湿。此方用于新产之后，过食寒凉之物所致的胃脘痛、不欲食，一则祛瘀生新，二则温胃祛寒，药力专一。临证之时可加减化裁。

2. 补气生化汤

黄芪 18 克、白术 15 克、当归身 18 克、川芎 5 克、干姜 3 克、人参 9 克、陈皮 5 克、熟地 12 克、炙甘草 3 克。妇人产后伤血亡津，则气无所附，气上冲则见喘息，治当大补元气。方中用人参、生黄芪补气；血为气母，故以当归身、川芎、熟地补血养血，陈皮理气；白术健脾，脾健则气血生化有源；干姜温中，以助脾运。全方以补气为先，以固游散之气，补脾益血以固其正，为补气养血救脱之良方。

3. 健脾生化汤

人参 6 克、茯苓 10 克、姜炭 5 克、陈皮 6 克、肉豆蔻 6 克、川芎 6 克、当归身 15 克、泽泻9克。妇人产后气血双亏，脾胃不足，常可致产后食欲不振，精神疲惫。治疗应充分考虑新产特点，祛瘀生新，促进子宫收缩。同时注意脾胃功能，使脾胃健旺，则气血生化有望。本方用当归身、川芎、姜炭及生化汤之意，急祛瘀血安新血；人参健脾养气；茯苓健脾利湿；肉豆蔻温中健脾；陈皮理气健脾，均针对脾虚、脾胃不调而设。泽泻利水，使水湿从小便而解，即“利小便实大便”之意也。

主治：生化汤主治孕妇产后腹痛血块下，产后未进食，先服此方；加味生化汤主治产后因伤寒冷之物，胃脘疼痛；补气生化汤主治产后血脱，气无所持，纳气喘息；健脾生化汤主治产后腹痛块下，泄泻不止，不欲饮食。

方解：《傅青主女科》创生化汤可祛瘀血生新血，王氏妇科加红花、益母草以增强生化汤活血化瘀作用。临床应用生化汤，有明显的收缩子宫作用。当归身补血养血；桃仁、益母草、红花活血化瘀止痛；入姜炭温经，并可防产后血下量多；炙甘草补中气。此方为妇人产后必服之方，对产后子宫复旧有良好作用。临床研究认为，生化汤还可促进产妇乳汁分泌，对各种产后病有很好的防治效果。

五、妇科杂病验方

（一）王氏更年方

方药：熟地24克、山茱萸12克、炒山药12克、浮小麦30克、百合30克、炒酸枣仁18克、太子参10克、麦冬15克、醋五味子10克、生龙骨30克、生牡蛎30克、甘草6克。

功效：滋补肝肾、宁心安神、敛阴止汗。

主治：经断前后诸症。

方解：方中熟地、山茱萸、山药为君，滋补肾阴，补癸水之不足，女子在经断前后之际，因天癸将绝，肾中精气亏损，多有肾阴亏虚之表现，王氏更年方采用此三味药为君药同补肾、肝、脾三脏。其中熟地具有滋肾补精的作用；山茱萸可补益肝肾、收涩固脱；山药可固肾益精、健脾养胃。百合具有养阴润燥、宁心安神之功，炒酸枣仁有养心柔肝、安神敛汗之效，两者宁心安神，以养心阴，共为臣药，君臣相配，共奏滋阴益肾、养心安神之功。生龙骨具有镇静安神、收敛止汗的作用；生牡蛎具有益阴潜阳的功效，浮小麦善益气阴，养心除热而止汗；三者合用为佐，起到平肝潜阳、收敛止汗及安神定魄之效；太子参为清补之品，可健脾益气、生津润肺；麦门冬有养阴生津、清心除烦之效；五味子酸温，具有滋补肾阴、收敛止汗、生津止渴之功。甘草为使药，调和诸药。诸药合用共奏滋补肝肾、宁心安神、敛阴止汗之效。

在此基础上加清热化痰、利气宽胸、散结消痈的瓜蒌，行气解郁、凉血破瘀的郁金。本方偏于治疗乳腺疾病。

（二）王氏变化逍遥散

方药：基础方为逍遥散（当归身 15 克、酒白芍 15 克、醋柴胡 6 克、茯苓 12 克、麸炒白术 15 克、生姜 4 克、炙甘草 5 克），根据临床需要加减药物，常用的有艾香逍遥散（逍遥散加艾叶 6 克、香附 8 克等）；丹栀逍遥散（逍遥散加丹皮 10 克、栀子 10 克等）；黑逍遥散（逍遥散加生地或熟地）；瓜蒌郁金逍遥散（逍遥散加瓜蒌 12 克、郁金 10 克等）。

功效：基础方逍遥散养血调经，疏肝解郁；艾香逍遥散温经散寒，行气活血，调经，与基础方逍遥散相比偏于温燥；丹栀逍遥散疏肝解郁，清热调经，与基础方逍遥散相比寒凉；黑逍遥散养血调经，疏肝健脾，与基础方逍遥散功效相比偏于养血；瓜蒌郁金逍遥散疏肝解郁，散结止痛。

主治：妇人腹痛（肝郁脾虚）。

方解：逍遥散为肝郁血虚，脾失健运之证而设，方中柴胡疏肝解郁；当归身、白芍养血柔肝；白术、茯苓益气健脾，促进气血生化；甘草配合茯苓、白术以益气健脾，配白芍以缓急止痛；薄荷辛凉，助柴胡以疏肝气、解郁热；煨姜辛温，助柴胡、薄荷疏肝，助茯苓、白术以健脾胃。诸药相配，体现了肝脾同治，重在治肝之法。变化逍遥散均由逍遥散加味而成，均可治疗肝郁血虚脾弱之证。

（1）艾香逍遥散是在逍遥散的基础上加温经散寒、行气行血的艾叶，和疏肝解郁、行气宽中、调经止痛的香附，多用于肝郁气滞、血虚血寒的月经后期。

（2）丹栀逍遥散：因肝郁血虚日久，则生热化火，逍遥散难清其火热，故加丹皮以清血中之伏火，炒山栀子善清肝热、泄火除烦，并导热下行，临床多用于肝郁血虚有热所致的月经不调、经量过多、日久不止。

（3）黑逍遥散是在逍遥散的基础上加地黄，血虚有内热者加生地，血虚无热象者加熟地，临床使用于肝郁脾虚，血虚较甚者。

（4）瓜蒌郁金逍遥散是在逍遥散的基础上加清热化痰、利气宽胸、散结消痈的瓜蒌，行气解郁、凉血破瘀的郁金。本方偏于治疗乳腺疾病。

（三）王氏妇炎康方

方药：北败酱草 20 克、大血藤 15 克、木香 10 克、赤芍 15 克、丹参 30 克、续断 10 克、巴戟天 12 克、炒山药 15 克、白果 10 克、焦槟榔 12 克、大腹皮 10 克、炒白术 25 克、苦参 10 克、制延胡索 10 克。

功效：清热解毒，理气止痛，活血化瘀。

主治：盆腔炎。

方解：本方君药败酱草能清热解毒、祛瘀止痛，红藤功擅活血通经、散瘀止痛，并有理气行血之效，两药配伍，相须为用，增强其清热消痈、活血祛瘀之力，是治疗盆腔炎的常用药对；臣药丹参善活血止痛、祛瘀生新，作用平和，与赤芍同用，以祛瘀活血而不伤正，以治病之本；川楝子疏肝泻火止痛，延胡索行气活血，散瘀止痛，一偏行气，一偏活血，二药配伍相得益彰，使行气活血、散瘀止痛之力倍增，广木香与之合用可加强行气止痛之功；白果仁可补任脉之虚，止带浊、解热毒；炒山药作为佐药可健脾祛湿益肾，配伍车前子利湿清热，可令湿浊从小便而利，合用更有健脾利湿之效。川续断补肾温阳化湿；甘草清热解毒，调和诸药。全方合用共奏清热解毒、理气止痛、活血化瘀之效。

六、不孕症验方

（一）艾附丸

方药：香附 60 克、艾叶 60 克。共研为末，醋糊为丸，如梧子大，黄酒送服。60 丸分 3 次服。

主治：妇人子宫寒冷不孕，宜常服此丸。

（二）调气养血汤

方药：当归身 15 克、川芎 5 克、炒白芍 12 克、香附 6 克、砂仁 6 克、熟地 15 克、甘草 3 克。腹部冷痛加吴茱萸；痰盛加二陈汤。姜枣为引，水煎服。或制以丸、散常服也可。

主治：妇人气血不和，胎前产后诸症。

（三）验胎散

妇人经水不行，停经两三个月，尺脉不止，是胎也。或用川芎 3 克研末，加艾叶 6 克，煎汤调服。腹内微动，则是胎也，不动乃是经也。或用艾叶适量，醋煎汤下，空腹服，若腹中痛为有孕，不痛是无孕。

（成海红）

第三节　王金权常用对药

对药又称药对，是临床用药中相对固定的药物的配伍形式，在方剂配伍中能起到相辅相成的作用，以增强疗效的两味中药组方治病的一种独特的配伍方法。王氏妇科在长期的医疗实践中不断探索、总结、整理出临床妇科常用药对，配伍得当，相得益彰，疗效显著，现将临床常用药对介绍如下。

一、菟丝子、枸杞子

菟丝子归肝、肾、脾经，能够平补阴阳，补而不燥，滋而不腻，为同补肝、脾、肾三经的要药；枸杞子归肝、肾经，可滋补肝肾、益精明目。菟丝子、枸杞子配伍，能显著增强补肾益精的功效，对于肾精亏虚所导致的月经不调、不孕不育、腰膝酸软等多种妇科病症，有着良好的功效。肝藏血，肾藏精，精血同源。菟丝子和枸杞子在补肾益精的同时，还具有养血作用。肝血充足则心神得养，肾精充足也有助于滋养心神。二者相伍，能够养血安神，有效改善因肝肾不足、精血亏虚所引发的心烦失眠、头晕耳鸣等症状。二药常与桑葚为伍，三子相配，补而不腻，不温不燥，不论肾阴虚、肾阳虚皆可应用，是平补肝肾之佳品。

二、仙茅、淫羊藿（仙灵脾）

二仙辛温大热，助命火，兴阳事，配石楠叶以促排卵，对肾阳虚衰、命火不足之无排卵，排卵欠佳，性欲淡漠等不孕症患者使用为宜。阴虚火旺慎用。

三、鹿角片、紫河车

两药乃血肉有情之品、填精血、补督脉，养冲任、强筋骨，适用于肾阳虚衰，精血亏虚之闭经、不孕、先天性子宫发育不良，或崩漏复旧阶段。

四、覆盆子、金樱子

温肾涩精，能补能敛，对久崩久漏、白带绵绵等属肾气亏损、精血滑脱需培本复旧者尤佳。

五、覆盆子、紫石英

用于虚证不孕、温肾暖宫而不燥，益肾固精而不凝，子宫发育欠佳，排卵障碍，性欲淡漠者为宜。

六、桑螵蛸、海螵蛸

固肾收涩，合用能固冲止崩，涩精止泻、缩尿束带，多用于肾虚不固之崩中漏下、带下绵延，用于活血调经方中，起固摄冲任、防血妄行之效，组成通补兼施之方。

七、桑枝、桑寄生

补肾强筋，通络止痛，用于肾虚输卵管阻塞性不孕症。常配路路通、丝瓜络。亦可治疗产后失血腰痛、肢麻等症。

八、首乌藤、合欢花

益肾养血，解郁安神，两药合用，尤宜于妇人肝肾阴虚，肝郁火旺之心烦失眠。

九、柴胡、延胡索

肝藏血而主疏泄，两药皆入肝经、疏肝理气、活血止痛。各种痛经以及乳痛等痛证必用。若配川楝子效更佳。

十、泽兰叶、益母草

活血通络，有活血不伤正、养血不留瘀之特点，常用于气滞血瘀之闭经、痛经等痛证。

十一、续断、川牛膝

补肝肾而活血通络、对经行量少不畅，或经闭不行、活血通络，引血下行，又恐伤肾气、两药相合，攻补兼施。续断炒用有固冲止泻之效。

十二、益母草、仙鹤草

活血止血、通涩相伍，动静结合，对血瘀崩漏，或平素经行量多绵延不止，经前用药、单止恐瘀、单行惧崩漏不止。两药配伍、瘀者血归其经。两药使用比例视瘀血、出血主次而定。

十三、生地、钩藤

生地滋阴凉血清热，钩藤平肝清热降逆。常用于妇女肝肾阴虚，心肝火旺而引起经期精神异常，乳房胀痛，胎漏、胎动不安、子肿、子悬等。

十四、生牡蛎、钩藤

平肝清热。常用于肝胆肾虚之更年期综合征，症见心烦易怒、头痛头晕、烘热汗出等症。也可用于经前头痛。

十五、鹿角霜、龟板霜

鹿角霜通督脉之气血。擅长温通督脉，龟板霜得阴气最足，峻补阴血，善通任脉。两药皆血肉有情之品，一阴一阳，性味纯厚。又适宜用于产后、肾气虚弱、腰部酸痛，以骶骨疼痛为主者。

十六、鹿角胶、龟板胶

鹿角胶甘平微温，温肾通督，生精止崩；龟板胶甘咸而平，滋阴通任，益肾健骨，两药合用，阴阳俱补，大补精髓。龟鹿二胶并用，能通达任脉，而治羸瘦腰痛。常用两药治妇人崩漏带下、阴阳俱虚、形体虚羸、性欲淡漠。

十七、太子参、黄芪

太子参甘微苦性平、益气健脾兼能养阴，守而不走。黄芪味甘性温，健脾补肺，补气之中兼能升阳，走而不守，两药相伍，补气之力倍增，且一走一守，阴阳兼顾，通补无泻，同奏健脾之功，而益气血生化之源、阴平阳秘、脾健湿去，临床常用于正气较虚，带下量多、质稀，伴神疲乏力，气短懒言等脾虚、气虚之证候。

十八、白芷、皂角刺

白芷辛香温燥、辛散祛风、温燥除湿，且芳香透窍，故可用于妇女带下，具有消肿除胀之功，且能止痛，可疗疮疡痈疽，皂角刺辛散温通，性锐，长于攻坚。功善排毒排脓，活血消肿，脓未成者能消，脓已成者能溃，能引脓外出。两药相伍，协同为用，走散之力强，能直达病所而能消肿散结止痛，化瘀排脓止带。

十九、地龙、路路通

地龙咸寒，以下行为主，功擅通经、清热活络。路路通性平苦泄疏泄，偏入下焦肝肾，能疏通十二经而奏祛风通络，有利水消肿之功，两药相伍，地龙咸寒偏入血分，路路通能走十二经气分，气血同治，以通为用，通经活络利水之力益彰。

二十、白术、苍术

二者均能健脾燥湿，但白术甘温性缓，健脾力强，苍术苦温辛烈，燥湿力胜，散多于补，二者相须为用，一散一补，健脾燥湿之力增强，用于治脾虚湿停之带下。

二十一、桂枝、白芍

二药为散收配对。桂枝辛温，辛能发散，温通卫阳。白芍酸寒，酸能收敛，寒走营阴，桂枝君芍药，是于发汗中寓敛之旨，芍药臣桂枝，是于和营中有调卫之功。可见二者一散一收，散不太过，收不留邪，共奏调和营卫之功。

二十二、玄参、生地

两药相伍可治妇女失血日久或急崩导致阴津亏损。肌肤失濡、口咽干燥灼痛甚而失音者。

二十三、半夏、陈皮

二味合用燥湿化痰，用于胸满脘闷痰湿阻滞之症，祛湿化浊降逆用姜半夏、妇人妊娠脾胃虚弱湿浊恶阻用之最宜。

二十四、炙枇杷叶、黄芩

该两药相伍可清肺热，止咳化痰。临床二药相配多用于妊娠呕吐痰涎，心胸闷热不舒者。

二十五、佛手、香橼

佛手疏胃气，香橼行肝气。二味药物相伍疏理肝胃之气。妇人肝郁胃失和降者临床使用效佳。

二十六、木香、砂仁

二药相伍理气醒脾，芳化湿浊，妊娠湿浊阻滞，胃失和降用之奏效。

二十七、丹参、丹皮

二药相伍临床可治疗妇人瘀滞、癥瘕、疼痛之痛证，如子宫肌瘤、子宫内膜异位症、输卵管阻塞等病症。

二十八、当归身、川芎

二味药物相用辛温行血，温通止痛，妇科临床最为常用，因其行而不滞，养血又除瘀，故凡瘀滞寒凝，胞宫阻塞，滞血难下者是两药必选之品。

二十九、当归身、赤芍

二药属活血祛瘀之类，更是妇科常用之品，当归身补血调经，活血止痛，祛瘀消肿，润燥滑肠。赤芍凉血消肿，适用于温热病，热入营血，血热妄行等妇女崩漏之证。两药相伍活血祛瘀之功能更强，可用于血瘀肿胀疼痛之证，对血瘀偏热者更佳。

三十、延胡索、香附

延胡索属于行气止痛药，香附属于理气开郁药，李时珍称其乃气病之总司，女科之主帅也，故二药合用行气活血力更佳。可祛瘀止痛，临床上常用于气滞血瘀之痛经、癥瘕等症。

三十一、龙骨、牡蛎

二药共用可镇静安神，潜阳敛肝，并可软坚散结、收涩固冲，妇科常用其治疗肝阳亢盛之烦热失眠、经血妄行、经血过多或日久不止及带下等症。

三十二、海藻、昆布

海藻咸寒、软坚、消痰、利水、泄热；昆布咸寒，清热利水，软坚散结，破积消瘰，二药同为咸寒之品，参合为用，其功益佳，消痰破积、软坚散结、消瘰化瘀之力更强。

三十三、玄参、牡蛎

玄参苦寒，泻火解毒，清热凉血，甘寒养阴，生津润燥。牡蛎咸寒，软坚散结，制酸止痛，重镇安神，平肝潜阳，收敛固涩，玄参以解毒为主，牡蛎以散结为要。二药参合，相互为用，滋阴凉血，泻火解毒，软坚散结，治瘰消肿之力益彰。

三十四、白芍、甘草

白芍乃养血敛阴之品，有柔肝止痛，平抑肝阳之用。甘草有补中益气之功，有泻火解毒，润肺祛痰，缓急止痛、缓和药性之用。白芍味酸，得木之气最纯，甘草味甘，得土之气最厚。二药相伍，有酸甘化阴之用，缓急止痛之效，共奏养血敛阴之法。

三十五、升麻、柴胡

升麻辛甘微寒，能发表透疹，清热解毒，升阳举陷；柴胡苦辛微寒，透表泄热，疏肝解郁，升举阳气。升麻以引阳明清气上行为主，柴胡以升少阳清气上行为要。升麻行气于右，柴胡行气于左，二药相伍，升提之效倍增，妇科临床使用常可治疗子宫脱垂、崩漏、带下、诸多中气不足所致之证。

三十六、苍术、黄柏

苍术辛烈温燥，可升可降，功擅祛风胜湿、健脾止泻。黄柏苦寒沉降，能清热燥湿，泻火解毒，善清下焦湿热。二药相伍、一温一寒、相互制约、相互为用，并走于下，清热燥湿，消肿止痛，除湿止带的力量倍增，妇科临床常用于妇人湿热带下之证。

三十七、白术、黄芩

白术甘温味厚，为阳中之阴药，其性可升可降，补脾益气，燥湿利水，固本安胎，黄芩苦寒而降，清热燥湿、泻火解毒、清热安胎。二药相配，一补一泻，一温一寒，相互制约，相互促进，清热凉血、补脾统血、泻火利湿、安胎之功倍增。临床使用二药，可治滑胎、胎动不安、胎漏诸症，若与杜仲、续断并用，临床疗效更佳。

三十八、续断、杜仲

续断补肝肾，强筋骨，通利血脉。杜仲补肝肾助冲任。二药相配其功效更佳，妇科临床常用于妇人崩漏下血、胎动不安、腰痛欲坠等症，并以炒品入药为宜。

三十九、女贞子、续断

女贞子性禀纯阴，色黑入肾，功擅填补真阴，滋阴补肾，养肝明目。续断补肝肾，强筋骨，通血脉。二药相伍，同走下焦，故相伍为用，其功益彰，补肝肾、壮筋骨的效力倍增。妇科临床用于治疗女子性功能低下有较好的疗效。

四十、红花、桃仁

红花可活血通经，祛瘀止痛。桃仁破血行瘀，润燥通便，红花行血力强，桃仁破瘀力胜，二药相伍，可相互促进，活血通经，祛瘀生新，消肿止痛的力量更强，妇科临床常可用于血滞经闭，痛经诸症。

深入研究药对配伍用药经验，不仅对提高疗效，扩大药物应用范围，降低毒副作用，适应复杂病情，不断发展七情配伍用药理论有着重要意义，同时对开展复方研究，解析它的主体结构，掌握遣药组方规律也是十分必要的。

（成海红）

第四章　王金权家传验方及临床应用

第一节　月经病篇

姓名：温某。年龄：26 岁。

初诊时间：2014 年 11 月 5 日。

主诉：经水提前 6~9 天 4 个月。

现病史：患者 4 个月前感冒后出现经水提前 6~9 天，经量较前增多。LMP：2014 年 10 月 30 日，经行 5 天，量多，色暗红，血块较多，质黏稠，经期轻微小腹不适。平素嗜食辛辣，面部易起痤疮，口干喜饮，纳眠可，大便质干，2~3 日 1 次。舌红苔薄黄，脉滑数。

既往史：体健，否认药物过敏史。

月经婚育史：13 岁初潮，月经规律，5/30 天，量中，色暗红，夹少量血块，经期无腹痛、腰困等症。孕 0。

中医诊断：经水先期（阳盛血热）。

西医诊断：月经失调。

治法：清热凉血，固冲调经。

方药：王氏先期饮加减。

生地 24 克、当归身 15 克、川芎 5 克、炒白芍 12 克、阿胶 10 克、黄柏 9 克、知母 6 克、丹皮 9 克、黄芩 9 克、栀子 10 克、香附 6 克、陈皮 10 克、甘草 3 克，共 10 剂，水煎服，每日 1 剂，早晚分温服。

嘱忌食辛辣之物。

二诊：2014 年 11 月 19 日。

患者服药后口干喜饮缓解，劳累后自觉乏力，纳眠可，二便调。舌红苔薄黄，脉滑数。

方药：上方加苍术 10 克、太子参 15 克、麦冬 15 克、五味子 10 克，共 7 剂，水煎服，每日 1 剂，早晚分温服。

三诊：2014 年 11 月 26 日。

患者诉服药后口干喜饮症状消失，劳累后乏力较前减轻，面部痤疮减少，月经未潮，纳眠可，二便调，舌红苔薄白，脉滑。

方药：王氏调经种玉汤加减。

生地 24 克、当归身 15 克、川芎 6 克、炒白芍 12 克、阿胶 10 克、黄柏 9 克、知母 6 克、茯苓 9 克、延胡索 9 克、丹皮 9 克、黄芩 9 克、栀子 10 克、香附 6 克、陈皮 10 克、甘草 3 克，共 7 剂，水煎服，每日 1 剂，早晚分温服。

四诊：2014 年 12 月 3 日。

LMP：2014 年 11 月 28 日（提前 3 天），行经 5 天，量较前减少，色暗红，夹少量血块，未见小腹不适。纳眠可，二便调，舌红苔薄白，边稍有齿痕，脉弦滑。

方药：王氏先期饮加减继续巩固治疗。

按语：《妇人大全良方·调经门》记载“过于阳者前期而来”，元代朱丹溪《丹溪心法》也提出：“经水不及期而至而来，血热也。”王氏妇科认为，月经先期的主要病机之一为热扰冲任、胞宫，血海不宁，冲任不固，经血失于制约，先期而至，其热当有虚、实之分。患者为年轻女性，病程较短，平素嗜食辛辣，阳热内盛，遇外感引动内邪，致热扰冲任、胞宫，冲任不固，经血妄行，除月经先期来潮外，另有经量增多、口干、便结、舌红苔薄黄、脉滑数等热盛于里的证候，辨证为阳盛血热之实热证，方用王氏先期饮。以生地四物汤凉血养血以调经；栀子、丹皮清热凉血去血中伏火；知母、黄柏泻火、退热、滋阴；阿胶入心肝脾肾诸经，滋阴养血、补五脏而充冲任，又长于止血，与知柏配伍治月经过多；香附乃“气病之总司，女科之主帅”，理气调经以和众药，全方清热凉血兼养血、调经固冲又滋阴，意在使热去而阴不伤，血安冲任固则经自调。本方中清热泻火之品较多，性味苦寒，临床应用时要根据患者情况调整此类药物剂量及应用时间，注意顾护脾胃功能。

（王乾平）

第二节　带下病篇

姓名：周某。年龄：31 岁。

初诊时间：2022 年 3 月 23 日。

主诉：反复白带量多 1 年余。

现病史：患者近 1 年余反复白带量多，豆腐渣样，色白或黄绿，时伴瘙痒，白带检查或未见异常或提示为阴道假丝酵母菌感染。反复使用克霉唑、双唑泰等阴道塞药治疗，用药后症状可好转，白带检查正常，但间隔 1~2 周即复发，反复治疗，不能完全好转。近 2

日又有白带量多、瘙痒难忍而搔抓，夜晚较重，无腹痛等不适。LMP：2022 年 3 月 5 日，行经 4 天。纳可，睡眠因瘙痒差，二便正常。舌体胖大，苔黄厚腻，脉滑。

既往史：体健，否认药物过敏史。

月经婚育史：13 岁初潮，月经 5~7/28~30 天，量不多，无痛经。孕 2 产 2。

中医诊断：带下（脾虚湿盛）。

西医诊断：外阴阴道假丝酵母菌性阴道炎。

治法：健脾祛湿，固冲止带。

方药：王氏止带方加减。

炒白术 10 克、山药 15 克、人参 9 克、白芍 10 克、车前子 10 克、麸炒苍术 9 克、甘草 6 克、陈皮 15 克、黑芥穗 10 克、柴胡 6 克、蛇床子 6 克、黄柏 6 克、白僵蚕 6 克，共 7 剂，水煎服，每日 1 剂，早晚分温服。

二诊：2022 年 4 月 15 日。

患者服上药后自觉白带量减少，偶有轻微外阴瘙痒。继续予上药去僵蚕，7 剂，同上药服法。

三诊：2022 年 4 月 25 日。

患者已无不适，复查白带正常。随访其半年余，未复发阴道炎。

按语：本病例患者带下色白，或成豆渣样，阴道微生态检查可见假丝酵母菌，反复治疗无效，考虑为复发性外阴阴道假丝酵母菌病。传统医学认为带下一病，是湿邪为甚，如经期涉水淋雨，感受寒湿，或产后胞脉空虚，摄生不洁，湿毒邪气乘虚内侵胞宫，以致任脉损伤，带脉失约，引起带下病；或脾虚运化失职，水湿内停，下注任带；或肾阳不足，气化失常，水湿内停，又关门不固，精液下滑；或素体阴虚，感受湿热之邪，伤及任带。总之，带下病系湿邪为患，或为湿寒，或为湿热，而脾肾功能失常又是发病的根本内在条件，带脉失约是带下病的核心机理，病位主要在前阴、胞宫。本病例反复缠绵，经久不愈，也体现了湿邪黏滞缠绵的特性。方中白术为补脾之要药，气味甘温，可调和脾土；山药味微甘而淡，性微涩，能健脾补虚，涩精固肾，治诸虚百损，疗五劳七伤，其气轻性缓，配合参术以补脾肺；人参禀天宿之光华，钟地土之广浓，久久而成人形，三才俱备，故主补人之五脏；白芍入肝脾血分，为手足太阴行经药，治风、补劳，主女性一切病；车前子清肺肝风热，渗膀胱湿热，利小便而不走气，与茯苓同功，强阴益精，令人有子，利水窍而固精窍；麸炒苍术能径入诸药，疏泄阳明之湿，通行敛涩；陈皮可升可降，阳中之阴也，其年久者为美，能除寒发表，补胃和中，与白术同用，则渗湿而健胃；黑芥穗可除湿痹；柴胡能去肠胃中结气，饮食积聚，寒热邪气，从阴出阳也，从阴出阳；蛇床子味微苦，气辛，性温，乃少阳三焦命门之药，可疗阴湿；黄柏可泻下焦隐伏之龙火；白僵蚕治妇人崩中赤白，止阴痒，去皮肤风动如虫行；甘草调和诸药。全方配合燥湿健脾止带，可促进机体恢复，使阴道微生态恢复正常，提高阴道黏膜的抵抗力，防止疾病反复发作。

（王乾平）

第三节　妊娠病篇

姓名：李某。年龄：29 岁。

初诊时间：2021 年 7 月 8 日。

主诉：停经 8 周，恶心呕吐 10 余天。

现病史：患者 10 天前出现恶心、欲吐，饮食少进，曾在外院就诊予葡萄糖液、维生素 B_6 等治疗，但症状无明显改善，近几天来，每日呕吐 10 余次，为酸苦水，形体消瘦，双目无神，乏力，口干，舌红少苔，脉数无力。LMP：2021 年 5 月 20 日，停经后查尿妊娠试验阳性。B 超：宫内单活胎。化验电解质：血钾 3.5mmol/L，血钠、血氯正常。肝肾功能均正常。

既往史：体健，否认药物过敏史。

月经婚育史：14 岁初潮，月经 5/28~30 天，量中，无痛经。孕 0。

中医诊断：妊娠恶阻（肝胃不和）。

西医诊断：妊娠剧吐。

治法：疏肝和胃，降逆止呕。

方药：顺肝益气汤加减。

当归身 12 克、炒白芍 12 克、川芎 6 克、陈皮 6 克、大腹皮 6 克、紫苏 5 克、党参 12 克、炙甘草 3 克、枇杷叶 6 克、砂仁 3 克、竹茹 6 克、黄芪 15 克、升麻 3 克、麦冬 9 克，共 5 剂，水煎服，每日 1 剂，分 2 次温服。

二诊：2021 年 7 月 14 日。

服药后，自觉恶心、欲吐症状减轻，精神好转，余同前。

方药：前方去升麻，共 5 剂，水煎服，每日 1 剂，分 2 次温服。

按语：经随访，服药后诸症缓解，足月顺产一女婴。该患者恶心、呕吐症状较严重，经西医常规处理不能缓解，血钾也达到临界低值。根据呕吐物及全身证候，辨证属于肝胃不和、气阴两伤之证，治疗上除了养血和血、行气健脾、益气养阴之外，加大降逆止呕之功，同时，砂仁具有温胃安胎之力，从而取效。

（王乾平）

第四节 产后病篇

姓名：张某。年龄：34岁。

初诊时间：2020年12月8日。

主诉：产后身痛1个月余。

现病史：患者自诉现产后7个月，产后1个月后发生足背、脚心、脚后跟疼痛，双膝酸痛屈伸不利，腰痛，不能转侧，肩胛旁纵状疼痛，现正哺乳。二便调，纳可，眠安。舌暗苔薄白，脉细缓。

既往史：体健，否认药物过敏史。

月经婚育史：15岁初潮，月经5~7/28~30天，量中，无痛经。孕3产2（顺产），人流1次。

中医诊断：产后身痛（气虚血滞证）。

西医诊断：产后身痛病。

治法：补气养血，舒筋活络。

方药：王氏趁痛散加减。

当归身30克、黄芪30克、炒白术15克、独活8克、肉桂6克、桑寄生12克、川牛膝6克、炒白芍15克、熟地12克、透骨草10克、党参15克、陈皮9克、鹿角胶4克（烊）、炙甘草5克，共7剂，水煎服，每日1剂，早晚分服。

二诊：2020年12月15日。

服药后足背、脚心、脚后跟疼痛减轻，腰及双膝酸痛屈伸不利好转，舌暗苔薄白，脉细缓。上方加追地风10克，共7剂，水煎服，每日1剂，早晚分服。

三诊：2020年12月21日。

服药后各种症状明显好转，疼痛明显减轻，二诊方10剂继服，煎服方法同前，巩固疗效。

按语：该患者育龄期女性，既往产育史，现在产后7个月，然素体气血亏虚，产后百节开张，血脉流散，气弱则经络间血多阻滞，而关节肢体酸痛，屈伸不利，腰背不能转侧，舌暗苔薄白，脉细缓为气虚血滞之证。当补气养血，舒筋活络，施以王氏趁痛散加减，一诊方中当归身养血活血，为产后血亏之要药，黄芪补益中气，炒白术健脾除湿，独活祛风散寒、除湿通络，桑寄生、川牛膝益肾填精，强筋通络，肉桂温阳通络，党参健脾益气，使气血生化有源，炒白芍、熟地加强补血作用，陈皮和胃理气，可酌加透骨草祛风除湿，鹿角胶加强补气养血之功，药后疼痛症状明显减轻。二诊方中加追地风增强舒筋活络之效。三诊继服上方以巩固疗效，全方共奏补气养血，舒筋活络之功。临床上应嘱咐产妇做好产褥期护理，避风寒，避寒冷潮湿环境，及时治疗，以防日久正气更虚，经脉气血瘀阻加重，治疗难度增加，而缠绵不愈。

（王乾平）

第五节　妇科杂病篇

姓名：罗某。年龄：45 岁。

初诊时间：2020 年 6 月 30 日。

主诉：发现“双侧附件区肿物”20 余天。

现病史：患者自诉平素月经规律，6/30 天。无明显诱因此次月经推后 3 个月未潮，伴小腹不适，2020 年 6 月 7 日就诊，妇科彩超示双侧附件区囊性结构，未系统诊治，今来诊。LMP：2020 年 2 月 9 日，经行 6 天，暗红色，无血块，湿透卫生巾 4~5 块（以长度 240mm 的日用卫生巾为准），无腹痛，伴腰困，经前乳房胀痛，白带量可、色白、无异味。近 1 个月小腹不适，精神尚可，纳可，眠安，二便调。舌淡红，边有齿痕，苔白厚，舌下络脉瘀滞，脉细滑。

既往史：2008 年于腹腔镜下行左侧卵巢囊肿切除术。2010 年 12 月于腹腔镜下行子宫肌瘤切除术。高血压病史 2 年，血压控制尚可。否认药物过敏史。

月经婚育史：13 岁初潮，6/30 天，量中，无痛经。孕 1 产 1。

辅助检查：妇科彩超（2020 年 6 月 7 日）示子宫前位，大小约 5.8cm × 4.7cm × 3.5cm；肌层回声欠均匀，内膜居中，厚约 0.8cm，回声均匀；左侧附件区可见 4.8cm × 3.8cm 的囊性结构，壁欠光滑，后方回声增强；右侧附件区可见大小约 6.8cm × 4.2cm 的囊性结构，壁光滑，内可见分隔带，后方回声增强，提示双侧附件区囊性结构。

中医诊断：癥瘕（痰湿凝滞证）。

西医诊断：卵巢囊肿。

治法：温阳化痰，散结消癥。

方药：王氏消囊灵加减。

海藻 12 克、昆布 12 克、醋鳖甲 12 克、牡蛎 30 克、车前子 30 克（包煎）、滑石 12 克（包煎）、茯苓 10 克、泽泻 6 克、肉桂 4 克、桂枝 10 克、赤芍 12 克、丹参 25 克、路路通 6 克、荔枝核 6 克，共 7 剂，水煎服，每日 1 剂，分早晚两次保留灌肠。

嘱咐：忌食寒凉生冷食物。

二诊：2020 年 7 月 16 日。

患者中药保留灌肠后能保留 4 小时以上，药后月经来潮。LMP：2020 年 7 月 1 日，经行 15 天，湿透卫生巾 7~8 块，鲜红色，有血块，经至小腹凉，舌脉同前。守上方 7 剂，每日1剂，水煎300mL，分早晚两次保留灌肠。嘱其忌食寒凉食物。

三诊：2020年7月23日。

患者中药保留灌肠后未见不适，今日复查妇科彩超示双侧卵巢囊性结构明显缩小，舌脉同前。效不更方，守上方7剂，每日1剂，水煎300mL，分早晚两次保留灌肠。嘱其忌食寒凉食物。

四诊：2020年8月12日。

患者中药保留灌肠后未见不适。LMP：2020年8月2日，经行6天，湿透卫生巾7~8块，鲜红色，有血块，经至小腹凉。舌淡红，边有齿痕，苔薄白，舌下络脉瘀滞，脉沉细。今日复查妇科彩超示双侧附件未见明显异常。

按语：卵巢囊肿是妇科常见的良性疾病，起初无明显不适，随着囊肿逐渐增大，患者可以出现小腹不适，带下增多，腰困，甚至会出现月经不调。现代医学的治疗方法主要采取手术治疗，对于无明显临床症状，囊肿小于5 cm，且肿瘤标记物处于正常者考虑期待观察，若囊肿持续存在且有明显增大趋势则考虑手术治疗。

王金权教授在多年的临床观察中发现中医药对卵巢囊肿疗效较好，对于肿瘤标志物在正常范围，且最大直径<8cm的卵巢囊肿首选中医药治疗，中医中药对卵巢囊肿的治疗是从整体观念入手，扶正固本，化瘀通络，软坚散结。王氏消囊灵是王氏妇科的家传验方，方中海藻、昆布、鳖甲、牡蛎软坚散结，化痰消积，四者相须为君药；车前子、滑石、泽泻清热利湿，茯苓能够健脾利湿，利水而不伤及正气，四者为臣药；稍佐肉桂、桂枝以暖宫散寒，温通经脉，祛寒湿之邪外出，赤芍、丹参活血通经，祛瘀止痛，二者为佐使之药，荔枝核行气解郁以破结滞，路路通通行脉络，引药直达病所，二者为使药。全方共奏软坚散结、利水化湿、温阳化痰，活血行气、疏通经络之功效。

另外，王氏妇科治疗卵巢囊肿临床多采用中药保留灌肠法。中药保留灌肠治疗有很多优点：首先，从解剖学上来讲，子宫与直肠相邻，周围有丰富的动静脉及淋巴丛，能够促进药液的吸收；其次通过直肠黏膜吸收，避免了首过效应，避免了胃和小肠中的消化液对药物的影响，从而提高了血药浓度及药物的生物利用度；再次将药液加热至接近人体体温35~37℃进行保留灌肠，可以起到局部热疗的作用，能够加快病灶周围组织的血液循环，促使局部病灶消散吸收。

（成海红）

第五章　王金权临证诊疗

第一节　月经病篇

一、月经先期

（一）定义

月经先期，是指月经周期提前7天以上，甚至10余天一行，连续3个周期以上者。也称“经期超前”“经行先期”“经早”“经水不及期”等。病因病机主要为气虚和血热。气虚则统摄无权，冲任不固；血热则热扰冲任，伤及胞宫，血海不宁，均可使月经先期而至。治疗以益气固冲、清热调经为基本原则。

（二）病因病机

本病的病因主要是气虚和血热。气虚则统摄无权，冲任不固；血热则热扰冲任，伤及胞宫，血海不宁，均可使月经先期而至。

（三）分型论治

1. 阴虚血热证

主要证候：经来先期，量少或量多，色红，质稠；或伴两颧潮红，手足心热，咽干口燥；舌质红，苔少，脉细数。

证候分析：《傅青主女科》载，“又有先期经来只一、二点者，人以为血热之极也，谁知肾中火旺而阴水亏乎！”三晋妇科流派认为“肾中火旺而阴水亏乎”，简而言之就是阴虚火旺偏于阴不足。素体阴虚，或久病耗血伤阴，肾阴虚导致阳相对旺盛，产生虚火。虚火扰动冲任二脉，使其不能固摄经血，导致经期提前。阴虚血少，冲任不足，血海满溢不多，故经血量少。若虚热伤络，血受热迫，则经量可增多。热扰冲任，热邪灼伤血液，使经血变得红而质稠。虚火上浮则潮热颧红，虚火上扰则五心烦热，咽干唇燥；舌红少苔，脉细数均为阴虚内热之象。

治法：养阴清热调经。

方药：两地汤。

生地、玄参、麦冬、白芍、地骨皮、阿胶。

方义分析：两地汤中生地、玄参滋补肾阴，通过壮水以制火的方式补充肾阴，从而平息虚火；白芍能滋养肝血，调和营卫，麦冬能养阴生津，二者合用增强养血敛阴之效；地骨皮辅助生地清骨中之热，泻肾火；阿胶滋阴补血。全方重在滋阴壮水，水足则火自平，又不损胃气，阴平则阳秘，则经行如期。

加减：若正值经期经血量多色红者，加地榆炭、仙鹤草凉血止血；热灼血瘀，经血有块者，加茜草祛瘀止血。

服用方法：水煎服，每日 1 剂，分 2 次温服。

2. 肝郁血热证

主要证候：月经提前，量或多或少，经色深红或紫红，质稠，经行不畅，或有块；或少腹胀痛，或胸闷胁胀，或乳房胀痛，或烦躁易怒，口苦咽干；舌红，苔薄黄，脉弦数。

证候分析：肝不舒，气机阻滞，则乳胀胁痛；肝郁化热，热扰冲任，血海不宁，则经行先期；肝失疏泄，经量多少不定。热灼阴血，则经色紫红，质稠；肝气郁结，则抑郁或心烦，胸胁、乳房、少腹满痛；肝经郁火，火热熏灼，则口苦咽干；舌红苔黄，脉弦数为肝经郁热之象。

治法：疏肝清热，凉血调经。

方药：丹栀逍遥散。

柴胡、当归、白芍、白术、茯苓、甘草、丹皮、焦栀子、薄荷、生姜。

方义分析：本方由逍遥散加丹皮、栀子组成。柴胡作为君药，疏肝解郁，清热；配合焦栀子、丹皮增加疏肝解郁，清热凉血之效。白芍养血敛阴，柔肝缓急；当归养血和血，补肝之体，行血之滞也，两者与柴胡相合，共同养血柔肝调气，有助于改善血虚内热的症状。白术、茯苓、炙甘草培脾和中。全方共奏清肝解郁，凉血调经之功。

服用方法：水煎服，每日 1 剂，分 2 次温服。

3. 阳盛血热证

主要证候：经来先期，量多，色深红或紫红，质黏稠；或伴心烦，面红口干，小便短黄，大便燥结；舌质红，苔黄，脉数或滑数。

证候分析：《傅青主女科》载，“妇人有先期经来者，其经甚多，人以为血热之极也，谁知是肾中水火太旺乎！”邪热内伏冲任，扰动血海，致月经先期而行，或伴经量多；血为热灼，伤阴耗津，则经色红紫而质稠；内热外散则身热面赤，邪热扰心则心胸烦闷，热邪伤津则口干喜冷饮，便秘，小便黄赤；舌红、苔黄、脉滑数为阳盛血热之象。

治法：清热凉血调经。

方药：清经散。

丹皮、地骨皮、白芍、大熟地、青蒿、茯苓、黄柏（盐水浸炒）。

方义分析：清经散中丹皮凉血清热，泻血分伏火；地骨皮、黄柏泻肾火；地骨皮、熟地清血热而滋肾水；丹皮、青蒿、黄柏清热泻火凉血；白芍养血敛阴；茯苓行水泄热。全方滋肾清热，凉血养阴，使热去而阴不伤，血安则经自调。

加减：若兼见倦怠乏力、气短懒言等症，为失血伤气，血热兼气虚，酌加党参、黄芪以健脾益气；若经行腹痛，经血夹瘀块者，为血热而兼有瘀滞，酌加益母草、蒲黄、三七以化瘀止血。

服用方法：水煎服，每日 1 剂，分 2 次温服。

4. 脾气虚证

主要证候：月经周期提前，或经量多，色淡红，质清稀；神疲肢倦，气短懒言，小腹空坠，纳少便溏；舌淡红，苔薄白，脉细弱。

证候分析：脾气虚弱，统血无权，冲任不固，故月经提前而至，量多；气虚血失温煦，则经色淡而质稀；脾虚中气不足，故神疲肢倦，气短懒言，小腹空坠；运化失职，则纳少便溏。舌淡红，苔薄白，脉细弱，也为脾虚之征。

治法：补脾益气，摄血调经。

方药：补中益气汤。

黄芪、人参、白术、炙甘草、当归、陈皮、升麻、柴胡、生姜、大枣。

方义分析：人参、白术、黄芪、甘草健脾补气固冲；当归、大枣健脾养血；生姜、行气醒脾。全方共奏补脾养心，固冲调经之效。

加减：若经血量多者，经期去当归身之辛温行血，酌加煅龙骨、煅牡蛎、棕榈炭以固涩止血；若心脾两虚，症见月经提前，心悸怔忡，失眠多梦，舌淡，苔白，脉细弱，治宜补益心脾，固冲调经，方选归脾汤。

服用方法：水煎服，每日 1 剂，分 2 次温服。

5. 肾气虚证

主要证候：周期提前，经量或多或少，色淡暗，质清稀；腰膝酸软，头晕耳鸣，面色晦暗或有暗斑；舌淡暗，苔白润，脉沉细。

证候分析："冲任之本在肾"，肾气不足，冲任不固，故月经提前；肾虚精血不足，故量少，经色淡黯，质稀；腰为肾之外府，肾主骨，肾虚故腰酸腿软；肾虚精血不足，髓海失养，故头晕耳鸣；肾虚则气化失常，故小便频数；肾虚则肾水之色上泛，故面色晦黯或有黯斑。舌淡暗，脉沉细，也为肾虚之征。

治法：补益肾气，固冲调经。

方药：固阴煎。

人参、熟地、山药、山茱萸、菟丝子、远志、五味子、炙甘草。

方义分析：方用熟地以滋肾充精补血养肝；以山茱萸补肾益精兼能固精，以菟丝子补肾益精兼能生精，二药共用可调补阴阳；配用人参、山药、炙甘草健脾益气，进而充养先天之精，此为补后天而养先天以固命门；以五味子、远志交通心肾、温肾敛精，从而加强肾气固摄之力。诸药合用可使肾气足、精血充，脾肾两补阴阳并调，而经行如常。由此可见，固阴煎以“补”为核心，全方以熟地为君药，以菟丝子、人参、山药、山茱萸为臣药，以远志、五味子为佐药，以炙甘草为使药，补卫和阴，共奏滋阴补肾之功效。全方共奏补肾益气，固冲调经之效。

加减：若经血量多者，加仙鹤草、血余炭收涩止血；量多色淡者，加艾叶炭、杜仲温经止血；腰腹冷痛，小便频数者，加益智仁、补骨脂以温肾固涩。

服用方法：水煎服，每日 1 剂，分 2 次温服。

（四）临床病案

1. 阴虚血热证

赵某某，年龄：21 岁。

初诊时间：2021 年 5 月 12 日。

主诉：月经提前 6 个月余。

现病史：患者自诉既往月经规律，5~6/28~30 天，6 个月前不明原因出现月经周期提前 8~12 天，经量较少，色深红，质稠，时有血块，伴有五心烦热、口干咽燥、大便偏干、小便短黄。LMP：2021 年 5 月 1 日，经行 5 天。舌质红，苔少，脉细数。

既往史：体健，否认药物过敏史。14 岁初潮，月经 5~7/28~30 天，量中，无痛经。未婚。

中医诊断：月经先期（阴虚血热证）。

西医诊断：月经频发。

治法：滋阴养血清热。

方药：生地 15 克、地骨皮 10 克、玄参 15 克、麦冬 30 克、白芍 20 克、菟丝子 15 克、枸杞子 20 克、山茱萸 15 克、墨旱莲 15 克、女贞子 10 克、甘草 3 克。7 剂，水煎服，每日 1 剂，分早晚 2 次温服。

二诊：2021 年 5 月 19 日。

服药后月经未潮，口干咽燥较前好转。舌质红，苔少，脉细数。守上方 7 剂，每日 1 剂，水煎 300mL，早晚分服。

三诊：2021 年 6 月 3 日。

服药后月经来潮。LMP：2021 年 5 月 30 日。舌质红，苔少，脉细数。

按语：女子属阴，以血为本，以血为用，月经的产生是脏腑、气血、天癸、经络共同作用于胞宫的结果，其特点是周而有信，《校注妇人良方》中曰：“经者，常候也……阳太过则先期而至，阴不及则后期而来。”清代《傅青主女科》对月经先期的病因病机、治则、治法做了详细且具体论述，其中认为：“先期而来多者，火热而水有余也；先期而来少者，火热而水不足也。”首次提出了“火太旺”和“水不足”的辨证观点。本案例中患者，月经经期提前量少，属于火热有余水不足，故采用两地汤治疗。方中生地、地骨皮为君药，滋阴清热，凉血调经；玄参、麦冬养阴清热；菟丝子、枸杞子、山茱萸、墨旱莲、女贞子补益肝肾，滋阴止血，以上为臣药；方中白芍养血敛阴为佐药；甘草调和诸药为使药。全方既能滋阴清热调经，又能养血补肾固本，清热不伤正，养血滋其源，临床上调治月经先期量少，每每获效。

2. 肝郁气滞证

高某某，年龄：35 岁。

初诊时间：2020 年 5 月 4 日。

主诉：月经提前 1 年余，加重 2 个月。

现病史：患者既往月经规律 7/30 天，1 年前因劳累及生气后出现月经提前，每次提前 8~9 天，量多，色鲜红，有血块。LMP：2020 年 4 月 20 日。平素心情烦躁，易生闷气，经期前伴有胸前区憋胀或乳房胀痛不适，性欲减退，失眠多梦。舌淡红，苔薄白，脉弦细。

既往史：曾在当地医院行性激素检查，提示黄体酮低下。否认药物过敏史。12 岁初潮，月经 5~7/28~30 天，量中，无痛经。孕 1 产 1。

中医诊断：月经先期（肝郁气滞，脾肾两虚）。

西医诊断：异常子宫出血。

治法：疏肝解郁，健脾益肾。

方药：柴胡 9 克、郁金 9 克、丹皮 9 克、桑寄生 12 克、菟丝子 12 克、山药 12 克、白术 9 克、茯苓 9 克、栀子 6 克、当归身 12 克、阿胶 6 克（烊化）、生地 12 克、白芍 9 克、熟地 12 克、山茱萸 9 克、甘草 6 克。10 剂，水煎服，每日 1 剂，400mL，早晚分服。

二诊：2020 年 5 月 14 日。

服药后月经尚未来潮，现自觉乳房胀痛。LMP：2020 年 4 月 20 日。舌淡红，苔薄白，脉弦细。守上方 5 剂，每日 1 剂，水煎 300mL，早晚分服。

三诊：2020 年 5 月 21 日。

服药后月经来潮，此次月经未提前。LMP：2020 年 5 月 20 日。舌淡红，苔薄白，脉弦滑。

按语：清代薛立斋在《女科撮要・经候不调》中认为热是其发病的主要原因。而《傅青主女科》认为“夫同是先期而来，何以分虚实之异？故先期而来多者，火热而水有余也；先期而来少者，火热而水不足也”，指出本病有虚、实之异。《素问・六节藏象论》则认为卵子是生殖之精，生育之本，其藏于肾。卵子在肾精充盛孕育之下而发育成熟，但其正常的排出则有赖于肾阳的鼓动、冲任气血的调畅及其相互协同作用来完成。

从以上论述中我们可以看见，月经先期发病的重要因素有：血热，阴虚，脾气虚弱，无法固摄；肾气虚弱，无法固涩，同时，本病患者多为育龄期妇女，以肝郁者多见，这与其年龄、家庭、社会等因素有关。

本案例中，发病的因素主要为劳累及生气因素，为肝郁脾虚；由于肝气郁滞不畅，三焦气化不利，患者出现心情烦躁，易生闷气，经前期伴有胸前区憋胀或乳房胀痛不适；肾气不足，故性欲减退；脾肾两虚，收敛及固涩功能不足，经期提前及量多。

处方采取定经汤、丹栀逍遥散及寿胎丸加减化裁而来。方中桑寄生、柴胡为君药，柴胡疏肝行气，调畅气机；桑寄生滋补肝肾；两药肝肾同调，符合中医“乙癸同源”之意；菟丝子助桑寄生补益肝肾，调补冲任，固精固涩为臣药；郁金助柴胡疏肝解郁。山药、茯苓、白术益气健脾统血，使血无提前之患；熟地、山茱萸补肾养阴，养血和营，生化有源；生地、白芍滋养阴血，壮水制火；丹皮清血中之伏火，栀子善清肝热，并导热下行，二者配伍清血中之热，且丹皮凉血行血，无留瘀之弊端；当归身行血养血，阿胶养血止血，二者相互调制，固护女子阴血，滋补血虚不足。

3. 脾肾两虚证

李某某，年龄 22 岁。

初诊时间：2021 年 6 月 5 日。

主诉：月经提前 9 个月。

现病史：患者自诉平素月经规律 5/30 天，9 个月前因过度节食及加之工作劳累后出现月经周期提前 8~19 天，经量较少，面色晦黯或有黯斑，同时兼有腰膝酸软，四肢倦怠乏力等不适，夜尿频多，小便清长，食欲低下，二便调。LMP：2021 年 5 月 25 日。舌淡或淡黯，苔薄白，脉沉细。

既往史：体健，否认药物过敏史。16 岁初潮，月经 5~7/28~30 天，量中，无痛经。未婚。

中医诊断：月经先期（脾肾两虚）。

西医诊断：月经频发。

治法：健脾益气、补肾固涩。

方药：仙鹤草 20 克、人参 20 克、仙茅 15 克、淫羊藿 15 克、茯苓 10 克、炒白术 10 克、柴胡 10 克、白芍 10 克、生地 15 克、白及 15 克、五味子 10 克、香附 10 克、炙黄芪 15 克、甘草 3 克。7 剂，每次 200mL，早晚各 1 次温服。

二诊：2021 年 6 月 12 日。

服药后月经未潮，腰膝酸软，四肢倦怠乏力好转，仍夜尿多。LMP：2021 年 5 月 25 日。舌质红，苔少，脉细数。上方加乌药 10 克、益智仁 30 克，7 剂，每日 1 剂，水煎 300mL，早晚分服。

三诊：2021 年 6 月 19 日。

服药后月经未潮，腰膝酸软，四肢倦怠乏力、夜尿频好转。LMP：2021 年 5 月 25 日。舌质红，苔少，脉细数。守 6 月 12 日方 7 剂，每日 1 剂，水煎 300mL，早晚分服。

四诊：2021 年 6 月 26 日。

服药后月经来潮。LMP：2021 年 6 月 24 日，量少，暗红色。舌质红，苔少，脉细数。

按语：张景岳在《景岳全书·妇人规》中就明确指出“调经之要，贵在补脾胃以资血之源，养肾气以安血之室”，提出补脾胃、滋肾气、调冲任是治疗月经先期的关键。现代多数女性喜欢节食，同时常有作息不规律，日久会损伤脾胃，使生化无源，脾气下陷，统摄无权。脾为后天之本，以水谷之精滋养先天肾精，若脾胃化生无源，则使肾精更亏，进一步加重月经先期。本案例中患者由于先天体质较弱，在中医属于肾气匮乏不足，同时加之后天脾胃失养，脾肾两虚。

本方由仙鹤草、仙茅、淫羊藿配合四君子汤加减而成。“三仙”是取二仙汤中补肾气、滋肾阴的君药仙茅、淫羊藿加上益气固脱、收敛止血的仙鹤草而成，再配合益气健脾之经方四君子，兼顾先天与后天，脾肾双补；方中用白参，甘温益气、补脾益肺、养阴生津，是人参中的清补之品，配合益气补中的炙黄芪，使经血化生有源，两药同用，大补元气的同时加强了此方补肾益精之效，同为君药。柴胡、香附疏肝解郁，除肝中郁热的同时行气化瘀，使全方补而不滞，瘀血得去，五味子滋肾养肝、补肺气，使肝血得充，则冲任得养，而经血自调，白及收敛止血，以上诸药均为佐助之药，甘草调和诸药为使。

（尚俊枝）

二、月经后期

（一）定义

月经周期错后 7 天以上，甚至错后 3~5 个月一行，经期正常者，称为“月经后期”，亦称“经期错后”或“经迟”。本病相当于西医学的月经稀发。月经后期如伴经量过少，常可发展为闭经。

（二）病因病机

1. 脾肾两虚

若先天肾气不足，或房劳多产，损伤肾气，肾虚精亏血少，或脾胃受伤，百病皆生，气血不足则不能荣肾填精，滋润冲任，下养胞宫胞脉，胞宫胞脉失养肾精化生乏源，肾气无所化，天癸无所养，冲任不足，血海不能按时满溢，导致月经后期。

2. 痰湿凝滞

素体脾肾阳虚，或劳倦思虑过度，或饮食不节，损伤脾气，脾失健运，水湿内停，聚湿成痰，流注下焦，痰湿下注冲任，壅滞胞脉，气血运行缓慢，血海不能按时满溢，遂致经行错后。

3. 阳虚血瘀

素体阳虚或久病伤阳，阳虚内寒，寒性收引凝滞；寒邪搏于冲任，血为寒凝，胞脉不畅，则气机不利，久滞瘀积而不通，而致瘀血内阻，滞于冲任、胞宫、胞脉不通，血行迟滞，血海不能按时满溢，遂致经行错后。

4. 肝郁气滞

素性抑郁，情志不遂，气不宣达，血为气滞，冲任不畅，气血运行迟滞，血海不能按时满溢，遂致经行错后。

（三）分型论治

1. 脾肾两虚证

主要证候：月经后期，量少，色淡，腰膝酸软，带下量少，倦怠乏力，或纳谷少思，舌淡苔薄，脉沉细。

证候分析：脾肾两虚，精亏血少，冲任不足，血海不能按时满溢，故经行错后，量少，色淡；肾主骨生髓，脑为髓海，腰为肾之外府，肾虚则腰酸腿软；脾虚生化不足，故带下量少；脾虚不能濡养气血，运化不足，故倦怠乏力，或纳谷少思。舌淡苔薄，脉沉细，为脾肾两虚之征。

治法：健脾益气，养血补肾。

方药：王氏益经汤方加减。

熟地、炒白术、当归身、炒山药、酒炒白芍、炒枣仁（捣）、枸杞子、醋柴胡、炒杜仲、潞党参、紫丹参、何首乌、黄精、紫河车。

方义分析：方中以熟地、白术为君药，补肾健脾，益气养血，二药合用先后天双补。加党参补脾气，实后天气血生化之源。佐当归身、炒白芍以和营血。用枸杞子、何首乌、黄精，大补肾精以养血。增紫河车为血肉有情之品，加强补肾填精之功效。用丹参可有化瘀行滞之功效。合杜仲，补肾温阳起阴阳互化之效。稍用柴胡有疏肝行气之妙。

服用方法：水煎服，每日 1 剂，分 2 次温服。

2. 痰湿凝滞证

主要证候：月经后期，量少或闭经，伴形体肥胖，带下量多质稠，胸闷呕恶，舌胖，有齿痕，苔腻，脉滑。

证候分析：痰湿内盛，滞于冲任，气血运行不畅，血海不能如期满溢，故经期错后。量少，色淡质黏；痰湿停于心下，气机升降失常，故头晕，心悸气短，脘闷恶心；痰湿流注下焦，损伤带脉，带脉失约，故带下量多。舌胖，有齿痕，苔腻，脉滑，也为痰湿之征。

治以：补脾益气，运化水湿。

方药：王氏健脾化湿汤。

党参、焦白术、炒山药、炒扁豆、炒薏苡仁、泽泻、茯苓、柴胡、升麻、陈皮、甘草。

方义分析：方中以党参、白术、茯苓、甘草（即四君子汤）平补脾胃之气，党参、白术、甘草三者俱为甘温补中要药，山药、扁豆、炒薏苡仁、茯苓补脾祛湿，使脾气健运，湿浊得消，山药并有补肾以固带脉，使带脉约束有权，带下可止，泽泻利水渗湿，陈皮理气燥湿，既可使补药补而不滞，又可行气以化湿；升麻、柴胡之升散，得白术则升发脾胃清阳，升麻引阳明清气上升，柴胡引少阳之气上行，此为脾胃引经要药，二者并无补益之功，脾胃之虚用之，必与党参、白术并用，借其升发之气，振动清阳，提其下陷，以助脾土之转输。

服用方法：水煎服，每日 1 剂，分 2 次温服。

3. 阳虚血瘀证

主要证候：月经后期，量少，色紫夹块，经行不畅，小腹疼痛拒按，舌质紫黯，有瘀点，脉沉涩无力。

证候分析：阳气不足，阴寒内盛，脏腑虚寒，气血生化不足，气虚血少，冲任不能按时通盛，血海满溢延迟，血为寒凝，致使冲任阻滞，胞脉不通，故血不得下，而使经行延迟而错后，色紫夹块，经行不畅；不通则痛，故小腹疼痛拒按。舌质紫黯，有瘀点，脉沉涩无力，为阳虚血瘀之征。

治法：温经散寒，活血调经。

方药：王氏温经汤。

熟地、赤芍、当归身、川芎、艾叶、官桂、吴茱萸、甘草、黄芪、续断、香附。

方义分析：熟地、当归身养血益阴，当归身、川芎活血养血调经，引血下行，赤芍、活血祛瘀，助当归身、川芎通行血滞，吴茱萸性热，散寒止痛。官桂功能补火助阳，引火归原，散寒止痛，活血通经。气行则血行，香附理气。黄芪补气，合当归身，以阳生阴长。合用共奏温经散寒，活血调经之效。

服用方法：水煎服，每日 1 剂，分 2 次温服。

4. 肝郁气滞证

主要证候：月经后期，经血夹块，经前小腹、乳房胀痛，伴情志抑郁，烦躁易怒，舌质黯红，脉弦。

证候分析：血为气滞，冲任气血运行不畅，血海不能按时满溢，故月经错后，量少；气滞血瘀，故经色黯红，或有小血块；气机不畅，经脉壅滞，肝脉不畅，故经前小腹、乳房胀痛，伴情志抑郁，烦躁易怒。舌质黯红，脉弦也为肝郁气滞之征。

治法：疏肝解郁，调经助孕。

方药：王氏疏肝解郁方。

当归身、炒白芍、柴胡、茯苓、焦白术、薄荷、甘草、川楝子、醋香附。

方义分析：当归身辛甘苦温，养血和血；炒白芍酸苦微寒，柔肝敛阴缓急，当归身、炒白芍二药相伍，养血柔肝之力更强；柴胡、薄荷疏解肝郁；当归身、白芍与柴胡同用，补肝体而助肝用，使血和则肝用，血充则肝柔。木郁克伐脾土，故以白术、茯苓、甘草健脾益气，既能实土以御木侮，又使营血化生有源。佐以薄荷少许，疏肝郁之气，透达肝经郁热；川楝子、醋香附理气解郁；甘草调和诸药。诸药合用，使肝郁得疏，血虚得养，脾虚得复，气血全顾。

服用方法：水煎服，每日 1 剂，分 2 次温服。

（四）临床病案

1. 脾肾两虚证

周某，年龄：38 岁。

初诊日期：2018 年 10 月 8 日。

主诉：经水推后 10~20 天，3 个月。

现病史：患者 3 个月前开始出现月经推后 10~20 天，量少，色淡，倦怠乏力，腰膝酸软，带下量少，纳眠可，二便调，舌淡苔薄，脉沉细。LMP：2018 年 9 月 12 日，经行 6 天。B 超：子宫后位，大小正常，约 44mm × 37mm，轮廓清楚，形态正常，内膜线居中，内膜厚约 8mm，肌层回声均匀。提示：子宫及双侧附件未见明显异常。

既往史：体健，否认药物过敏史。14 岁初潮，6/40~50 天，量少，色淡，经至小腹隐痛，有少许血块，经至腰困。孕 1 产 1。

中医诊断：月经后期（脾肾两虚）。

西医诊断：月经稀发。

治法：健脾益气，养血补肾。

方药：熟地 30 克、炒白术 30 克、当归身 15 克、炒山药 15 克、炒白芍 15 克、炒枣仁（捣）10 克、枸杞子 12 克、醋柴胡 6 克、炒杜仲 6 克、党参 10 克、丹参 10 克、何首乌 10 克、黄精 10 克、紫河车 10 克，7 剂，每日 1 剂，水煎服，早晚分服。

二诊：2018 年 10 月 16 日。

LMP：2018 年 10 月 15 日，量少，色淡，腰困。舌淡苔薄，脉沉细。性激素六项：LH 2.3mIU/mL，FSH 5.0mIU/mL，PRL 23.25ng/mL，E 244.43pg/mL，Prs 0.55ng/mL，Tes 0.4ng/mL。

更方如下：当归身 12 克、川芎 6 克、炒白芍 12 克、熟地 18 克、艾叶 5 克、吴茱萸 6 克、香附 8 克、续断 15 克、肉桂 6 克、益母草 15 克、甘草 5 克，5 剂，每日 1 剂，水煎服，早晚分服。

三诊：2018 年 10 月 22 日。

患者月经经行 6 天，量较前增多，色淡，腰困较前好转。

更方如下：熟地 18 克、酒当归身 15 克、川芎 10 克、炒白芍 12 克、五味子 12 克、沙苑子 15 克、女贞子 15 克、覆盆子 12 克、枸杞子 15 克、淫羊藿 10 克、仙茅 6 克、黄精 15 克、续断 10 克、甘草 5 克，7 剂，每日 1 剂，水煎服，早晚分服。

四诊：2018 年 10 月 30 日。

患者精神好转，腰困消失，带下量增多，舌淡苔薄白，脉沉细，继服 10 月 8 日方 14 剂，每日 1 剂，水煎服，早晚分服。

五诊：2018 年 11 月 17 日。

患者 11 月 16 日月经来潮，量可，色红。上述周期用药随证，调治 3 个月，随访半年月经按时来潮。

按语：患者属脾肾两虚，精亏血少，冲任不足导致的月经后期，因此治疗以健脾益气，养血补肾为大法，方用王氏益经汤。二诊时患者月经来潮，利用周期疗法，以通利为要，此时月经易畅行忌涩滞，因此采用王氏调经种玉汤方因势利导，活血行气，化瘀通络。三诊时继续使用周期治疗，此时血室空虚，阴血不足，冲任亏损，方选王氏仙花送子汤方滋肾养阴，填精益冲，以益经水之源。四诊时运用王氏益经汤方为下次月经周期做准备，患者经过周期的治疗，利用胞宫的藏泻生理功能用相应的药物进行调理，建立起规律的月经周期。此后继续使用周期疗法，使患者自身月经周期阴阳转化正常，稳定患者的月经周期，达到治疗月经病的目的。

2. 阳虚血瘀证

刘某，年龄：28 岁。

初诊日期：2019 年 5 月 22 日。

主诉：月经推后 9 天，1 个月。

现病史：平素经行推后 2 天，量少，有血块，无明显诱因此次月经退后 9 天，遂来就诊，平素畏寒不适。现症见：不能食凉，小腹畏寒怕冷，得热则舒，腰部酸困，带下量多，质稀。舌淡红，有瘀点，苔白润，边有齿痕，脉沉涩。LMP：2019 年 4 月 13 日，经行 5 天，量少，有血块，小腹隐痛，腰困。

既往史：体健，否认药物过敏史。14 岁初潮，月经 5~7/32 天，量中，无痛经。孕 1 产 1。

中医诊断：月经后期（阳虚血瘀）。

西医诊断：月经稀发。

治法：温经散寒，活血调经。

方药：熟地 30 克、赤芍 15 克、当归身 15 克、川芎 9 克、艾叶 10 克、官桂 8 克、吴茱萸 8 克、甘草 3 克、黄芪 15 克、续断 10 片、香附 10 克、牛膝 10 克，4 剂，水煎 300mL，每日 1 剂，早晚温服。

二诊：2019 年 5 月 26 日。

患者服药后经水于昨日来潮，量较前增多，有少许血块，偶有腰困，舌淡红，有瘀点，苔白润，边有齿痕，脉沉涩。上方加桃仁 8g、红花 8g，嘱服 5 剂。水煎 300mL，每日 1 剂，早晚温服。

三诊：2019 年 6 月 2 日。

患者服药后于 5 月 31 日经水止，经行量可，血块消失，小腹冷感消失，腰困无。舌淡红，苔白润，边有齿痕，脉沉。予 4 月 13 日方继服 3 剂，嘱下次经水前 1 周服上方 5 剂。

四诊：2019 年 7 月 1 日。

患者服药后带下量较前减少，质稀，色白，于 6 月 25 日经水来潮，经行 5 天，量中，色红，未见血块，腰困无。舌淡红，苔白润，边有齿痕，脉稍沉。嘱下次经水前 1 周服上方 5 剂。连服 3 个周期，随访半年，未复发。

按语：月经后期的病因病机，无外虚、实两个方面。虚者多由水谷不化生精血，或失血耗血，脉道空虚而源竭，或命门火衰，脏腑失于濡养，气血化生迟滞，致精亏血少，冲任失充，血海不能按时满盈，故无血可下；实者多由血为寒凝，或血为气滞，或血为痰滞，致使冲任阻滞，胞脉不通，故血不得下，而使月经周期延长，经行延迟而错后。对于月经后期的传统治疗须辨明虚实，虚证治以温经养血，实证治以活血行滞。

本案所论月经后期是由虚寒致精亏血少，冲任失充，血海不能按时满盈，故无血可下。此证属虚实夹杂之证。临床所用之方药是王氏温经汤，起到温经散寒、活血调经之效。二诊时患者月经来潮，有血块，加桃仁、红花增加活血化瘀之效，助月经顺利排出。三诊时患者症状消失，效不更方，继续服用，达到祛除寒邪瘀滞的效果。

（常珍珍）

三、月经先后无定期

（一）定义

月经先后无定期是指月经周期提前 7~10 天或错后 7~14 天，经期正常，连续 3 个周期以上者，亦称“经水先后无定期”“月经愆期”“经乱”。本病始见于《千金要方》，西医中排卵型功能失调性子宫出血病的月经不规则，可参照本病辨证治疗。

（二）病因病机

主要病机是冲任气血不调，血海蓄溢失常。常由肾虚、脾虚和肝郁所致。素体肾气不足，房劳多产，或少年肾气未充，更年期肾气渐衰，或久病大病，肾精亏耗，肾气不守，封藏失司，冲任失调，血海蓄溢失常，遂致经行先后无定期。素体脾虚，饮食失节，或思虑过度，损伤脾气，脾虚生化不足，统摄无权，冲任失调，血海蓄溢失常，以致经行先后无定期。素性抑郁，或忿怒过度，肝气逆乱，气乱则血乱，冲任失司，血海蓄溢失常，遂致月经先后无定期。

（三）分型论治

1. 肾虚证

主要证候：经行或先或后，量少，色淡暗，质清，或腰骶酸痛，或头晕耳鸣，舌淡，苔白，脉细弱。

证候分析：肾虚封藏失职，开阖不利，冲任失调，血海蓄溢失常，故经行先后无定期；肾虚则髓海不足，故头晕耳鸣；腰为肾之外府，肾主骨，肾虚则腰酸腿软。舌淡苔薄，脉沉细，为肾虚之征。

治法：补肾益气，养血调经。

方药：固阴煎。

人参、熟地、山药、山茱萸、菟丝子、远志、五味子、炙甘草。

方义分析：方中菟丝子补肾而益精气；熟地、山茱萸滋肾益精；人参、山药、炙甘草健脾益气，补后天养先天以固命门；五味子、远志交通心肾，使心气下通，以加强肾气固摄之力。全方共奏补肾益气，固冲调经之效。

服用方法：水煎服，每日 1 剂，分 2 次温服。

若肝郁肾虚者，症见月经先后无定期，经量或多或少，平时腰膝酸软，经前乳房胀痛，心烦易怒，舌黯红，苔白，脉弦细。

治法：补肾疏肝。

方药：定经汤。

当归身、白芍、熟地、柴胡、山药、茯苓、菟丝子、炒荆芥。

方义分析：方中柴胡、炒荆芥疏肝解郁；当归、白芍养血柔肝；熟地、菟丝子补肾而益精血；山药、茯苓健脾生血。全方舒肝肾之郁气，补肝肾之精血，肝气舒而肾精旺，气血疏泄有度，血海蓄溢正常，月经自无先后不调之虞。

服用方法：水煎服，每日 1 剂，分 2 次温服。

2. 脾虚证

主要证候：月经先后无定，经量或多或少，伴面色萎黄，神疲倦怠，或头晕，舌淡，苔薄白，脉缓。

证候分析：脾虚统摄无权，冲任气血失调，血海蓄溢失常，故致月经先后不定期；脾虚生化气血之源不足，故经色淡红而质稀；脾主四肢、肌肉，脾虚则神倦乏力；脾虚运化失职，故脘腹胀满，纳呆食少。舌淡，苔薄，脉缓，也为脾虚之征。

治法：补脾益气，养血调经。

方药：王氏养血健脾汤方。

太子参、黄芪、焦白术、当归身、龙眼肉、茯神、炒酸枣仁、远志、百合、芥穗炭、木香、陈皮、甘草。

方义分析：方中太子参、黄芪补气滋阴，当归、龙眼肉养血温经，白术焦制配合芥穗炭健脾止血，茯神、酸枣仁、远志、百合清心安神，使心火下降而无月经先行之虞，木香、陈皮调畅气机，防止过补壅滞，甘草调和诸药。

服用方法：水煎服，每日 1 剂，分 2 次温服。

3. 肝郁证

主要证候：月经先后无定，经量或多或少，或有血块，或经行不畅，乳房、少腹胀痛，时叹息，舌淡，苔薄白，脉弦。

证候分析：肝郁气结，气机逆乱，冲任失司，血海蓄溢失常，故月经或先或后，经血或多或少；肝气郁滞，经脉不利，故经行不畅，色黯有块；肝郁经脉涩滞，故胸胁、乳房、少腹胀痛；气机不利，故精神郁闷，时欲太息；肝强侮脾，脾气不舒，故嗳气食少；证属气滞，内无寒热，故舌象正常。脉弦，为肝郁之征。

治法：疏肝解郁，和血调经。

方药：王氏疏肝解郁方。

酒当归身、炒白芍、醋柴胡、茯苓、焦白术、薄荷、炙甘草、炒川楝子、醋郁金、醋香附。

方义分析：方中用逍遥散疏肝理气，健脾调经，配合川楝子滋阴柔肝，香附、郁金均用醋制，一凉一温，增强疏肝之功效。

服用方法：水煎服，每日 1 剂，分 2 次温服。

（四）临床医案

1. 肾虚证

汪某，年龄：40 岁。

初诊时间：2019 年 5 月 5 日。

主诉：月经周期时提前时推后 2 年。

现病史：近 2 年月经周期紊乱，先后不定，以推后为主，月经周期 5~7/25~45 天，量色正常，有少许血块，经前乳胀，经期无不适。PMP：2019 年 3 月 12 日，周期 40 天。LMP：2019 年 4 月 6 日，经行 5 天。平素带下正常，纳眠可，面部痤疮经前明显，二便调，舌红苔黄、中有裂纹，脉弦。

既往史：体健，否认药物过敏史。孕 1 产 1，12 岁初潮，月经周期 5~7/28~30 天，量中，色暗红。

中医诊断：月经先后不定期（肾虚型）。

西医诊断：月经不规则。

治法：补肾疏肝调经。

方药：定经汤加减。

菟丝子 15 克、白芍 15 克、当归身 10 克、熟地 10 克、山药 15 克、茯苓 10 克、荆芥 10 克、醋柴胡 10 克、鸡血藤 18 克、丹皮 10 克、焦栀子 10 克、川牛膝 10 克、桃仁 10 克，共 5 剂，水煎服，每日 1 剂，早晚分服。

二诊：2019 年 5 月 12 日。

服药后 5 月 6 日月经来潮，量中，色鲜红，夹少许血块，余无不适。纳眠可，二便调，面部痤疮减轻，舌淡红，舌根部苔黄腻，脉弦滑。继予定经汤加丹皮 10 克、焦栀子 10 克，5 剂。

三诊：2019 年 5 月 26 日。

LMP：2019 年 5 月 6 日。舌淡红，苔薄黄，脉弦。继予定经汤加丹皮 10 克、焦栀子 10 克，5 剂。

四诊：2019 年 6 月 12 日。

服药后 6 月 2 日月经来潮，经行 6 天，量中，色鲜红，无不适。面部痤疮明显减轻，纳眠可，二便调。随访半年，患者月经可按时而来，月经规律 5~6/28~30 天。

按语：王金权教授认为疏肝补肾为治疗本病大法。肝藏血，主疏泄，喜条达，恶抑郁。在月经的产生中，肝血下注冲脉，司血海之定期蓄溢，参与月经周期、经期及经量的调节。《傅青主女科》云“经本于肾”，肾气盛，天癸至，则月事以时下，肾气衰，天癸竭，则月经断绝，可见月经的产生，以肾的正常功能为主导作用。故治疗应以疏肝补肾为大法。正如《傅青主女科·调经》所言：“治法宜疏肝之郁，即开肾之郁也，肝肾之郁既开，而经水自有一定之期矣。”疏肝在于调理气机，以开郁行气为主，使肝气得疏，肝血得养，血海蓄溢有常，则月经可如期而至。补肾在于补益肾气，则肾主封藏之司可如常。且肾气充实，则水能涵木，肝郁亦可得开。方中柴胡、荆芥疏肝调气，升阳除湿，散肝经之郁结，为本方之要药，菟丝子、熟地补益肝肾、填精养血，当归身、白芍养血柔肝，山药补脾益肾，茯苓健脾利水，鸡血藤苦而不燥，温而不烈，性质和缓，既能活血祛瘀，又能补血，为活血调经的常用药，诸药合用，疏肝肾之郁气，补肝肾之经血，肝气疏而肾精旺，气血调和，疏泄有度，冲任得养，血海蓄溢正常，则经水自能定期而潮。

2. 肝郁证

王某，年龄：18 岁。

初诊日期：2020 年 7 月 5 日。

主诉：月经时而提前时而推后 1 年余。

现病史：平素月经周期 3~4/21~40 天，经色暗红，量时多时少，有少量血块，经前乳房胀痛，口周散发痤疮。带下色黄，量多质黏，伴外阴瘙痒。LMP：2020 年 6 月 15 日，经行 4 天。平素心情抑郁，纳可，嗜甜、辣，眠差，入睡难，小便略黄。

既往史：体健，否认药物过敏史。13 岁初潮，平素月经周期 3~4/21~40 天，经色暗红，量时多时少，少量血块。未婚。

中医诊断：月经先后不定期（肝郁化火兼湿热下注）。

西医诊断：月经不规则。

治法：疏肝泻火，兼清湿热。

方药：王氏疏肝解郁方加减。

当归身24克、白芍24克、柴胡6克、白术15克、茯苓15克、丹皮8克、栀子8克、炒酸枣仁15克、续断15克、黄芩12克、甘草4克。

于非经期以上方加减，用药3个周期后月经周期恢复正常，口周痤疮未再复发。

按语：人体肝气疏通畅达全身气机，肝与肾藏泻互用。患者平素心情抑郁，常处于肝气郁结状态，肝气疏泄失职，致血海蓄溢失常。傅青主言："夫经水出诸肾，而肝为肾之子，肝郁则肾亦郁矣。"又因子病可及母，故肝郁可致肾气封藏摄纳失司，进而出现月经量时多时少，周期时有提前或时有后错。肝经支脉环唇而行，肝经之火循脉上行，发于口周而为痤疮。肝主疏泄，脾主运化。肝之疏泄功能调节脾胃升降，肝强侮脾，脾气不舒，则水液代谢不畅，水液积聚，久之积湿化热，湿热之邪蕴结于肝脉，循经下注，损伤任带，注于下焦而发带下病。肝火引动心火，则出现心肝火旺之心烦不寐症状。故王金权教授治疗本病以逍遥散为底方，养肝体，疏肝气，健脾气。于此基础上，加黄芩清热燥湿，疏散肝胆之热，《长沙药解》言其："除少阳之痞热，退厥阴之郁蒸。"栀子，清心火而除郁烦，泻脾土而驱湿热，与丹皮同用清热疏肝，散血中瘀热。加续断以补益肝肾，以调理冲任，温补肾阳以促化阴生精而涵木；酸枣仁养心阴，益肝血，宁心胆而除烦安神。全方重在疏肝理气健脾，清热除烦化湿，使肝气得舒，脾气健运，则带下净，经血适时至止。

（蒋秋霞）

四、月经过多

（一）定义

月经量较正常明显增多，而周期、经期基本正常者，称为"月经过多"亦称"经水过多"。

本病相当于西医学排卵型功能失调性子宫出血引起的月经过多，或子宫肥大引起的月经过多。

（二）病因病机

王氏妇科认为本病病位在胞宫，主要病机为气虚统摄无权或心脾两虚，气血两虚无权统摄，或阴虚血热，迫血妄行，或瘀阻胞脉，血不归经，以致冲任失守，血海不固，经血失于制约而妄行，导致脏腑失调，气血不和，冲任损伤。

1. 气不摄血

素体虚弱，饮食不节，劳倦过度，大病伤脾，脾气虚弱，统摄失职，冲任不固，不能制约经血，导致月经过多。

2. 心脾两虚

脾为后天之本，气血生化之源。脾主思而统血，心藏神主血。忧思过度，劳伤心脾，气血两虚，脾虚血失统摄，冲任不固，导致月经量多。

3. 阴虚血热

素体阴虚，或者过食辛辣助阳之品，或七情化火导致阴虚内热，热伏冲任，血海沸溢，则经血量多。

4. 瘀血内停

素体抑郁，气滞血瘀，或经期、产后调摄不当，邪与血相搏致瘀，冲任、胞宫被瘀血阻滞，新血不安，血不归经，以致月经量多。

（三）分型论治

1. 气不摄血证

主要证候：月经过多，疲乏无力，脸色苍白，少气懒言，纳可，嗜睡，二便调。舌质淡，苔薄白，脉沉弱。

证候分析：脾气虚弱，统摄无权，冲任失调，血不归经，致月经量多；脾为气血生化之源，气虚不摄，故疲乏无力，少气懒言；气血同源且互生，气虚血不及，故脸色苍白，嗜睡，舌质淡，苔薄白，脉沉弱，一派气虚不摄血之候。

治法：益气升提，固冲调经。

方药：王氏补中益气方加减。

黄芪、炒白术、党参、当归、升麻、柴胡、陈皮、女贞子、旱莲草、仙鹤草、荆芥炭、三七、甘草。

方义分析：气为血之帅，血为气之母，气血同源而互生，故气虚可及血，血虚可及气，气虚则血失统摄而妄行。素体虚弱，饮食不节，劳倦过度，大病伤脾，脾气虚弱，统摄失职，冲任不固，不能制约经血，导致月经过多。王金权教授根据患者体质情况善用大剂量益气健脾升提药物，黄芪、党参、炒白术、升麻、柴胡等，二至丸凉血止血，荆芥炭引血归经，佐以三七、仙鹤草化瘀止血不留瘀。

服用方法：水煎服，每日 1 剂，分 2 次温服。

2. 心脾两虚证

主要证候：月经过多，面色萎黄或面色淡白，心悸烦躁，健忘失眠，体倦食少，大便稀薄。舌质淡，体胖，边齿痕，苔薄白，脉细弱。

证候分析：脾为后天之本，气血生化之源，脾主统血，脾虚血失统摄，冲任不固，导致月经量多；气血互生，气虚及血，血虚不能濡养头面，故面色微黄或面色淡白；脾主思统血，心藏神主血，故心悸烦躁，健忘失眠，体倦食少；脾主运化，脾虚水湿运化失常，

治法：健脾养心，益气固冲。

方药：王氏养血健脾汤加减。

黄芪、太子参 、焦白术、当归、龙眼肉、茯神、炒酸枣仁、远志、木香、荆芥炭、贯众炭、陈皮、甘草。

方义分析：脾为后天之本，气血生化之源。脾主思而统血，心藏神主血。忧思过度，劳伤心脾，气血两虚，脾虚血失统摄，冲任不固，导致月经量多。本方是王氏妇科用归脾汤化裁而来。王金权教授方中重用黄芪、太子参大补元气，升阳固本；龙眼肉、当归甘温补血养心；茯神、炒酸枣仁、远志宁心安神，木香复中焦运化之力，防滋腻碍胃。

服用方法：水煎服，每日 1 剂，分 2 次温服。

3. 阴虚血热证

主要证候：月经量多，两颧潮红，手足心热，口干舌燥，心烦燥热，大便干结。舌质红，少苔。脉细滑。

证候分析：热甚于里，扰及血海，血海沸溢，迫血下行，故经血量多；两颧潮红，手足心热，口干舌燥，心烦燥热，大便干结，舌质红，少苔，脉细滑为热扰心神及热甚伤阴之候。

治法：滋阴清热，凉血止血。

方药：王氏养阴清热方加减。

女贞子、旱莲草、太子参、麦冬、五味子、紫草、茜草、仙鹤草、陈皮、甘草。

方义分析：素体阳虚，或者过食辛辣助阳之品，或七情化火导致阴虚内热，热伏冲任，血海沸溢，则经血量多。王氏妇科本方重用女贞子、旱莲草滋阴清热，以静血海；太子参、麦冬、五味子补气养阴，以滋补气阴；紫草、茜草凉血止血，仙鹤草清热止血兼补虚；陈皮健脾益气。全方滋阴之中清热凉血止血，以静血海。

服用方法：水煎服，每日 1 剂，分 2 次温服。

4. 瘀血内停证

主要证候：月经量多，色暗，血块多，伴腹痛，喜温拒按，舌质暗，舌下瘀阻，苔白，脉涩。

证候分析：瘀血阻滞胞宫、冲任，新血不安，血不归经，络伤血溢，故月经量多；瘀血凝结，则色暗，血块多，伴腹痛，喜温拒按；舌质暗，舌下瘀阻，苔白，脉涩，属血瘀之候。

治法：活血化瘀，止血固冲。

方药：王氏逐瘀汤加减。

组方：炒小茴香、炒干姜、醋延胡索、没药、川芎、当归、官桂、赤芍、蒲黄、五灵脂、益母草。

方义分析：素体抑郁，气滞血瘀，或经期、产后调摄不当，邪与血相搏致瘀，冲任、胞宫被瘀血阻滞，新血不安，血不归经，以致月经量多。王金权教授常用小剂量炒小茴香、炒干姜温经散寒止痛；延胡索、没药活血行气止痛；当归、川芎养血活血，使得祛瘀不伤正；蒲黄、五灵脂温经散寒止痛；官桂为引经药，温通冲任。本方小剂量，作用温和，体现了活血不伤正，活血兼养血，标本兼顾的学术思想。

服用方法：水煎服，每日 1 剂，分 2 次温服。

（四）临床病案

1. 气不摄血证

樊某，年龄：16 岁。

初诊日期：2020 年 6 月 17 日。

主诉：经水量多 5 个月。

现病史：患者自诉 5 个月前无明显诱因出现经水量多，未系统诊治。LMP：2020 年 5 月 25 日，行经 8 天，量偏多，湿透 15~20 片卫生巾，伴较大血块、色红。刻下：头晕，体位性头晕加重，眼黑，疲乏、气短、心慌、纳少，易醒，面色苍白，眼睑、甲床发白，舌红苔白，脉滑。

既往史：体健，否认药物过敏史。14 岁初潮，月经 5~7/28~30 天，量中，无痛经。

中医诊断：月经过多（气不摄血证）。

西医诊断：异常子宫出血 。

治法：益气升提，固冲调经。

方药：王氏补中益气汤加减。

炒白术 12 克、茯苓 10 克、川芎 6 克、炒白芍 15 克、党参 20 克、百合 30 克、远志 9 克、阿胶 10 克 、炙黄芪 30 克、炙甘草 3 克、当归身 20 克、陈皮 9 克、熟地 18 克，共 7 剂，水煎服，每日 1 剂，分 2 次温服。

二诊：2020 年 6 月 26 日。

患者服药后头晕，眼黑，疲乏、气短、易醒均缓解。LMP：2020 年 6 月 25 日，行经至今，量少，鲜红色，纳少，二便调。眼睑、甲床发白，舌红苔白，脉滑。上方加三七参 6 克，3 剂，每日 1 剂，水煎 300 mL，早晚空腹温服。

三诊：2020 年 7 月 17 日。

患者服药后，头晕，眼黑症状消失，精神好转。LMP：2020 年 6 月 25 日，行经 5 天，量少，鲜红色。现症见：难入眠，纳少，二便调。眼睑、甲床发白，舌红苔白，脉细。

方药：炒白术 12 克、茯苓 10 克、川芎 6 克、炒白芍 15 克、党参 20 克、百合 30 克、远志 9 克、黄芪 30 克、炙甘草 3 克、当归身 15 克、陈皮 9 克、熟地 18 克、焦三仙各 6 克，共 7 剂，水煎服，每日 1 剂，分 2 次温服。

按语：王金权教授认为女子以血为本，经水为血所化，血的生成、统摄与运化，均赖于气的生化和调节。又气为血之帅，血为气之母，气血同源而互生，血液的运行全靠气的推动和固摄。气虚者，血液不能固摄，则血不归经，流出脉外，造成月经量大的情况，脾为后天之本，气血生化之源，脾主统血，主要由脾之生化气血，气足则血液统摄有权，则经水自止，故治疗气虚不固的月经量多的患者，以健脾益气为主要原则。王金权教授在治疗用药方面主要以白术、茯苓、党参健脾，黄芪大补脾气，川芎、白芍疏肝柔肝，恢复肝之功能，增强藏血能力，百合、远志安神定志，心神安则心主血功能正常，则血行于脉中，在治疗中以恢复脾气为主，兼顾肝藏血，心主血之功能，气固则血止，气足则血安。

2. 心脾两虚证

李某，年龄：39 岁。

初诊日期：2020 年 3 月 25 日。

主诉：月经量多伴经期延长 8 年。

现病史：患者自诉 8 年前剖宫产后引起月经量逐渐增多，经期 7~10 天，先后就诊于当地医院，中西药结合治疗，效不明显。LMP：2020 年 3 月 9 日，月经量多，湿透卫生巾约 10 块，色红，血块多，月经周期 23~26 天，腰困明显，行经后疲乏及腹部下坠感明显。现面色白，贫血貌，精神一般，体形偏瘦，心慌，气短，纳可，睡眠一般，二便调。舌质淡红，体胖大，边有齿痕，苔白，脉沉弱。妇科彩超（2020 年 2 月 23 日）：子宫前位，大小约 7.5cm × 5.9cm，肌层回声均匀，子宫后壁可见大小约 1.9cm × 1.8cm 低回声区，内膜厚 0.8cm。细胞分析（2020 年 2 月 23 日）：血红蛋白 96g/L。

既往史：体健，否认药物过敏史。14 岁初潮，月经 5~7/28~30 天，量中，无痛经。孕 2 产 1。

中医诊断：①月经过多（心脾两虚）；②经期延长；③癥瘕。

西医诊断：异常子宫出血。

治法：健脾养心，益气固冲。

方药：王氏养血归脾汤。

黄芪 30 克、炒白术 15 克、党参 15 克、当归身 15 克、茯苓 10 克、木香 4 克、龙眼肉 12 克、远志 10 克、升麻 4 克、柴胡 4 克、陈皮 9 克、甘草 9 克、荆芥炭 9 克、大枣 4 枚，共 7 剂，水煎服，每日 1 剂，分 2 次温服。

二诊：2020 年 4 月 1 日。

正值经期，疲乏、气短、头晕、心慌明显，纳寐差，动则气短，二便可，舌质淡红，体胖，苔白，边有齿痕，脉沉弱。

当归身 15 克、川芎 6 克、炒白芍 12 克、熟地 15 克、醋延胡索 6 克、香附 6 克、丹皮 9 克、茯苓 9 克、吴茱萸 3 克、肉桂 2 克、三七 3 克、阿胶 6 克、荆芥炭 9 克、益母草 10 克、陈皮 9 克、甘草 5 克，共 7 剂，水煎服，每日 1 剂，分 2 次温服。

三诊：2020 年 4 月 8 日。

药后经期正常，量较前减少，血块明显减少，疲乏，心慌，气短有所缓解。舌质淡，苔白，体胖，边有齿痕，脉沉细。守 3 月 25 日方加阿胶 8 克，更甘草为炙甘草 9 克，共 15 剂，水煎服，每日 1 剂，分 2 次温服。

四诊：2020 年 5 月 6 日。

药后上述症状明显好转，面色红润。LMP：2020 年 4 月 9 日，行经 7 天，经量正常，血块少许，经后疲乏未作，纳寐可，二便调。守上方续服 14 剂巩固治疗。

五诊：2020 年 5 月 27 日。

药后上述症状痊愈。查血红蛋白 115g/L。嘱其口服养血归脾丸 5 盒，后随访正常。

按语：月经量多临床主要虚证为多，患者由于病久体弱致心脾两虚引起月经量多。长期疾病忧思伤脾，脾虚气血生化无源，而经血源于精血，脾主统血，脾气虚不摄血，导致月经量多，疲乏无力；心藏神主血，心血不足，心神失养易导致心慌、气短、头晕等；黄芪微温，补脾益气；龙眼肉甘温，既补脾气，又养心血；党参、白术甘温补脾气，与黄芪加强补脾益气之功；当归身甘辛微温，滋养营血，与龙眼肉相配补血养心；茯神、远志、酸枣仁宁心安神；木香理气醒脾，与补气补血药相配，补不碍胃，补而不滞；柴胡、升麻与黄芪相配，助中气升；荆芥炭引血归经。二诊值经期，用王氏调经种玉汤，养血温经，祛瘀生新；三七少量养血补血，化瘀止血之功效；阿胶养血补血；达到全方气血并补，重补气，意在生血；心脾同治，重点在脾，脾旺气血生化有源。

王金权教授认为妇人阴类也，以血为本，故只可使其盛，不可使其衰，不可用攻伐，苦寒辛热之药，月经病注重调和养。

3. 瘀血内停证

刘某，年龄：40 岁。

初诊日期：2019 年 7 月 18 日。

主诉：月经量多 2 年。

病史：患者于 2018 年 5 月无明显诱因出现月经量多。LMP：2019 年 6 月 4 日，月经提前 5 天，行经 10 天，量多，色暗红，血块多，伴腹痛，腰困，行经乳房胀痛。曾就诊于当地医院，给予口服“妈富隆”21 天，2018 年 6 月至 8 月月经规律，2018 年 9 月至 2019 年 6 月 9 个月未行经。刻下：2019 年 6 月 4 日行经量多，色暗，小血块多，腹痛下坠感，伴乏力，体位性头晕，面色暗微黄，口干口苦，腰困，纳寐可，二便调。舌尖瘀点，舌质紫暗，苔微黄腻，舌下脉络瘀滞，脉沉细涩。妇科彩超（2019 年 7 月 5 日）：子宫后位，大小 6.0cm × 4.7cm，内膜厚 1.2cm。宫腔内可见节育环反射。血细胞分析：血红蛋白 112g/L。

既往史：体健，否认药物过敏史。14 岁初潮，月经 5~7/28~30 天，量中，无痛经。孕 2 产 2。

中医诊断：①月经过多（气滞血瘀）；②月经后期。

西医诊断：异常子宫出血。

治法：活血化瘀，滋阴清热，凉血止血。

方药 1：王氏逐瘀汤加减。

炒小茴香 1 克、炒干姜 1 克、醋延胡索 3 克、没药 3 克、川芎 5 克、当归身 9 克、官桂 3 克、赤芍 9 克、生蒲黄 10 克、炒五灵脂 10 克、益母草 10 克、三七 8 克，共 3 剂，水煎服，每日 1 剂，分 2 次温服。

方药 2：王氏养阴清热方加味。

女贞子 30 克、旱莲草 15 克、当归身 15 克、熟地 18 克、川芎 6 克、赤芍 12 克、太子参 15 克、麦冬 12 克、五味子 10 克、紫草 10 克、茜草 10 克、荆芥炭 9 克、仙鹤草 10 克，共 4 剂，水煎服，每日 1 剂，分 2 次温服。

先服方药 1，再服方药 2。

二诊：2019 年 7 月 25 日。

药后于 7 月 24 日行经，量较前减少，伴腰困，乏力，仍口干口苦，纳寐可，二便调，舌尖瘀点，质暗，苔白，舌下脉络瘀滞，脉细涩。

方药：上方方药 2 去紫草、茜草加酒山茱萸 12 克、续断 4 克、熟地 30 克，共 7 剂，水煎服，每日 1 剂，分 2 次温服。

三诊：2019 年 8 月 1 日。

服药后月经止，量可，仍感腹部下坠感，口干口苦，劳累后乏力，纳寐可，二便调，舌尖红，质暗，苔白，舌下脉络瘀滞，脉细涩。

方药：王氏养心汤加味。

黄芪 25 克、炒白术 25 克、党参 25 克、当归身 25 克、柴胡 4 克、升麻 4 克、陈皮 9 克、炙甘草 6 克、女贞子 20 克、旱莲草 10 克、荆芥炭 9 克、太子参 15 克、麦冬 12 克、五味子 10 克、阿胶 10 克，共 6 剂，水煎服，每日 1 剂，分 2 次温服，随后回访，月经规律，无不适。

按语：王金权教授认为患者月经量多由于血瘀、血热及阴虚。首诊选用王氏逐瘀汤加减，炒小茴香、炒干姜、官桂温经止血，生蒲黄、炒五灵脂活血化瘀，延胡索活血行气止痛，川芎血中气药可下行血海、助行瘀，当归身养血活血，防活血伤正，全方祛瘀生新，澄清胞宫，推陈出新，祛瘀不伤正，全方剂量小，以轻轻疏导，促瘀而出。瘀去后滋阴凉血止血，女贞子、旱莲草滋阴清热，太子参、麦冬、五味子益气养阴，紫草、茜草凉血止血，止血不留瘀，仙鹤草清热止血、补虚，四物汤养血。荆芥炭引血归经。二诊清热凉血血止，兼补肾，三诊益气滋阴补血扶正。

王金权教授认为临床因瘀导致月经量多患者很多，由于瘀滞致血不归经，必致气阴津液随血而脱，阴亏则虚热内生，虚火妄动，冲任不守，固摄无权，瘀久化热，临床月经量多多以瘀、热、虚作为诊断治疗，每多获效。月经量多切不可见血止血，以防留瘀，也不可一味多用炭类药物。王金权教授调经注重善后固本，尤其重视脾肾二脏，脾为后天之本，气血生化之源，调理脾固本；肾为先天之本，主封藏，司开合，肾精充足，胞宫开合有度，经水自调。

（王志华）

五、月经过少

（一）定义

月经过少是指月经周期正常，而经量明显减少或行经时间不足 2 天甚或点滴即净，连续出现两个月经周期以上称为“月经过少”。偶尔性的月经过少一般不属于此病范畴。临床可见于反复流产、子宫发育不良、子宫内膜病变、卵巢早衰或某些药物如避孕药、抗肿瘤药引起。因此及早治疗本病对维持女性正常生理功能，保持生育能力有积极意义。

月经过少首见于晋代王叔和《脉经》称“经水少”，认为病机是“亡其津液”。《妇人秘科》则谓“瘦人经水来少者，责其血虚且少也；肥人经水来少者，责其壅凝经隧也”。《医学入门》则言“内寒血涩少”，《傅青主女科》记有“多寡者，水气之验也”，综历代名家之言此病不外乎虚实两端，言虚者血虚也、肾虚也，言实者寒凝也、痰滞血瘀也。然月经之由是脏腑、经络、气血、天癸作用于胞宫而成。王氏妇科对本病更有独到见解。

（二）病因病机

王金权教授认为本病病机是血虚、肾虚、血瘀、痰阻，但深究其因则是心肝脾肾四脏及冲任失调所致。四脏之中尤以肾为重，经水出于肾，肾藏精，精血同源而互化，若肾精亏虚必连及阴血而致血虚经少。女子以肾为本，以肝为用，肝藏血，主疏泄，肝郁化火，必伤肝之阴血，肝体阴而用阳，肝血虚必使肝疏泄失常气滞血瘀，从而导致经行不畅月经量少。脾为中央土，后天之本也，气血生化之源。若脾虚而致气血生化乏源亦可血虚经少。再则脾虚失运，水湿不化聚而成痰，痰湿阻滞经络出现月经量少。《素问·离合真邪论》说：“天地温和则经水安静；天寒地冻则经水凝泣；天暑地热则经水沸溢；卒风暴起则经水波涌而陇起。”这说明经水在温和的条件下才能保证正常，故有寒凝血瘀则经水涩少之说。《素问·上古天真论》：“女子七岁，肾气盛，齿更发长；二七而天癸至，任脉通，太冲脉盛，月事以时下，故有子。”从此得知冲任二脉与月经极为密切，冲为血海，其脉上承乳腺，下贯胞宫肝肾所化精血所奉。任为阴脉之海，总督一身之阴，此二脉与月经的重要性不言而喻。上述脏腑经脉生理上相互依赖，病理上相互影响，临证需整体视之。

王氏妇科将此病分为肾虚、血虚、血瘀、痰湿四个证型。治疗本病辨证论治虚者补之，精血同调尤重脾肾，多用王氏益经汤。实者泻之、瘀者祛之，多用调经种玉汤。痰湿者多用二陈汤加减。

（三）分型论治

1. 肾虚证

主要证候：月经量少、腰膝酸软、神疲乏力、带下量少、头晕耳鸣、纳差，舌淡苔白，脉沉弱。

证候分析：经水出于肾，肾藏精，精血同源。肾虚则精亏，精亏则血少，故而经水量少。冲为血海，任主胞胎，均系于右肾，其气血乃右肾元精所化。肾精亏虚，化血乏源，冲任亏虚亦使经水量少。腰为肾之府，肾虚引起腰膝酸软。肾主骨生髓，脑为髓之海，肾虚可见头晕乏力。

治法：补肾益精。

方药：王氏益经汤加减。

熟地、炒白术、白芍、当归身、柴胡、丹皮、山药、杜仲、沙参、酸枣仁、党参、紫河车、鹿角胶、黄精、陈皮、甘草。

方义分析：方用熟地、炒白术大补肾精壮脾气，佐以党参、山药健脾运，黄精滋阴养精大补肾水，当归身补血和血、与熟地精血同调。柴胡、丹皮、杜仲解郁热而固肾之精，沙参益肺阴以壮肾水成金水相生之势。酸枣仁养心安神，心主血，心主胞脉。紫河车、鹿角胶血肉有情之品有补气益精之用，鹿角胶与熟地、黄精阴中求阳，阳中求阴，阴阳双补，陈皮理气防补药壅塞气机，甘草调和诸药。

服用方法：水煎服，每日 1 剂，分 2 次温服。

2. 血虚证

主要证候：月经量少、经色淡、神疲乏力、头晕汗出、面色皖白、舌淡苔白，脉虚弱无力。

证候分析：妇人经水乃气血所化，脾胃为后天之本，气血生化之源，五脏六腑、四肢百骸皆赖以养，脾胃健则精血充沛，血海充盈，脾失健运则气血生化无源，致使血虚经量减少。血虚可见面色皖白、头晕乏力。血虚脉道不充可见脉虚弱无力。

治法：补气养血。

方药：八珍汤加减。

熟地、白芍、当归身、川芎、党参、白术、茯苓、甘草、黄芪、续断、杜仲、紫河车。

方义分析：方用熟地大补阴精，精血同源故有益精养血之功，当归身补血养血和血，白芍疏肝养阴，二药补肝体之阴血，川芎活血行气使补而不滞，气血动则盛，滞则瘀，四药合用，精血互补而无瘀滞之弊，故有“妇科第一方”美誉。气能生血，气能行血，用黄芪合当归身起到补气生血之功。党参补中气益脾胃，炒白术燥湿健脾，二药合用补脾气健脾运。茯苓利湿健脾打开脾孔，使水谷精微入肝化血。紫河车血肉有情之品有补气益精之用。

服用方法：水煎服，每日 1 剂，分 2 次温服。

3. 血瘀证

主要证候：月经量少、色暗红，有块，伴经期腹痛，经期乳房胀痛，烦躁易怒，舌质紫暗，脉弦涩。

证候分析：人之气血贵在流畅，气能行血，气行则血行，气滞则血瘀。肝主疏泄，总理人体气机，肝气郁滞，疏泄失职，而致气滞血瘀，经行不畅，经水量少。肝郁气滞，可见经期乳房胀痛，烦躁易怒。

治法：理气活血、祛瘀生新。

方药：调经种玉汤。

熟地、白芍、当归身、川芎、延胡索、陈皮、香附、肉桂、丹皮、吴茱萸、桃仁、红花、益母草、茯苓。

方义分析：方用熟地入肾，壮水补阴，白芍入肝，敛阴养血。当归身补血活血止痛，补中有动，行中有补，为"血中气药，血中圣药"，川芎活血化瘀，吴茱萸温经散寒止痛，肉桂补火助阳、散寒止痛、温通经脉。血得热则行，遇寒则凝，经血欲行必得阳气鼓舞，二药合用内寒去，经水行。香附行气解郁、调经止痛，有"气中血药"之称，延胡索辛苦而温、行气活血，长于止痛。丹皮清热凉血，以制热药防其伤阴。益母草行血养血，行血而不伤正，养血而不滞血，合桃仁、红花活血通经、祛瘀生新。

服用方法：水煎服，每日 1 剂，分 2 次温服。

4. 痰湿证

主要证候：月经量少、色淡质黏，伴形体肥胖、神疲倦怠、纳差痰多，舌苔腻，脉滑。

证候分析：脾主运化水湿，脾虚运化失常，聚湿成痰，痰湿下注壅滞冲任，而致经量减少。湿性重浊，可见倦怠乏力。痰湿集聚致形体肥胖。苔腻脉滑皆是痰湿之象。

治法：健脾燥湿，理气活血。

方药：二陈汤加减。

半夏、陈皮、茯苓、甘草、苍术、厚朴、香附、川芎、青皮、槟榔、木香、莪术。

方义分析：本方用二陈汤做底，可祛湿浊化痰湿。合平胃散加强其理气化湿之功。加槟榔、香附、木香理气之品可使气行湿行，莪术、川芎活血化瘀，推动瘀滞之血脉，祛除血中之瘀浊痰湿。

服用方法：水煎服，每日 1 剂，分 2 次温服。

（四）临床病案

1. 肾虚证

郭某，年龄：32岁。

初诊时间：2020年5月12日。

主诉：月经量少2年余。

现病史：患者于两年前行人流术后出现月经量少，每月行经2天，护垫即可。LMP：2020年4月28日。月经如期而至，经行2天点滴而下，用护垫不足3块，色暗红，无血块。刻下：腰困乏力，手足冷，带下质稀，头晕耳鸣，烦躁，汗多，活动后加重，入睡难，纳差，二便调。舌淡苔白，脉沉弱。

既往史：体健，否认药物过敏史。

月经婚育史：13岁初潮。2~3/28~30天，月经量少。孕2产0，人流2次。

中医诊断：月经过少（肾虚证）

西医诊断：月经稀少。

治法：健脾益肾，养血调经。

方药：王氏益经汤。

熟地30克、炒白术30克、白芍12克、当归身15克、柴胡3克、丹皮9克、山药15克、杜仲4克、沙参9克、酸枣仁10克、党参6克、紫河车4克、鹿角胶4克、黄精15克、陈皮9克、甘草6克、巴戟天10克，共7剂，水煎服，每日1剂，分2次温服。

二诊：2020年5月19日。

药后腰困、乏力、头晕、纳差均好转。再予7剂。

三诊：2020年5月26日。

药后月经如期而至。LMP：2020年5月25日，经行至今，湿透卫生巾约2块。现正值经期，予调经种玉汤活血调经。

按语：患者人流2次，属房劳多产，以致肾阴亏损，血海空虚。胞宫属肾，益其损者必补其肾，方能复其功。患者腰困、头晕、手足冷属于肾气虚所致。经水出于肾，肾藏精，为冲任之本，主生长发育。肾虚精亏可致月经量少，纳差乏力与脾胃虚相关，脾胃为气血生化之源，脾胃健则精血充沛，血海充盈，反之则经水量少。《景岳全书》指出，调经之要，贵在补脾胃以资血之源，养肾气以安血之室，知斯二者则尽善也。烦躁纳差乃肝郁克土之象，木旺克土脾之运化受阻，气血化源不足，经水自然变少。方中熟地、炒白术大补肾精壮脾气，佐以党参、山药健脾运，黄精滋阴养精大补肾水，当归身补血和血，伍熟地、黄精，精血同调。柴胡、丹皮疏肝理气兼清肝热以止烦躁。柴胡配党参疏肝健脾以助脾运，沙参益肺阴以壮肾水成金水相生之势。酸枣仁养心安神，心主血，心主胞脉。紫河车、鹿角胶血肉有情之品有补气益精之用，入巴戟天补肾阳而祛寒，合熟地、黄精阴中求阳，阳中求阴，阴阳双补，陈皮理气防补药壅塞气机，甘草调和诸药。全方补脾肾调心肝益精血故病者痊愈。

2. 血虚证

李某，年龄：38 岁。

初诊时间：2020 年 5 月 19 日。

主诉：月经量少半年余。

现病史：患者平素月经规律，近半年出现月经量少，经期 5 天，湿透卫生巾约 2 块，色淡粉，无血块，伴头晕乏力，纳差，稍劳汗出，腰酸困，带下量少，体瘦，面色㿠白，眠可，大便溏泄，每日 2 次，小便正常，舌淡苔白，脉细弱。LMP：2020 年 5 月 3 日，经行 4 天，湿透卫生巾约 2 块，色淡，无血块，无腹痛，轻度腰困。

既往史：体健，否认药物过敏史。14 岁初潮，4~5/30~35 天，孕 2 产 2。

中医诊断：月经过少（血虚证）。

西医诊断：月经稀少。

治法：益气养血。

方药：八珍汤加减。

熟地 18 克、白芍 12 克、当归身 15 克、川芎 6 克、党参 15 克、白术 15 克、茯苓 12 克、甘草 6 克、黄芪 25 克、续断 12 克、杜仲 12 克、紫河车 4 克，共 7 剂，水煎服，每日 1 剂，分 2 次温服。

二诊：2020 年 5 月 26 日。

药后腰困、头晕、乏力、汗出均好转，上方去续断、杜仲再进 7 剂。

三诊：2020 年 6 月 6 日。

药后经水至，经量较前增多，湿透卫生巾约 3 块，予调经种玉汤活血理气，使旧血去新血生。

按语："二七而天癸至，任脉通，太冲脉盛，月事以时下，故有子……五七阳明脉衰，面始焦，发始堕。"《素问・上古天真论》患者 38 岁，已过五七之年，阳明脉已衰，阳明胃为水谷之海，气血生化之源，且冲脉隶属于阳明，冲为血海，十二经脉之海，故阳明胃与脾的状态直接影响月经多寡。患者头晕、乏力、汗出、面色无华皆为气血亏虚之象，治疗以补气养血为主。《黄帝内经》曰"中焦受气取汁，变化而赤是谓血"，指出血液是由中焦脾胃的水谷精微化生而成，若脾胃虚弱，运化失健，则营血匮乏，可致月经过少，甚者经闭。方中续断、杜仲补肝肾，强腰膝，故对腰困效佳，紫河车补气养血益精为女科虚证之佳品。诸药合用强脾胃益气血之源，补精血，疗精血双亏之疾。

3. 血瘀证

王某，年龄：26 岁。

初诊时间：2020 年 4 月 7 日。

主诉：月经量少2个月余。

现病史：患者平素月经规律，近两月出现月经量少，经行7天，用卫生巾不足2块，色暗红有血块，伴腹痛腹胀，腹部觉冷，带下清稀，时乏力，食纳可，眠可，舌淡苔白，脉弦滑。LMP：2020年4月6日，经行至今，色暗红伴腹痛，湿透半块卫生巾。

既往史：体健，否认药物过敏史。13岁来潮。6~7/28~30天，未婚。

中医诊断：月经过少（血瘀证）。

西医诊断：月经稀少。

治法：理气活血，化瘀通经。

方药：熟地18克、白芍12克、当归身15克、川芎9克、醋延胡索10克、陈皮10克、香附9克、肉桂5克、丹皮9克、吴茱萸4克、桃仁10克、红花10克、益母草15克、茯苓10克，共7剂，水煎服，每日1剂，分2次温服。

二诊：2020年4月14日。

药后经量增多，血块减少，腹痛减轻。LMP：2020年4月6日，经行7天，色暗红，湿透卫生巾约3块。现乏力、腰困、食纳可、眠可、舌淡苔白，脉虚。予仙花送子汤补益精血，为下次月经奠定物质基础。

按语：患者经色暗红伴有血块，腹痛表现出瘀血特点，治疗应以活血化瘀为大法，然女性一生经、孕、胎、产、乳均以血为本，以血为用，妇人之血，宜盛不宜衰，宜活不宜瘀，宜通不宜塞，宜平和不宜寒热，宜调养不宜克伐。气血动则盛，滞则瘀。故选四物汤补其气血，方中熟地入肾壮水补阴，白芍入肝敛阴养血，精血同源而互化。当归身补血活血止痛，补中有动，行中又补为“血中气药，血中圣药”，川芎活血化瘀，吴茱萸温经散寒止痛，治疗患者腹部冷痛，肉桂补火助阳、散寒止痛、温通经脉。血得热则行，遇寒则凝，经血欲行必得阳气鼓舞，二药合用内寒去，经水行。香附行气解郁、调经止痛，有“气中血药”之称，延胡索辛苦而温、行气活血长于止痛。丹皮清热凉血，以制热药，防其伤阴。血不利则为水，茯苓利水通经，益母草行血养血，行血而不伤正，养血而不滞血，合桃仁、红花活血通经、祛瘀生新。全方共奏养血和血、理气化瘀止痛、暖宫散寒之功。

4. 痰湿证

郝某，年龄：26岁。

初诊时间：2020年8月4日。

主诉：经水量少1年余。

现病史：患者婚后2年来因饮食不节制，懒于运动，体重渐升，较前增加约15千克，近1年来出现经水量少。LMP：2020年7月13日，经行5天，湿透卫生巾不足2块，色淡质黏，伴少量血块，经期轻度腹痛。现症见：体型肥胖，神疲乏力，带下量多，色白，纳差恶心，咽部异物感，现工具避孕。舌苔白腻，脉滑。

既往史：体健，否认药物过敏史。14 岁初潮。4~5/30~33 天，已婚，孕 0。

中医诊断：月经过少（痰湿证）。

西医诊断：月经量少。

治法：健脾燥湿，理气通经。

方药：二陈汤加减。

半夏 10 克、陈皮 10 克、茯苓 15 克、甘草 6 克、苍术 10 克、厚朴 9 克、香附 9 克、川芎 6 克、青皮 6 克、槟榔 6 克、木香 6 克、生姜 3 片，7 剂，水煎服，每日 1 剂，早晚空腹温服。嘱其忌食生冷油腻食物，加强锻炼。

二诊：2020 年 8 月 11 日。

患者服药后精神好转，饮食转佳，咽部异物感减轻，白带减少。LMP：2020 年 7 月 13 日，经行 5 天，湿透卫生巾不足 2 块，色淡质黏，伴少量血块，经期轻度腹痛，舌淡苔白，脉滑。

上方加桃仁 8 克、红花 8 克、益母草 15 克，共 7 剂，水煎服，每日 1 剂，早晚空腹温服。嘱其忌食生冷油腻食物，加强锻炼。

三诊：2020 年 8 月 18 日。

患者自诉服药后经量较前增多，精神转佳，恶心全无。LMP：2020 年 8 月 12 日，经行 5 天，湿透卫生巾 3 块，色鲜红，舌淡苔白，脉弦细滑。

上方去桃仁、红花、益母草，加党参 15 克、白术 20 克，共 7 剂，水煎服，每日 1 剂，早晚空腹温服。后随访经量正常，近来遵医嘱注意节食，加强锻炼，体重较前减少，气色较佳。

按语：此患者婚后饮食不节制，失于锻炼，渐致体重失常而成肥胖之体，肥人多痰多湿，痰湿下注，壅塞冲任，而致经水减少，经期延后。痰湿停滞于胃脘则纳差呕恶，痰浊上泛则咽喉不利。饮食失节，损伤脾胃，脾失健运，气血化生乏源，故见气血亏虚，神疲乏力，经水量少。《诸病源候论》认为脾胃虚弱，不能克消水浆，故有痰饮。由此看来脾失健运，痰湿内生。久居湿地，饮食失调，运动减少，聚湿成痰是外因。二者相互影响。然此患者当以化痰湿为主，后期辅以健脾益气。方中半夏燥湿化痰，陈皮理气和胃、燥湿醒脾，茯苓渗湿悦脾，脾喜燥恶湿，二陈汤燥湿气，健脾运。苍术以其辛香苦温，入中焦燥湿健脾，使湿去，脾运有权。湿邪阻碍气机，且气行则湿化。入厚朴，此品芳化枯燥，长于行气除满，且可化湿，与苍术相伍，行气以除湿，燥湿以运脾，使滞气得行，湿浊得去。木香、槟榔、香附理气化滞，气行湿行。桃仁、红花、川芎活血化瘀，推动瘀滞之血脉，合用理气之品使气通血活，血中痰湿瘀滞得除，血脉得畅，经水量增。

（许建国）

六、经期延长

（一）定义

经期延长是指月经周期正常，行经时间超过 7 天以上，甚或淋漓 2 周方净，又称“经事延长”。本病始见于《诸病源候论》。

西医常见排卵型功能失调性子宫出血、盆腔炎症、子宫内膜炎等引起的经期延长，宫内节育器和输卵管结扎术后引起的经期延长，均可参照本病治疗。

（二）病因病机

发病机制主要是冲任不固，经血失于制约。常由气虚、血热和血瘀所致。素体虚弱，或劳倦过度，或忧思不解，损伤脾气，中气不足，冲任不固，不能约制经血，以致经期延长。素体阴虚，或久病伤阴，房事不节，或忧思积念，阴血暗耗，阴虚内热，热扰冲任，迫血妄行，不能约制经血，以致经期延长。素性抑郁，或忿怒过度，肝气郁结，气滞血瘀；或经期产后，余血未尽之际，感受外邪，或交合阴阳，外邪与血相搏成瘀，瘀阻冲任，血不循经，遂致经期延长。

（三）分型论治

1. 气滞血瘀证

主要证候：行经时间延长，超过 7 天，甚至淋漓半月方净，经色深红或紫黯夹有血块，血块大者，腹胀痛甚，血块小者，小腹微微隐痛。偶伴乳房胀痛，胸胁胀闷。舌质红，边尖有瘀点或舌下络脉瘀紫，脉滑。

证候分析：瘀血阻于冲任，新血难安，故经行时间延长，量或多或少；瘀阻冲任，气血运行不畅，“不通则痛”，故经行小腹疼痛，经色黯淡，有血块；色黯或者有瘀点，脉涩亦为血瘀之征。

治法：活血化瘀，逐瘀止崩。

方药：王氏逐瘀汤。

炒小茴香、炒干姜、官桂、生蒲黄、炒五灵脂、没药、醋延胡索、益母草、赤芍、通草、酒当归、川芎。

方义分析：方中小茴香、干姜、官桂温经散寒；当归、川芎、赤芍养血活血行瘀；没药、蒲黄、五灵脂、益母草、通草、延胡索活血化瘀止痛。

服用方法：水煎服，每日 1 剂，分 2 次空腹温服。

2. 阴虚血热证

主要证候：行经时间延长，超过 7 天，甚至淋漓半月方净，血色鲜红或略深红质稀。偶有隐痛，面颊潮红，烦热口干，大便不爽。舌质红，苔少，舌下脉络无瘀紫，脉细数或滑。

证候分析：阴虚内热，热扰冲任，冲任不固，经血失约，故经行时间延长；阴虚血亏，故量少，质稀，无血块，火旺故经色鲜红；虚火灼经，经液不能上承则咽干口燥；潮热颧红，手足心热，舌红少苔，脉细数均为阴虚内热之象。

治法：滋阴清热，凉血止血。

方药：王氏滋阴清热汤。

女贞子、旱莲草、太子参、麦冬、五味子、紫草、茜草、仙鹤草、地榆炭、陈皮、甘草。

方义分析：方中二至丸滋阴凉血止血，太子参、麦冬、五味子滋阴益气止血，紫草、茜草、仙鹤草、地榆炭凉血止血化瘀而不留瘀血，陈皮行气防止过于滋腻，甘草调和诸药。

服用方法：水煎服，每日 1 剂，分 2 次空腹温服。

3. 气阴两虚证

主要证候：行经时间延长，超过 7 天，甚至淋漓半月方净，色淡红，无血块，偶有少许血块。小腹隐隐胀痛，面色无华，语声低微，少气懒言，神疲乏力，纳可嗜睡，二便调。舌质红，苔薄白，脉细弱或细数。

证候分析：气阴亏耗日久，气虚则血行无力，故经血淋漓不尽，经期延长，心脉失养故胸闷隐痛，心悸。气阴两虚则可见乏力气短，倦怠懒言，自汗，动则益甚，头晕目眩诸症。舌偏红或有齿痕，脉细无力或结代均为气阴两虚之候。

治法：益气养阴，固冲止崩。

方药：王氏益气生津汤。

太子参、麦冬、五味子、黄芪、党参、焦白术、升麻、柴胡、紫草、茜草、荆芥穗炭、陈皮、当归、甘草。

方义分析：方中麦冬、党参、五味子为生脉饮益气滋阴，配合太子参、黄芪、升麻、白术补气，柴胡补气升提，紫草、茜草、荆芥穗痰凉血止血化瘀，陈皮理气，当归养血，甘草调和诸药。

服用方法：水煎服，每日 1 剂，分 2 次空腹温服。

4. 心脾两虚证

主要证候：行经时间延长，超过 7 天，甚至淋漓半月方净，色淡红，或量少淋漓不尽，色淡红。心悸烦躁，倦怠食少，面色萎黄或淡白无光泽，健忘失眠，大便溏薄，舌质淡胖，苔薄白，或边有齿痕，脉细弱。

证候分析：脾主中气而统摄血液，脾虚气弱，统摄无权，冲任不能约制经血以致月经淋漓，过期不净。气虚火衰不能化血为赤，故经色淡，质清稀。脾虚运化失职，水湿渗入，故经血夹水迹。气虚阳气不布故神倦嗜卧，肢软无力。脾虚化源不足，营血衰少，血海满，溢不多故经量少。气虚血少，脑失所养则头昏眼花。血不养心故健忘失眠，脾虚失运则纳少便溏。舌淡、脉虚缓弱均为气血虚弱之证。

治法：健脾养心，益气固冲。

方药：王氏养血健脾汤方。

太子参、黄芪、焦白术、当归、龙眼肉、茯神、炒酸枣仁、远志、百合、荆芥穗炭、木香、陈皮、甘草。

方义分析：方中人参、白术、黄芪、甘草健脾补气固冲；当归、龙眼肉、大枣健脾养血；酸枣仁、百合、茯神、远志养心宁神；陈皮、木香行气醒脾。全方共奏补脾养心，固冲调经之效。

服用方法：水煎服，每日 1 剂，分 2 次空腹温服。

（四）临床病案

1. 气滞血瘀证

卢某，年龄：46 岁。

初诊时间：2020 年 11 月 12 日。

主诉：经期延长 15~20 天，2 年余。

现病史：14 岁初潮，既往月经期、色、量基本正常。近 2 年来月经周期尚正常。但经期延长，每次经行 15~20 天方净，其间时流时止，月经量较多，色黯红，经期小腹胀。曾服中西药治疗，效果不满意。在某医院进行西药人工周期治疗，当时效可，停药后再发。平时带下量或多或少，饮食二便正常。LMP：2020 年 11 月 10 日，现为经行第 3 天，经量多，色黯红，伴小腹胀。2020 年 10 月 9 日宫腔刮出物病理报告：子宫内膜轻度腺性增生过长。舌淡红，苔薄白，脉弦细。

既往史：既往健康，否认过敏史。14 岁初潮，5~7/28~30 天。孕 1 产 1。

中医诊断：经期延长（气滞血瘀）。

西医诊断：异常子宫出血。

治法：活血化瘀，逐瘀止崩。

方药：王氏逐瘀汤。

炒小茴香 1 克、炒干姜 1 克、官桂 3 克、生蒲黄 9 克、炒五灵脂 5 克、没药 3 克、醋延胡索 3 克、益母草 10 克、赤芍 5 克、通草 6 克、当归 9 克、川芎 5 克，共 4 剂，水煎服，每日 1 剂，早晚分服。

二诊：2020 年 11 月 16 日。

患者服用上方后阴道流血明显减少，淡红色，无血块，偶有小腹胀痛，更换王氏调经 2 号方。

方药：女贞子 10 克、旱莲草 20 克、升麻 4 克、黄芪 15 克、续断 10 克、熟地 18 克、炒山药 12 克、山茱萸肉 12 克、陈皮 9 克、炙甘草 5 克，共 4 剂，水煎服，每日 1 剂，早晚分服。

三诊：2020 年 11 月 20 日。

患者服用上方后阴道流血止，偶有小腹胀痛，精神状态佳。

按语：方中炒小茴香、炒干姜温经止痛，醋延胡索活血行气止痛，生蒲黄、炒五灵脂为失笑散活血化瘀，没药、赤芍助其祛瘀之力。川芎为血中气药，下行血海，助行瘀。当归、益母草养血活血，防活血伤正，标本兼顾。佐以通草，通行冲任，引瘀血下行。本方为王氏妇科在前人王清任少腹逐瘀汤的基础上加益母草、通草，强调活血化瘀不伤正，故加益母草以助当归活血养血之力。血行不畅、点滴色黑者加大养血调经之品益母草的用量。王氏妇科在本方中妙用通草，以引经，通达冲任之脉，使瘀血得化。全方共奏祛瘀生新，澄清胞宫，推陈出新之力，祛瘀不伤正，体现“通因通用”之大法。也是王氏妇科对唐容川“新血生，则瘀血自去”理论的灵活应用。而且全方用药剂量较小，以达轻轻疏导之效，促瘀而出。若胸胁胀痛者加以醋柴胡、川楝子以增强疏肝理气之功；腹痛甚者加乌药温暖胞宫。

2. 阴虚血热证

熊某，年龄：21 岁。

初诊时间：2017 年 8 月 7 日。

主诉：经期延长 6 年。

现病史：6 年前因上高中，环境改变，学习紧张，遂出现月经不调，经期延长，淋漓量少。近来经期长至 20 天，颜色鲜红，无血块，无腹痛，带下正常。患者就诊时症见面色略潮红。LMP：2017 年 7 月 30 日，经行至今，经量少，色红，无腹痛，伴手足心热，出汗较多。现纳可，眠安，二便调。既往 2006 年 9 月行乳腺纤维腺瘤手术。舌质淡红，苔薄白，脉弦细小滑。

既往史：既往健康，否认过敏史。14 岁初潮，5~7/28~30 天。未婚。

中医诊断：经期延长（阴虚血热证）。

西医诊断：异常子宫出血。

治法：滋阴清热，凉血止血。

方药：王氏滋阴清热汤。

女贞子 30 克、旱莲草 15 克、太子参 6 克、麦冬 15 克、五味子 12 克、紫草 10 克、茜草 10 克、仙鹤草 15 克、地榆炭 15 克、陈皮 8 克、甘草 5 克。

二诊：2017 年 8 月 14 日。

患者服用上方后经血止，感手足心热症状稍缓解，偶有乳胀等不适，舌黯红，脉弦。上方加用瓜蒌 10 克、郁金 8 克，继续用 7 剂，水煎服，每日 1 剂，早晚分服。

三诊：2017 年 9 月 10 日。

患者服用上方加减 21 剂，此次经期未延长。LMP：2017 年 8 月 30 日，经行 7 天，量中，色红，舌脉同前。

按语：关于二至丸，早在王肯堂《证治准绳》中有记载，本方中王氏妇科重用女贞子、旱莲草滋阴清热，以静血海；同时据现代药理学研究，墨旱莲具有明显的促凝作用，无论对内源性凝血系统还是外源性凝血系统均有明显的影响。生脉散用太子参、麦冬、五味子补气养阴，以滋补气阴；紫草、茜草凉血止血，仙鹤草清热止血，兼有补虚之功；地榆炭凉血止血，止血不留瘀；陈皮健脾益气，扶脾固冲。全方共奏滋阴之中以静血海，凉血之中行止崩大法。

3. 气阴两虚证

陈某，年龄：34 岁。

初诊时间：2020 年 10 月 6 日。

主诉：月经延长 3 个月。

现病史：患者既往月经周期 23–27 天，经行 5 天，3 个月前出现经期延长，经行 7 天后常淋漓不尽至 15 天方干净，偶有少许血块。LMP：2020 年 10 月 2 日，经行至今，量中，鲜红色，小腹隐隐胀痛，平素自汗明显，少气懒言，带下黄，纳欠佳，二便调，舌暗红，苔薄黄，脉细弦。

既往史：既往健康，否认过敏史。14 岁初潮，5/23~27 天。孕 1 产 1。

中医诊断：经期延长（气阴两虚证）。

西医诊断：异常子宫出血。

治法：益气养阴，固冲止崩。

方药：王氏益气生津汤加减。

太子参 15 克、麦冬 10 克、五味子 12 克、黄芪 20 克、党参 15 克、焦白术 12 克、升麻 6 克、柴胡 6 克、紫草 12 克、茜草 12 克、地榆炭 15 克、血余炭 10 克、芥穗炭 10 克、陈皮 8 克，共 7 剂，水煎服，每日 1 剂，早晚分服。

二诊：2020 年 10 月 13 日。

患者服用上方后阴道流血止，小腹隐痛较前改善，少许白带，脉细弦。去掉地榆炭、血余炭、芥穗炭，加川续断 10 克，继续 5 剂，水煎服，每日 1 剂，早晚分服。

三诊：2020 年 10 月 18 日。

患者服用上方后少气懒言症状明显缓解，诉无腹痛，无出血，精神状态可。

按语：人参、麦冬、五味子组成的生脉饮，是中医益气养阴的古方，《医方考》谓之一补，一清，一敛，养气之道备也，名曰生脉。本方中用生脉饮益气养阴，以固冲任。重用黄芪、党参健脾益气，升阳固本，焦白术健脾资血又统血归经。升麻、柴胡升提阳气，以固冲止血。正如李东垣在补中益气汤方解中所注：黄芪、炙甘草、人参三味为“除湿热、烦热之圣药”，当归身“和血脉”，陈皮导气，又能“益元气”，白术“除胃中热，利腰脊间血”。六味既补脾胃之元气，又可和血理气，为本方核心部分。紫草、茜草凉血止血，地榆炭、血余炭、芥穗炭等炭类药止血不留瘀。经期延长日久，腰膝酸软者，带下者加川断续、狗脊滋补肝肾、壮腰膝。

4. 心脾两虚证

王某某，年龄：31 岁。

初诊时间：2020 年 4 月 1 日。

主诉：经期延长至 15 天半年。

现病史：患者近半年月经经行 15 天方净。LMP：2020 年 3 月 25 日，经行至今，第 1~3 天量多，色淡红，无痛经，伴腰酸，气短懒言，面色㿠白，纳呆，眠可，小便调，大便质稀。既往顺产 1 次。舌淡红，苔薄白，有齿痕，脉缓弱。

既往史：既往健康，否认过敏史。14 岁初潮，5~7/30 天。孕 1 产 1。

中医诊断：经期延长（心脾两虚证）。

西医诊断：异常子宫出血。

治法：健脾养心，益气固冲。

方药：王氏养血健脾汤方。

太子参 10 克、黄芪 20 克、焦白术 15 克、当归 15 克、龙眼肉 12 克、茯神 10 克、炒酸枣仁 10 克、远志 12 克、三七参 6 克、芥穗炭 15 克、贯仲炭 12 克、木香 8 克、陈皮 9 克、甘草 5 克，共 7 剂，水煎服，每日 1 剂，早晚分服。

二诊：2020 年 4 月 8 日。

患者服用上方后阴道流血止，气短较前缓解，仍感腰酸腰痛，加盐杜仲 8 克，继续用 7 剂，水煎服，日 1 剂，早晚分服。

三诊：2020 年 5 月 4 日。

患者服用上方后此次月经经期未延长。LMP：2020 年 4 月 25 日，经行 5 天，腰痛较前明显缓解，无明显少气懒言。

按语：宋代严用和《济生方・卷四》曰“归脾汤，治思虑过度，劳伤心脾，健忘怔忡”，明确指出其功能主治。元代危亦林《世医得效方》扩大了归脾汤的主治范围，用其治疗脾不统血所致的各种出血症。后世医家对其拓展应用较广，本方即王氏妇科将归脾汤化裁而来治疗心脾两虚的经期延长。方中重用太子参、黄芪益气升阳固本；焦白术健脾气以统血归经；当归、龙眼肉甘温补血养心；茯神、炒酸枣仁、远志宁心安神；陈皮健脾理气以资化源；木香辛香而散，理气醒脾，与大量益气健脾药配伍，复中焦运化之力，又能防大量益气健脾药滋腻碍胃，使得全方补而不滞，滋而不腻；三七参活血止血，止中有行，无留瘀之弊；芥穗炭、贯仲炭炒炭后尤善入血分而理血，非单纯止血之品，而具有引血归经之功。若乏力倦怠甚者加升麻，升提阳气，助摄血之功；若虚劳腰膝酸困者加以炒杜仲、川续断、狗脊、桑寄生补肝肾之品。同时也是王氏妇科对唐容川独创的止血大法“治阳明即治冲脉”的灵活应用。

（蒋秋霞）

七、崩漏

（一）定义

崩漏是指经血非时暴下不止或淋漓不尽，前者称为崩中，后者称为漏下，由于崩与漏二者常相互转化，久崩不止，可致成漏，漏下不止，亦可成崩，故概称为崩漏。崩，始见于《素问》之“阴虚阳搏谓之崩”。漏，始见于《金匮要略方论》之中的“妇人有漏下者，有半产后因续下血都不绝者，有妊娠下血者”。西医学将排卵障碍性异常、异常子宫出血等归属于崩漏的范畴，是月经周期、经期、经量严重紊乱的月经病。

（二）病因病机

王金权教授将崩漏的病因概括为热、虚、瘀三个方面，其主要的发病机理是劳伤血气，脏腑损伤，血海蓄溢失常，冲任二脉不能制约经血，以致经血非时而下。治疗上采用“急则治其标，缓则治其本”的原则，灵活运用“塞流、澄源、复旧”三法。王氏妇科历史悠久，传承千载，沉淀了深厚的学术渊源，积累了珍贵的学术思想。“崩漏”一病，病因错综复杂和病程迁延不愈是其诊治难点，王金权教授在中医理论的奠基上，强调整体观念、审证求因，辨证论治，以“止血不忘祛瘀”为指导思想，活涩并用，擅用炭类，妙用药对，临床中屡起沉疴。

（三）分型论治

1. 脾虚证

主要证候：崩漏日久，经乱无期，月经超前量多或量少淋漓不尽，色淡红，质清稀。倦怠食少，面色萎黄或淡白，健忘失眠，大便溏薄。舌质淡胖，苔薄白，或边有齿痕，脉细弱。

证候分析：脾虚中气虚弱甚或下陷，则冲任不固，血失统摄，故经乱无期或经血淋漓不尽；气虚火不足，故经血色淡质稀；中气不足，清阳不升，故倦怠食少，健忘失眠；脾阳不振，故面色萎黄或淡白；脾虚水湿不运，故大便溏薄；舌质淡胖，苔薄白，或边有齿痕，脉细弱均为脾虚阳气不足之象。

治法：健脾养心，益气固冲。

方药：王氏养血健脾方。

党参、黄芪、焦白术、当归身、龙眼肉、茯神、炒酸枣仁、远志、三七参、芥穗炭、贯众炭、陈皮、甘草。

方义分析：方中党参、黄芪、焦白术补中益气，健脾固摄，以治其本；血为气之母，气虚时久，营血亦亏，故用当归身养血和营；龙眼肉、茯神、酸枣仁、远志养心安神；三七参、芥穗炭、贯众炭补肾固冲、收涩止血；陈皮理气和胃，使诸药补而不滞；甘草调和诸药，全方共奏健脾养心，益气固冲之功。

服用方法：水煎服，每日 1 剂，分 2 次温服。

2. 肾虚证

主要证候：经乱无期，出血量少，淋漓不尽，甚至累月不止，或停经数月后又突然暴崩下血，经色鲜红，质稍稠，腰膝酸软，五心烦热，失眠多梦，头晕耳鸣，口干咽燥。舌红，苔少或有裂纹，脉细数。

证候分析：肾阴亏虚，阴虚失守，封藏失司，冲任不固，故经乱无期，经血淋漓不尽或暴崩而下；阴虚生内热，热灼阴血，则血色鲜红质稠；阴血不足，不能上荣于脑，故失眠多梦，头晕耳鸣；阴精亏虚，外府不荣，作强无力，则腰膝酸软；水不济火，故五心烦热，口干咽燥；舌红，苔少或有裂纹，脉细数均为肾阴亏虚之象。

治法：补肾滋阴，止血调经。

方药：王氏养阴清热方。

熟地、炒山药、山茱萸、丹皮、泽泻、知母、黄柏、巴戟天、地榆炭、紫草、茜草。

方义分析：方中熟地滋肾填精，大补真阴；山药补脾益阴，滋肾固精；山茱萸养肝滋肾，涩精敛汗，三药相配，是为“三补”，达到三阴并补之功；泽泻清泄肾火；丹皮清泄肝火；知母与黄柏相配，一润一燥，滋肾阴以泻虚热；巴戟天补肾强腰，有“阳中求阴”之意；地榆炭、紫草、茜草凉血止血，诸药配伍，全方共奏健脾养心，益气固冲之效。

服用方法：水煎服，每日 1 剂，分 2 次温服。

3. 血热证

主要证候：经来无期，量少淋漓不尽或量多势急，血色鲜红质稠。偶有隐痛，面颊潮红，烦热口干，小便黄少，大便干结，舌质红，苔薄黄，舌下脉络无瘀紫，脉细数。

证候分析：阴虚失守，冲任不固，故经血非时而下；阴虚生热，虚热扰血，热迫血行，则量少淋沥或量多势急，经血鲜红质稠；潮热口干，尿黄便结，舌红，苔薄黄，脉细数均为阴虚血热之象。

治法：滋阴清热，凉血止血。

方药：王氏崩漏 2 号方。

女贞子、旱莲草、太子参、麦冬、五味子、紫草、茜草、仙鹤草、地榆炭、陈皮、甘草。

方义分析：方中女贞子、旱莲草滋阴清热，以静血海；生脉散太子参、麦冬、五味子补气养阴，以滋补气阴；仙鹤草清热止血；紫草、茜草、地榆炭凉血止血，止血不留瘀；陈皮健脾益气，扶正固冲，甘草调和诸药，全方合用，共奏滋阴清热、凉血止血之功。

服用方法：水煎服，每日 1 剂，分 2 次温服。

4. 血瘀证

主要证候：经血非时而骤下，量时多时少，时止时出，或淋漓不尽数月，或停闭数月又突然崩中，继之漏下，经色深红或紫黯夹有血块，血块大者，腹胀痛甚，血块小者，小腹微微隐痛。偶伴乳房胀痛，胸胁胀闷，面色晦暗或无光泽。舌紫暗，边尖有瘀点或舌下络脉瘀紫，脉涩。

证候分析：胞脉瘀滞，旧血不去，新血难安，故经期紊乱，离经之血时停时流，经血时来时止；冲任瘀阻，新血不生，旧血蓄极而满，故经血非时暴下；瘀阻则气血不畅，故腹部疼痛，乳房胀痛，胸胁胀闷；血色深红或紫黯有块，舌紫暗，脉涩均为血瘀之象。

治法：活血化瘀，逐瘀止崩。

方药：王氏崩漏1号方。

炒小茴香、炒干姜、官桂、生蒲黄、炒五灵脂、没药、醋延胡索、益母草、赤芍、通草、当归身、川芎。

方义分析：方中炒小茴香、炒干姜小剂量温经散寒止痛；醋延胡索、没药活血行气止痛，当归身、川芎养血活血，使得活血化瘀不伤正；生蒲黄、五灵脂活血止痛；官桂为引经药，温通冲任；益母草、赤芍、通草活血化瘀；仙鹤草、黑芥穗止血不留瘀，全方共奏活血化瘀、逐瘀止崩之功。

服用方法：水煎服，每日1剂，分2次温服。

（四）临床医案

1. 脾虚证

赵某，年龄：22岁。

初诊时间：2022年6月2日。

主诉：经水量多伴淋漓不尽20天。

现病史：患者LMP 2022年5月13日，初始量多，色淡红，后逐渐减少，持续至今未净，湿透卫生巾约20片，色淡红而质稀，淋漓不尽，小腹偶有隐痛，伴心悸、神疲乏力。刻下：面色萎黄，纳呆，寐欠佳，小便可，大便溏薄，舌淡胖，苔薄白，边有齿痕，脉细弱。

既往史：体健，否认药物过敏史。初潮15岁，6/30天，量可，色淡红，无痛经。

中医诊断：崩漏（脾虚证）。

西医诊断：异常子宫出血 。

治法：健脾养心，益气固冲。

方药：王氏养血健脾加减方。

党参30克、黄芪30克、焦白术15克、当归身15克、龙眼肉12克、茯神10克、炒枣仁10克、远志12克、三七参6克、芥穗炭15克、贯众炭12克、陈皮9克、甘草5克，共7剂，水煎服，每日1剂，早晚分服。

二诊：2022年6月9日。

服药后阴道流血减少，仅擦拭可见，小腹隐痛明显缓解，心悸、神疲乏力、纳寐较前好转，大便溏薄，舌淡胖，苔薄白，边有齿痕，脉细弱。上方去贯众炭，共7剂，水煎服，每日 1 剂，早晚分服。

三诊：2022 年 6 月 16 日。

服药后出血止，无小腹隐痛、心悸等不适，神疲乏力明显减轻，面色萎黄好转，纳寐可，二便可，舌淡胖，苔薄白，边有齿痕，脉细弱。守上方，共 7 剂，水煎服，每日 1 剂，早晚分服。

按语：患者青年女性，禀赋脾虚，加之饮食不节，脾气受损，中气下陷，冲任不固，血失统摄，血行乖戾，溢于脉外，非时而下，月经量多伴淋漓不尽，色淡红而质稀，小腹偶有隐痛，伴心悸、神疲乏力，面色萎黄，纳呆，寐欠佳，小便可，大便溏薄，舌淡胖，苔薄白，边有齿痕，脉细弱，均为脾虚之象。一诊方中施以王氏养血健脾方加减，方中党参、黄芪大补元气，升阳固本；焦白术健脾益气以统血归经；当归身、龙眼肉补血养心；茯神、炒酸枣仁、远志宁心安神；三七参、芥穗炭、贯众炭善入血分而理血，具有引血归经之功；陈皮健脾益气，扶脾固冲，甘草调和诸药，全方合用，共奏健脾养心，益气固冲之功。二诊出血停止，减止血之味，继续服用，三诊出血止，于健脾养心中行归经止崩之法，继续用药巩固病情，脾旺则血统，归经则血止。

2. 肾虚证

刘某，年龄：44 岁。

初诊时间：2020 年 11 月 21 日。

主诉：经水淋漓不净 20 天。

现病史：患者 LMP 2020 年 11 月 1 日，持续至今未净，量中，色鲜红，淋漓不尽，伴腰膝酸软，五心烦热，头晕耳鸣，口干咽燥。刻下：纳可，寐欠佳，二便可，舌红，苔少，脉细数。

既往史：体健，否认药物过敏史。13 岁初潮，6/25~27 天，量中，色鲜红，无痛经，孕 2 产 2。

中医诊断：崩漏（肾虚证）。

西医诊断：异常子宫出血。

治法：补肾滋阴，止血调经。

方药：王氏养阴清热方。

熟地 24 克、炒山药 12 克、山茱萸 12 克、丹皮 6 克、泽泻 6 克、知母 10 克、黄柏 6 克、地榆炭 15 克、紫草 10 克、茜草 10 克，共 7 剂，水煎服，每日 1 剂，早晚分服。

二诊：2020 年 11 月 28 日。

服药后出血止，腰膝酸软，五心烦热，头晕耳鸣，口干咽燥较前减轻，纳寐好转，二便可，舌红，苔少，脉细数。上方去地榆炭，共 7 剂，水煎服，每日 1 剂，早晚分服。

三诊：2020 年 12 月 5 日。

患者自述上述症状明显缓解，无再次出血。守上方，共 7 剂，水煎服，日 1 剂，早晚分服。

按语：患者围绝经期女性，素体阴虚，产育耗伤真阴致肾阴亏损，元阴不足则虚火内生，迫血妄行，故经血淋漓不尽，色鲜红，伴腰膝酸软，五心烦热，头晕耳鸣，口干咽燥，纳可，寐欠佳，二便可，舌红，苔少，脉细数，均为肾虚之象，一诊方中施以王氏养阴清热方，方中熟地、山药、山茱萸滋补肝肾之阴，滋肾水，水旺则火清，血海清凉，而弄止血之功；丹皮、泽泻、知母、黄柏养阴清热，静血海，凉血热而止血；地榆、紫草、茜草凉血止血，全方合用，共奏补肾滋阴，止血调经之功。二诊血止，减止血之味，继续服用，三诊继续用药巩固病情，全方寓止于补，补阴而无浮动之虑，止血而无寒凉之苦，血海自固，经漏则止。

3. 血热证

田某，年龄：46 岁。

初诊时间：2022 年 11 月 20 日。

主诉：经水淋漓不净 15 天。

现病史：患者 LMP2022 年 11 月 5 日，持续至今未净，湿透卫生巾约 15 片，色鲜红而质稠，淋漓不尽，小腹偶有隐痛。面颊潮红，烦热口干，纳可，寐欠佳，小便黄，大便可，舌质红，苔薄黄，脉细数。

既往史：高血压病史，规律服药，血压控制尚可。13 岁初潮，7/25~27 天，量中，色鲜红，无痛经，孕 1 产 1。

中医诊断：崩漏（血热证）。

西医诊断：异常子宫出血。

治法：滋阴清热，凉血止血。

方药：王氏崩漏 2 号方。

女贞子 30 克、旱莲草 15 克、太子参 6 克、麦冬 15 克、五味子 12 克、紫草 10 克、茜草 10 克、仙鹤草 15 克、地榆炭 15 克、陈皮 8 克、甘草 5 克，共 7 剂，水煎服，每日 1 剂，早晚分服。

二诊：2022 年 11 月 27 日。

服药后出血止，小腹隐痛明显缓解，烦热口干、小便黄减轻，纳寐可，舌质红，苔薄黄，脉细数。上方去紫草、茜草，共 7 剂，水煎服，每日 1 剂，早晚分服。

三诊：2022 年 12 月 4 日。

LMP：2022 年 12 月 2 日至今，湿透卫生巾约 3 片，色鲜红，无血块，无小腹隐痛等不适症状。刻下：纳眠可，二便调，舌质红，苔薄黄，脉细数。

方药：女贞子 30 克、旱莲草 15 克、太子参 10 克、麦冬 15 克、五味子 12 克、仙鹤草 15 克、陈皮 8 克、甘草 5 克，共 3 剂，水煎服，每日 1 剂，早晚分服。随访月经自然干净，无不适。

按语：患者为围绝经期女性，素体阴虚失守，冲任不固，故经血非时而下；阴虚生热，虚热内扰，热迫血行，阴虚血少，则色鲜红而质稠，量少淋漓，面颊潮红，烦热口干，小便黄，舌质红，苔薄黄，脉细数，均为血热之象，一诊方中施以王氏崩漏2号方，方中女贞子、旱莲草滋阴清热，以静血海；生脉散太子参、麦冬、五味子补气养阴，以滋补气阴；仙鹤草清热止血；紫草、茜草、地榆炭凉血止血，止血不留瘀；陈皮健脾益气，扶正固冲，甘草调和诸药，全方合用，共奏滋阴清热，凉血止血之功。二诊血止，减止血之味，继续服用，三诊月经如期而至，自然干净，继续用药巩固病情，滋阴与清热并行，冲任二脉血海方能安常。

4. 血瘀证

郭某，年龄：35岁。

初诊时间：2020年10月20日。

主诉：经水淋漓不尽1个月余。

现病史：患者LMP 2020年9月20日至今，持续1个月，量可，色暗红，少量血块，伴腰困、乳房胀痛、小腹憋胀，经前无明显不适。平素情绪急躁易怒，偶有胸闷。刻下：纳寐可，二便调，舌暗红，苔薄白，边有瘀点，脉涩。

既往史：体健，否认药物过敏史。初潮13岁，7/28~30天，孕2产1，人流1次。

中医诊断：崩漏（血瘀证）。

西医诊断：异常子宫出血。

治法：活血化瘀，逐瘀止崩。

方药：王氏崩漏1号方。

炒小茴香1.5克、炒干姜1克、醋延胡索6克、五灵脂10克、没药10克、川芎5克、当归身9克、蒲黄10克、肉桂3克、赤芍6克、仙鹤草10克、黑芥穗10克，共5剂，水煎服，每日1剂，早晚分服。

二诊：2020年10月25日。

患者自述服药后出血减少，色暗红，血块减少，腰困减轻，乳房胀痛、小腹憋胀明显缓解，纳寐可，二便调，舌暗红苔薄白，边有瘀点，脉涩。上方加三七参9克，共5剂，水煎服，每日1剂，早晚分服。

三诊：2020年10月30日。

患者自述服药后出血停止，无明显不适症状。

按语：患者为育龄期女性，平素情绪急躁易怒，致气滞血瘀，胞脉瘀滞，旧血不去，新血难安，离经之血时停时流，经血时来时止，故经水淋漓不尽，色暗红，少量血块，伴腰困、乳房胀痛、小腹憋胀，舌暗红苔薄白，边有瘀点，脉涩，均为血瘀之象，一诊方施以王氏崩漏1号方，方中小剂量炒小茴香、炒干姜温经散寒止痛；醋延胡索、没药活血行气止痛，当归身、川芎养血活血，使得活血化瘀不伤正；蒲黄、五灵脂活血止痛；肉桂为引经药，温通冲任；赤芍活血化瘀；仙鹤草、黑芥穗止血不留瘀，二诊出血减少，加三七参收涩止血，三诊出血停止，全方共奏活血化瘀，逐瘀止崩之功，寓止血于活血之中，而且全方活血之品均用小剂量，作用温和，并非破血之品，活血不伤正，标本兼治，同时体现“审证求因，通因通用”之理论。

（曹珂）

八、痛经

（一）定义

痛经是指妇女正值经期或经行前后，出现周期性小腹疼痛，或伴腰骶酸痛、全身乏力、恶心、呕吐、腹泻、四肢厥冷甚至剧痛晕厥等症状，影响正常工作及生活的疾病，分为原发性和继发性痛经。

有关痛经的记载，最早见于《金匮要略·妇人杂病脉证并治》：“带下经水不利，少腹满痛，经一月再见……”其简明扼要地描述了痛经发生的部位，以及其周期性发作的时间规律等。隋朝巢元方在《诸病源候论》中有“妇人月水来腹痛者，由劳伤血气……风冷与血气相击，故令痛也”的记载，将原发性痛经的产生归因于劳伤导致机体生理机能虚弱，最终导致气血因寒而凝、阻塞不通，故而引起疼痛，为痛经病因病机的理论研究奠定了基础。清朝医家傅山在《傅青主女科》中认为痛经与肝、肾、脾有关。明朝张景岳在《景岳全书·妇人规》中记载：当月经来临腹部作痛时，其症状有实证和虚证之分。实证，可由寒的凝滞、血和气的阻滞、热的结滞而导致；虚证，可由血和气的虚弱导致。这段话认为寒滞、血滞、气滞、热滞、血虚、气虚为痛经常见的病因。宋朝陈自明在《妇人大全良方》中记载痛经为“经行腹痛”，并开始认识到寒不是痛经的唯一致病因素，除寒之外气郁、血结等也与痛经密切相关。

西医继发性痛经，常见于子宫内膜异位症、急慢性盆腔器官炎症、子宫颈狭窄阻塞、子宫内膜增厚等患者。

（二）病因病机

王金权教授根据痛经疼痛的性质及程度，结合月经期、量、色、质及兼症舌脉情况，平素体质情况等辨虚实。经前、经期痛为实，经后痛为虚；痛剧拒按为实，隐痛喜按为虚；得热痛减为寒，得热痛重为热，痛甚为瘀，胀甚为滞，冷、绞痛为寒，钝痛为热。痛连少腹在肝，痛连腰脊在肾。

王金权教授认为痛经病因主要有生活所伤、情志不和、六淫为害，痛经的病位在冲任与胞宫，其发生与冲任、胞宫的周期性生理变化密切相关。病因病机可概括为“不荣则痛”或“不通则痛”，其证重在明辨虚实寒热。若素体肝肾亏损，气血虚弱，经期前后，血海满而溢泄，气血骤虚，冲任、胞宫失养，发为“不荣则痛”；若由于肝郁气滞、寒邪凝滞、湿热郁结于胞宫，损伤冲任、气血运行不畅，故“不通则痛”。治疗以温、清、补、泻为大法，以通为用为其特色。

1. 寒凝血瘀

经期产后，感受寒邪、过食生冷，或迁居寒冷之地，寒邪客于胞宫，血得寒则凝，以致瘀血阻滞冲任，血行失畅。经前、经期气血下注冲任，“不通则痛”，发为痛经。

2. 湿热瘀阻

素体湿热内蕴，或经期、产后调养不慎，感受湿热邪气，与血相搏，流注下焦，蕴结胞中，气血凝滞，“不通则痛”，发为痛经。

3. 气血虚弱

脾胃素虚，化生不足，或大病久病或失血过多，气血不足，胞脉空虚，经期或行经后气血亏虚益甚，故冲任、胞宫失于濡养而发病；兼气虚推动无力，血行迟缓，冲任经脉不利，亦可发病。

（三）分型论治

1. 寒凝血瘀证

主要证候：经前或经期，小腹冷痛拒按、得热痛减，或周期后延，经血量少，色暗有块；畏寒肢冷，面色青白；舌暗，苔白，脉沉紧。

证候分析：寒湿之邪侵犯脾胃，久之脾胃虚寒，运化失司，寒湿停滞，寒湿之邪与气血搏结，则痛经伴经量少、有血块、色紫暗，喜温喜按，月经后期；寒湿犯胃，则恶心呕吐；脾虚湿盛，日久伤及肾阳，则腹泻；舌暗，苔白，脉沉紧为寒凝血瘀之候。

治法：温经散寒，化瘀止痛。

方药：王氏痛经 1 号方加减。

焦白术、巴戟天、炒山药、炒扁豆、茯苓、白果仁、莲子、醋延胡索、香附。

方义分析：焦白术健脾祛湿，巴戟天味辛性温，具有温通化湿的作用。白果仁以通任脉，扁豆、茯苓、山药、莲子祛湿，寒湿去，冲任得固，经痛得解。香附与延胡索同用，加强行气止痛、活血化瘀的功效，全方合用温通化湿，则瘀血去，疼痛自止。

服用方法：每月月经前 7 日服用，每日 1 剂，连服 3 个月经周期。

2. 湿热瘀阻证

主要证候：经前或经期，小腹疼痛，胀痛不适，有灼热感，或痛连腰骶，或平时小腹痛，经前加剧，月经量多或经期长，色暗红，质稠或有血块，平素带下量多，色黄稠臭秽，或伴低热，小便黄赤，舌红，苔黄腻，脉滑数或濡数。

证候分析：湿热郁内，阻滞气血运行，日久成瘀，或瘀血日久，化湿生热，湿热与瘀血互结于冲任、胞宫，不通则痛，故小腹疼痛或胀痛，伴灼热感、经量多、经期长、色暗质稠、有血块；湿热伤于带脉，带脉失约，则带下量多；湿热瘀阻，故低热，小便黄赤。舌脉均为湿热瘀阻之候。

治法：清热除湿，化瘀止痛。

方药：王氏痛经3号方。

夏枯草、玄参、浙贝母、赤芍、丹参、桂枝、茯苓、山慈姑、皂角刺、丝瓜络、路路通、败酱草、红藤、甘草。

方义分析：方中夏枯草、玄参、浙贝母、皂角刺、山慈姑化痰散结，赤芍、丹参清热活血化瘀；败酱草、红藤清热利湿，桂枝温通经脉，以助药力的行散；茯苓、路路通、丝瓜络利水化湿，以祛痰湿，甘草调和诸药，全方共奏清热利湿、行气化痰、软坚散结之功。

服用方法：每次月经来潮前4天开始服用本方，连服两剂，每晚睡前服药1次，共4个晚上服完，连续服用3个月经周期。

3. 气血虚弱证

主要证候：经期或经后，小腹隐痛喜按，月经量少，色淡质稀；神疲乏力，头晕心悸，面色苍白，失眠多梦，舌质淡，苔薄，脉细弱。

证候分析：气血不足，胞脉空虚，经期或行经后气血亏虚益甚，故胞宫、胞脉失于濡养，则小腹隐痛，喜按，伴经量少、色淡质稀；脾肾气虚，则神疲乏力；血虚不能滋养心神、上达头面，则头晕心悸，面色苍白；舌质淡，苔薄，脉细弱为气血两虚之候。

治法：益气养血，调经止痛。

方药：王氏痛经4号方。

熟地18克、当归身12克、川芎10克、白芍9克、茯苓9克、炒白术9克、党参10克、甘草6克、益母草15克、延胡索10克、香附10克。

方义分析：方中党参补脾益气，脾胃既虚，运化无力，则湿浊易于停滞，故与茯苓同用，配白术健运脾气，四物汤养血和血，延胡索、香附、益母草行气活血使瘀血而去，炙甘草调和诸药。全方配合，共收气血双补之功。

服药方法：月经来潮第3天开始服用，共3剂，每日2次，连服3个月经周期。

（四）临床病案

1. 寒凝血瘀证

候某，年龄：32岁。

初诊日期：2022年2月11日。

主诉：经行伴少腹痛3年。

现病史：患者3年前因工作环境潮湿及喜食寒凉，引起行经少腹痛，逐渐加重，自行口服布洛芬缓解。LMP：2022年2月5日，经行5天，湿透卫生巾约6片，色暗红，血块多，少腹畏冷，伴拧痛，热敷可缓解，经至伴恶心，呕吐，手足冷，腰困，纳不香，大便不成形，每日3~4次。刻下：畏寒明显，疲乏，纳少，眠可，大便多不成形，舌淡苔薄白，边有齿痕，舌下络脉瘀紫，脉弦细。

既往史：体健，否认药物过敏史。初潮 12 岁，5~8/25~27 天，量可。孕 2 产 1。

中医诊断：痛经（寒凝血瘀）。

西医诊断：痛经。

治法：温经散寒，化瘀止痛。

方药：王氏痛经 1 号方加减。

焦白术 30 克、巴戟天 15 克、炒山药 15 克、炒扁豆 15 克、茯苓 10 克、白果仁 6 克、莲子 12 克、醋延胡索 9 克、川楝子 9 克、陈皮 10 克、姜半夏 10 克、甘草 5 克，共 7 剂，水煎服，每日 1 剂，分 2 次温服。

方解：焦白术健脾祛湿，巴戟天味辛性温，助焦白术温通散寒，共同加强温通化湿的作用。白果仁通任脉，扁豆、茯苓、山药、莲子健脾祛湿，寒湿去，冲任得固，经痛得解。香附与延胡索、川楝子同用，加强行气止痛、活血化瘀的功效，陈皮、姜半夏、取二陈汤之意，和胃化湿止呕，甘草调和诸药。本方温通化湿，散寒祛瘀，疼痛自止。

二诊：2022 年 2 月 20 日。

药后患者畏寒、大便不成形明显好转。仍有纳少，疲乏，睡眠可。舌质暗，舌下脉络瘀阻，苔白微腻，脉细。LMP：2022 年 2 月 5 日，经行 5 天，月经量可，色暗红，夹有较大血块，伴腹痛（月经第 1 天和第 2 天），喜温喜按，需服用布洛芬等止痛药方可缓解。

方药：初诊方基础上加砂仁 6 克、焦三仙各 12 克，共 5 剂，水煎服，每日 1 剂，分 2 次温服。

三诊：2022 年 3 月 4 日。

患者用药后于 3 月 1 日月经来潮，轻微腹痛，可以忍受。恶心呕吐及大便稀未作，甚喜。LMP：2022 年 3 月 1 日，经行至今，量可，色暗，血块少许，少腹畏冷好转，手足畏冷，腰困，疲乏，纳可，二便调，舌质暗，苔白微腻，脉细滑。予王氏调经种玉汤加减。

方药：当归身 15 克、川芎 6 克、炒白芍 12 克、熟地 15 克、香附 10 克、醋延胡索 10 克、丹皮 10 克、茯苓 10 克、吴茱萸 5 克、肉桂 3 克、陈皮 10 克、甘草 5 克，共 7 剂，水煎服，每日 1 剂，分 2 次温服。

患者正值经期，四物汤养血、香附与延胡索行气止痛，活血化瘀，吴茱萸、肉桂温经散寒、暖胞宫，丹皮、茯苓凉血利水，共同达到温经散寒、祛瘀生新的作用，为下个月经周期做准备。

嘱其每月经前 10 天服王氏痛经 1 号方加减巩固治疗，连服 3 个月，后随访痛经未作。

按语：王金权教授认为经行腹痛以求“因”为主，止痛为辅。患者因久处潮湿环境及过食寒凉，引起脾胃受伤，脾胃为后天之本，气血生化之源，为妇人经血之源，经血不荣，不荣则痛，故临证用甘温入土之剂以调补气血，使气血充足，同时佐以温通散寒助阳之药，达到温通散寒，化湿止痛之效。

2. 湿热瘀阻证

郭某，年龄：43岁。

初诊时间：2020年12月4日。

主诉：痛经12年。

现病史：经行少腹痛已12年，疼痛剧烈，得热稍缓，服用止痛药方可缓解，经量多，色暗红，有血块，血块下后痛减。刻下：LMP：2020年11月10日。乳房胀痛，精神可，纳可，寐欠佳，小便干，大便质干，每1日1次，舌红苔薄白，边有齿痕，舌下络脉瘀紫，脉弦涩。

既往史：体健，否认药物过敏史。初潮15岁，平素月经规律，5~8/25~27天，孕1产1。

中医诊断：痛经（湿热瘀阻证）。

西医诊断：子宫腺肌病。

治法：清热利湿，化瘀止痛。

方药：王氏痛经3号方。

夏枯草15克、玄参30克、浙贝母12克、赤芍15克、丹参15克、桂枝10克、茯苓10克、山慈姑4克、皂角刺12克、丝瓜络6克、路路通6克、桑寄生10克、巴戟天15克、败酱草15克、红藤10克、甘草5克，共7剂，水煎服，每日1剂，分2次温服。

嘱其畅情志，避免劳累，禁食辛辣刺激食物。

按语：方中夏枯草、玄参、浙贝母、皂角刺、山慈姑化痰散结，赤芍、丹参清热活血化瘀；败酱草、红藤清热利湿；桂枝温通经脉，以助药力的行散；茯苓、路路通、丝瓜络利水化湿，以祛痰湿，甘草调和诸药，全方共奏清热利湿、行气化痰、软坚散结之功。

消癥瘕不可过用活血药物，否则易导致动血、出血。此例患者平素性情急躁，气机运行不畅，故聚而作痛。瘀血内阻，冲任失调，故经行量多。故初诊以补肾化瘀、行气化痰、软坚散结为治法。服药7剂，7日后复诊。

二诊：2020年12月11日。

服药后血块较前减少。LMP：2020年12月5日，经行5天，湿透卫生巾约8片，色暗红，服用布洛芬2片，比之前服药量少，热敷可缓解，无腰困，经前浑身发胀，乳房憋胀，服药后手脚心转温。刻下：精神可，纳眠可，二便调，舌淡苔薄白，边有齿痕，舌下络脉瘀紫，脉弦涩。

方药：夏枯草15克、玄参30克、浙贝母12克、赤芍15克、丹参30克、桂枝10克、茯苓10克、山慈姑6克、皂角刺10克、丝瓜络6克、路路通6克、桑寄生10克、巴戟天15克、三棱6克、莪术6克、醋鳖甲15克、生牡蛎30克、甘草5克，共7剂，水煎服，每日1剂，分2次温服。

上方加醋鳖甲、生牡蛎增强软坚散结止痛之功。嘱其畅情志，避免劳累，禁食辛辣刺激食物。患者痛经较前好转，量较前减少，以后随证加减变化。

3. 气血虚弱证

王某，年龄：38 岁。

初诊时间：2020 年 2 月 17 日。

主诉：经行腹痛 3 年，月经量增多伴经期延长 1 年。

现病史：患者近 3 年来开始出现经行腹痛，并且逐渐加重，需服止痛药缓解。近 1 年月经量明显增多，共湿透卫生巾约 12 片，经期 2 ~5 天，每日湿透卫生巾约 6 片，伴经期延长 8~12 天方净。LMP：2020 年 1 月 25 日，经行 10 天，色暗红，有大黑血块，经量多，经行腹痛喜按。现面色苍白，神疲乏力，头晕心悸，失眠、多梦、健忘，大便偏稀，舌质淡，苔薄白，舌下脉络瘀阻，边齿痕，脉沉弱。2019 年 11 月 10 日妇科彩超：子宫增大，子宫腺肌症、腺肌瘤可能。CA125：65.5U/mL。

既往史：体健，否认药物过敏史。初潮 13 岁，5/30 天，量偏多，无明显痛经。孕 4 产 2，人流 2 次。

中医诊断：①痛经（气血虚夹瘀）；②月经量多；③经期延长；④癥瘕。

西医诊断：子宫腺肌症。

治法：健脾益气、活血消癥、化瘀止痛。

方药：王氏加减四物汤（经后期）。

熟地 30 克、当归身 15 克、白芍 15 克、酒山茱萸 15 克、炒白术 15 克、陈皮 9 克、黄芪 25 克、党参 20 克、川芎 6 克、续断 6 克、甘草 5 克，共 7 剂，水煎服，每日 1 剂，分 2 次温服。

王氏消癥汤（经前期）。

海藻 15 克、昆布 15 克、夏枯草 15 克、玄参 30 克、浙贝母 12 克、皂角刺 12 克、丹参 25 克、赤芍 15 克 、桂枝 15 克、茯苓 10 克、鳖甲 15 克、牡蛎 30 克，共 10 剂，水煎服，每日 1 剂，分 2 次温服。

二诊：2020 年 3 月 3 日。

患者自觉服药后疲乏无力明显减轻，舌脉同前。LMP：2024 年 2 月 20 日，痛经较前好转，经量仍稍多，经期 9 天，现因临近经期，给予王氏痛经 4 号方。

方药：熟地 20 克、当归身 15 克、炒白芍 15 克、丹皮 10 克、茯苓 10 克、吴茱萸 5 克、肉桂 5 克、延胡索 10 克、三七 8 克、陈皮 9 克、炙甘草 5 克，共 5 剂，水煎服，每日 1 剂，分 2 次温服，嘱经期服用。

三诊：2020 年 4 月 10 日。

患者服药后自觉经期腹痛明显缓解，月经量多、经期延长等症稍好转，LMP：2020 年 3 月 25 日，经行 7 天，色暗红，血块较以往减少，共湿透卫生巾约 7 片，这次经期服止痛药药量减少。现症见：面色萎黄，精神尚可，纳眠可，二便调，舌淡，边有齿痕，苔薄白，脉细。依以上方法按经后期、经前期、经期内服中药 3 个月治疗后，患者非经期小腹隐痛渐止，面色红润，精神好，经期少许下腹胀痛，无须服用止痛药，经量、经期均恢复正常，复查 B 超示子宫较前略缩小。

按语：王金权教授认为气血不足，冲任亦虚，经期、经后、血海空虚，冲任、胞宫失于濡养，不荣则痛，故经期或经后小腹隐痛；正气虚损，无力行血或统摄无权，离经之血蓄积、瘀阻胞宫、冲任而发病。瘀血留聚，脉络不通，引发经期小腹疼痛而为痛经。瘀滞日久，积聚于胞宫，积瘀而致癥瘕。瘀血内阻，新血不得归经，冲任失调则见月经过多、经期延长。子宫腺肌症发病具有显著的周期性，与月经周期关系密切。痛经和月经过多是此患者的主症，在辨证论治的同时可遵循中医理论“急则治其标，缓则治其本”的基本原则，为针对其“病发有时”的特点，王氏妇科在临证中强调“分期治疗”，经期以化瘀止血、调经止痛为主，切不可妄用破血攻伐之品，治标为先，以减轻患者痛苦。故使用调经种玉汤加三七，取其通因通用，因势利导，养血活血，化瘀止血并止痛之效，故患者服药后痛经减轻、经期缩短。患者平素正气不足，经后期血海空虚，气随血脱，故患者面色萎黄，神疲乏力，为气血俱虚之证，使用王氏加减四物汤加黄芪、党参，气血双补，以达扶助正气的目的。待患者正气足后则以活血化瘀、软坚散结消癥治本为主，使用王氏消癥汤重在攻伐，消除病灶。

（陈燕）

九、闭经

（一）定义

闭经是妇科临床一种常见症状，表现为无月经或月经停止。习惯上将闭经分为原发性闭经与继发性闭经。原发性闭经是指女性年满 16 岁虽有第二性征而月经未来潮，或年满 14 岁未出现第二性征也无月经。继发性闭经是指按原有月经周期计算停经 3 个周期以上或正常月经建立后月经停止 6 个月。妊娠期、哺乳期、绝经期停经，属生理性停经，不属闭经范畴。有的少女初潮后 2 年内月经未能按时而至，或有的妇女由于生活环境突然改变，偶尔出现一两次月经不潮，又无其他不适者，可暂不作病论。本节所言闭经包括了中枢神经、下丘脑、垂体前叶、卵巢、子宫的功能性或部分器质性病变所引起的月经闭止。

（二）病因病机

中医认为月经的产生是脏腑、天癸、冲任、气血共同协调作用于胞宫的结果，其中任何一个环节出现异常情况都可导致血海不能按时满溢而出现闭经。闭经的病因病机复杂，但归纳起来不外乎虚、实两端。虚者多由于精亏血枯，无经可下。或先天禀赋不足、多产房劳、哺乳过久；或脾胃虚弱生化不足；或久病劳瘵等致阴伤血枯，导致肾亏天癸不至或至而不充、血海空虚、任脉不通、冲脉不盛，则胞宫无经可下产生闭经。实者多为血络阻滞，经行受阻所致。或阴寒内袭，寒凝血滞；或忧愁郁怒、气机郁结；或躯肥脂满，痰湿壅塞；或癥瘕积聚，瘀血内阻等，导致冲任阻滞、胞宫闭塞产生闭经。

1. 气血虚弱

素体气血不足、脾胃虚弱，或饮食劳倦、忧思过度，损伤心脾，生化不足；或久病、吐下、哺乳过久；或虫积噬血，耗伤气血，以致肝肾失养，冲任不充，血海空乏，无血可下，故成闭经。

2. 肾气亏虚

先天禀赋不足，肾气未盛，精气未充，肝血虚少，天癸匮乏不能应时泌至，则冲脉不盛、任脉不通而经闭；或因多产、堕胎、房劳，或久病及肾，以致肾精亏耗，肝血亦虚，源断其流，冲任亏损，胞宫无血可下，而成闭经。

3. 阴虚火旺

素体阴虚或失血伤阴，或久病耗血，或过食辛燥，灼烁津血，以致营阴亏耗，虚火上炎，火逼水凋，津液不生，故成经闭；若日久病深，精亏阴竭，血海凋竭，则可发展为虚劳闭经。

4. 气滞血瘀

七情所伤，肝失疏泄，气行则血行，气结则血滞，瘀血阻于脉道而致闭经。

5. 寒凝血瘀

经产之时或经行之际，感受寒邪内伤或寒凉生冷，寒邪乘虚客于冲任，血为寒凝成瘀，滞于冲任，气血运行阻隔，血不得下，血海不能满溢，遂致月经停闭。

6. 痰湿阻滞

素体脾虚或饮食不节，损伤脾胃，脾虚运化失司，肾虚不能化气行水，水湿内停，聚湿生痰，或痰湿之体，痰湿阻滞冲任二脉，使血不得下行而致闭经。

（三）分型论治

1. 气血虚弱证

主要证候：大失血后，月经骤然停止。或经量渐少，色淡质薄，经来延期、稀发，以致停闭。身体孱弱，面色苍白无华，言语低微，动则气喘，头晕目眩，心悸健忘，失眠多梦，甚则毛发脱落不泽，肌肤干燥，乳房松软，性欲低下，阴道干涩，带下稀少。舌质淡，苔薄白，脉细无力。

证候分析：失血可为气血损耗之因。冲任不充，血海空乏，则经量渐少、色淡质薄、延期稀发。气虚亏耗，脏腑失养，则身弱，面色无华，言低气喘，头晕目眩。心神失养则心悸健忘，失眠多梦。脾肾失养则毛发脱落不泽，肌肤干燥，乳房松软，性欲低下，阴道干涩，带下稀少。舌质淡，苔薄白，脉细无力均为气血不足之象。

治法：益气养血，健脾补肾。

方药：王氏益经汤方加减。

熟地、炒白术、当归身、炒山药、酒炒白芍、炒酸枣仁(捣)、枸杞子、醋柴胡、炒杜仲、党参、紫丹参、何首乌、黄精、紫河车。

方义分析：方中以熟地、白术为君药，补肾健脾，益气养血，二药合用先后天双补。加党参补脾气，实后天气血生化之源。佐当归身、炒白芍以和营血。用枸杞子、何首乌、黄精，大补肾精以养血。增紫河车为血肉有情之品，加强补肾填精之功效。用丹参可有化瘀行滞之功效。合杜仲，补肾温阳起阴阳互化之效。稍用柴胡有疏肝行气之妙。诸药合用健脾补肾益气养血通经，使精血满而冲任调，经水自下。

2. 肾气亏虚证

主要证候：年逾16岁月经仍未至，或月经周期曾正常建立，而渐后期、稀发、色淡质稀而停闭。全身发育欠佳，第二性征发育较差，性欲低下。或见反应迟钝，面色苍黄无华或晦暗，表情呆滞，腰酸腿软，倦怠乏力，畏寒脚冷，尿多或夜尿；舌质淡、苔薄白或白滑，脉沉细。

证候分析：天癸难至，肾气不盛，故月经应至而未至。肾主生殖，肾气亏虚，则发育迟缓。肾主骨生髓，肾气不足则反应迟钝、表情呆滞，腰酸腿软。肾阳不能推动阴精的转化，濡养失常则面色苍黄无华或晦暗、倦怠乏力、畏寒脚冷。肾阳亏耗、气化不利，则尿多或夜尿、舌淡苔滑，脉沉细。

治法：补肾益精、养血调经。

方药：王氏仙花送子汤。

当归身、炒白芍、熟地、山茱萸肉、菟丝子、枸杞子、女贞子、覆盆子、仙茅、淫羊藿、陈皮。

方义分析：方中用四物之当归身、炒白芍、熟地而去川芎加山茱萸肉与五子相合，填补肾中之精；又用仙茅、淫羊藿温肾阳以助肾阴；再佐陈皮以助通利，诸药合用补肾益精、养血调经。偏肾阳虚者，加巴戟天、紫河车、鹿角霜。偏肾精不足者，加阿胶、龟甲、生地、麦冬。

3. 阴虚火旺证

主要证候：经来困难、量少、渐而闭止。骨蒸潮热、盗汗，五心烦热，咳嗽，吐血，咯血，口燥咽干，形体消瘦，气短喘促，甚则肌肤甲错，下腹胀满按之如揉面状，阴道干涩，白带干少。舌红苔少，脉细数。

证候分析：阴血不足、冲任亏耗，则经来困难、量少、渐而闭止。阴亏阳亢，则见潮热、盗汗、五心烦热、形体消瘦。肺胃阴伤则咳嗽、口燥咽干、气短喘促，阳络受损则吐血，咯血，肺气不降、腑气不通，则下腹胀满按之如揉面状。阴血亏耗，滋养失常则肌肤甲错、阴道干涩、白带干少。舌红苔少，脉细数为阴虚火旺之象。

治法：滋补肝肾，养阴清热。

方药：加减一阴煎加减。

熟地、山药、山茱萸肉、枸杞子、菟丝子、旱莲草、女贞子、何首乌、川牛膝、白芍、知母、麦冬、地骨皮、甘草。

方义分析：方用熟地、山药、山茱萸三补以补肝肾；配以枸杞子、川牛膝补血且可引药下行，菟丝子补肾中之气，首乌以滋阴填精养任，女贞子、旱莲草与知母、白芍、麦冬、地骨皮等相配，滋阴以清泄相火。诸药合用以期培补肝肾，填补精血，清除虚热，和调气血，则使精血充沛，经水自下。骨蒸潮热甚者可加青蒿、鳖甲。有月经征兆时加王氏调经种玉汤以助通经。

4. 气滞血瘀证

主要证候：常先见经来困难疼痛，先后不定期，后渐至停闭，或骤然闭经。精神抑郁，烦躁易怒，胸胁胀闷，喜叹息，下腹胀痛。或畏寒肢冷，下腹冷痛，得温则舒。舌紫暗有瘀点，脉沉涩或沉弦。

证候分析：气滞血瘀、任脉不通，则易痛经、下腹胀痛，或月经先后不定期，甚至闭经。疏泄失常，肝气郁结则易精神抑郁、烦躁易怒、胸胁胀闷、喜叹息。阳气痹阻则可见畏寒肢冷，下腹冷痛，得温则舒。舌紫暗有瘀点，脉沉涩或沉弦为气滞血瘀之象。

治法：理气解郁，活血调经。

方药：王氏疏肝解郁方。

当归身、炒白芍、柴胡、茯苓、焦白术、薄荷、甘草、川楝子、醋香附。

方义分析：方中当归身、白芍养血和血、柔肝缓急，二药相伍养血柔肝之力更强；当归身、白芍与柴胡同用疏解肝郁，血和则肝解郁，血充则肝柔养。以白术、茯苓、甘草健脾益气，实土以御木侮，且使营血化生有源。佐以薄荷少许，疏肝郁之气，透达肝经郁热；川楝子、醋香附理气解郁；丹参可有化瘀行滞之功效；甘草调和诸药。诸药合用，使肝郁得疏，血虚得养，脾虚得复，气血全顾。

5. 寒凝血瘀证

主要证候：月经停闭数月，小腹冷痛拒按，得热则痛缓，形寒肢冷，面色青白。舌紫黯，苔白，脉沉紧。

证候分析：寒邪入里，阳气不伸则形寒肢冷，面色青白。痹阻气血则小腹冷痛拒按得热则痛缓。寒凝血瘀任脉不通则闭经。舌紫黯，苔白，脉沉紧亦为寒凝血瘀之象。

治则：温经散寒调经。

方药：王氏温经汤。

熟地、赤芍、当归身、川芎、艾叶、官桂、吴茱萸、甘草、黄芪、续断、香附。

方义分析：熟地、当归身养血益阴，当归身、川芎活血养血调经，牛膝引血下行，赤芍、牛膝活血祛瘀，助当归身、川芎通行血滞，吴茱萸性热，散寒止痛。官桂功能补火助阳，引火归原，散寒止痛，活血通经。气行则血行，香附理气。黄芪补气，合当归身，以阳生阴长。合用共奏温经散寒，活血通经之效。若小腹冷痛较剧者，酌加艾叶、小茴香、姜黄；四肢不温者，酌加制附子、细辛。

6. 痰湿阻滞证

主要证候：月经后期量少而渐停闭。形体肥胖或四肢粗壮，呕恶痰多，胸脘满闷或面目水肿，神疲倦怠，头晕目眩，带下量多而清稀。舌质淡，苔白滑，脉弦滑。

证候分析：痰阻胞宫、任脉不通、太冲难盛，则月经后期量少甚至停闭。肥人多湿，痰湿阻滞气机则易脘闷呕恶；困遏清阳则易神疲倦怠，头晕目眩；水湿泛滥则见痰多、水肿、带下量多而清稀。舌质淡，苔白滑，脉弦滑也均为痰湿阻滞之象。

治法：健脾益气，豁痰除湿。

方药：王氏健脾化湿汤。

党参、焦白术、炒山药、炒扁豆、炒薏苡仁、泽泻、茯苓、柴胡、升麻、陈皮、甘草。

方义分析：方中以四君平补脾胃之气，又以山药、扁豆、炒薏苡仁、茯苓健脾祛湿，使脾气健运，湿浊得消。再加山药可固带脉，使带脉约束有权，茯苓、泽泻利水渗湿，陈皮理气燥湿，使补而不滞，行气以化湿；升麻引阳明清气上升，柴胡引少阳之气上行，以助脾土升清降浊之功。诸药相合，益气健脾，痰湿得化，冲任得充，使血行而经至。

（四）临床病案

1. 脾肾亏虚证

文某，年龄：30 岁。

初诊时间：2020 年 1 月 10 日。

主诉：月经 6 个月未至。

现病史：自诉近 2 年月经不规律，时有推后 3~7 天不等，经量较前减少，6 个月前月经来潮后至今未至，来诊时见患者口干，口渴，腰困，带下量少，色白，眠差多梦，偶有潮热汗出，纳可，二便调，余无明显不适，舌淡，苔薄白，脉弦而无力。B 超示子宫内膜 3mm。FSH：56.9U/L。

既往史：体健，否认药物过敏史。初潮 14 岁，月经规律 5~6/28 天。孕 1 产 1。

中医诊断：闭经（脾肾亏虚，气血不足）。

西医诊断：闭经。

治法：益气养血，健脾补肾。

方药：王氏益经汤加减。

熟地 30 克、炒白术 30 克、炒白芍 15 克、当归身 15 克、山药 15 克、炒枣仁 15 克、丹皮 6 克、柴胡 4 克、黄精 15 克、何首乌 15 克、续断 10 克、陈皮 9 克、巴戟天 12 克、紫河车 15 克，共 7 剂，水煎服，每日 1 剂，分 2 次温服。

经上方加减治疗 1 个月余，月经来潮，后又予中医药周期疗法巩固 2 个月，月经按期而至，查 FSH 和雌二醇正常。

按语：此患者平素月经推后，经量减少，逐渐出现闭经。辨证为脾肾亏虚，气血不足。气血亏虚则肝肾失养，冲任不充，血海空乏，无血可下，经水不行。日久气血无以化生，则见口干渴，带下量少，眠差，脉弦而无力。故以王氏益经汤健脾补肾，益气养血。方中以熟地、白术补肾健脾，益气养血，加党参、当归身、炒白芍以和气血。又用枸杞子、何首乌、黄精、紫河车填补肾精，合杜仲补肾温阳，以使阴阳互化。佐用丹参、柴胡有化瘀行滞之妙。诸药合用健脾补肾，益气养血通经，使精血满而冲任调，经水自下。王氏此方补中有散，滋而不腻，且兼顾脾肾中下二焦之不同，正合吴鞠通所言“补中焦如衡之平，补下焦如水之助”。

2. 肾气亏虚证

赵某，年龄：35 岁。

初诊时间：2020 年 1 月 7 日。

主诉：停经 6 个月。

现病史：患者自述停经 6 个月。1 年半前流产后，月经量日渐减少，经期 1~3 天，有时甚至点滴即净，伴腰困，疲乏无力。来诊时见：形体消瘦，面色不荣，纳少，烦躁易怒，腰酸腿软，倦怠乏力，畏寒，手足凉。舌尖红，苔薄白，边有齿痕，脉沉无力。

既往史：体健，否认药物过敏史。初潮 14 岁，周期 5~7/30~60 天。孕 2 产 1 流 1。

中医诊断：闭经（肾气亏虚）。

西医诊断：闭经。

治法：补肾益精、养血调经。

方药：王氏仙花送子汤加减。

当归身 15 克、炒白芍 12 克、熟地 18 克、山茱萸肉 10 克、菟丝子 25 克、枸杞子 20 克、杜仲 20 克、山药 15 克、女贞子 12 克、覆盆子 10 克、仙茅 9 克、淫羊藿 10 克、陈皮 9 克、紫河车 4 克、何首乌 15 克、炙甘草 5 克，共 7 剂，水煎服，每日 1 剂，分 2 次温服。

嘱其调节情志，忌辛辣寒凉之品。

二诊：2020 年 1 月 14 日。

患者复诊，腰困、疲乏减轻，情绪、纳食好转，其余同前。予王氏益经汤加减继续治疗。

方药：熟地 30 克、山药 15 克、土白术 30 克、当归身 15 克、白芍 12 克、醋柴胡 4 克、沙参 10 克、麦冬 12 克、巴戟天 10 克、党参 10 克、紫河车 12 克、黄精 15 克、木香 6 克，共 7 剂，水煎服，每日 1 剂，分 2 次温服。

三诊：2020 年 1 月 21 日。

患者自诉情绪平和，白带较前增多，纳可，舌红苔薄白，脉弦滑。

上方基础上去麦冬，加白扁豆 8 克、牛膝 6 克，共 7 剂，水煎服，每日 1 剂，分 2 次温服。

四诊：2020 年 1 月 28 日。

患者昨晚月经来潮，诉伴小腹胀痛，经色紫暗，夹小血块，腰膝酸困，舌红苔薄，脉细涩。

方药：当归身 15 克、川芎 6 克、赤芍 8 克、生地 18 克、桃仁 10 克、红花 6 克、香附 9 克、益母草 15 克、枳壳 8 克、鸡血藤 15 克，共 4 剂，水煎服，每日 1 剂，分 2 次温服。

予该患者以上述周期方药随证，调治 3 个月，随访至今经量逐渐增多。

按语：此患者 1 年半前流产后，月经量日渐减少，经期 1~3 天，有时甚至点滴即净，6 个月前经水不行，辨证为肾气亏虚。患者流产后肾气损伤至肝血虚少，则冲脉不盛，任脉不畅，冲任亏损，则源断其流，胞宫无血可下，而成闭经。肝肾虚损，精不养形，则形瘦、面色不荣，精不养神，则腰酸腿软、倦怠乏力，经气不行，则畏寒手足凉，肝肾不足，阴不制阳，则烦躁易怒。故治疗当补肾益精、养血调经。方药用王氏仙花送子汤加减。方中用四物去川芎加山茱萸肉与五子相合，养血柔肝，填补肾中之精；再用仙茅、淫羊藿温肾阳以助肾阴；佐陈皮以助通利，诸药合用补肝肾、养经血。组方之意与经典中肝肾同源，肝肾之阴精，为人之元阴。肾气足则精气充、肝血丰，天癸至，则冲脉盛、任脉通，胞宫经血以时而下。

3. 痰湿阻滞证

刘某，年龄：34 岁。

初诊时间：2019 年 1 月 15 日。

主诉：经闭 9 个月余。

现病史：患者自述于 3 年前口服避孕药后经水日渐减少，至去年 4 月行经后，月经停闭。经医院检查，内生殖器未见异常。曾注射黄体酮，未见经水来潮。服中药 20 余剂，调经活血未效。形态肥胖，面目浮肿，头晕目眩，神疲乏力，带下量多而清稀，舌体胖，质淡，苔白滑，脉沉弦细无力。

既往史：体健，否认药物过敏史。初潮 14 岁，既往月经规律 7/30 天。孕 1 产 1。

中医诊断：闭经（痰湿阻滞）。

西医诊断：闭经。

治法：健脾益气、豁痰除湿。

方药：王氏健脾化湿汤加减。

党参 10 克、焦白术 10 克、炒山药 10 克、炒扁豆 10 克、炒薏苡仁 10 克、泽泻 10 克、茯苓 10 克、柴胡 6 克、升麻 6 克、陈皮 10 克、甘草 4 克，共 7 剂，水煎服，每日 1 剂，分 2 次温服。

服药2周后，经水来潮，色暗红，5日净。

按语：此患者形体肥胖、带下量多而清稀、舌体胖，质淡，苔白滑，辨证当为痰湿阻滞之证。多为素体脾虚或饮食不节损伤脾胃，导致脾虚运化失司，水湿内停，聚湿生痰，痰湿阻滞冲任二脉，使血不得下行而致闭经。故治疗以健脾益气、豁痰除湿为法，方用王氏健脾化湿汤加减。方中以四君配合山药、扁豆、薏苡仁补脾健运，行气化湿，再加茯苓、泽泻利水渗湿，使水湿呈分消走泄之势。又以陈皮、升麻、柴胡升清降浊，通畅气机，恢复中焦脾胃之升降出入，再佐山药以固带脉，使带脉约束有权。诸药相合健脾益气，痰湿得化，冲任得充，则血行而经至。

4. 寒凝血瘀证

刘某，年龄：30岁。

初诊时间：2019年7月16日。

主诉：月经未潮1年。

现病史：患者自诉1年前无明显诱因出现经停，时有小腹疼痛拒按，疼痛剧烈时伴有冷汗，手脚冰凉，恶心呕吐，自服止痛片或热敷后疼痛稍减。来诊时见患者面色苍白，手足发凉，纳呆，嗜睡，伴乏力神疲。白带量多，质稀色白，舌暗，苔薄白，脉沉紧。

既往史：体健，否认药物过敏史。初潮14岁，既往月经规律7/30天。孕2产1。

中医诊断：闭经（寒凝血瘀）。

西医诊断：闭经。

治法：温经散寒调经。

方药：王氏温经汤加减。

熟地15克、赤芍12克、当归身15克、川芎6克、艾叶10克、官桂4克、吴茱萸6克、甘草4克、黄芪6克、续断6克、香附6克、小茴香3克、姜黄3克，共7剂，水煎服，每日1剂，早晚分服。

二诊：2019年7月23日。

手足凉乏力较前好转，再服前方10剂。

三诊：2019年8月10日。

服药后月经来潮。LMP：2019年8月5日，经行2天，量少，湿透卫生巾1块，色暗红，无血块，腰腹发凉，大便稀不成形。继续以中药调周法治疗1个月，月经按时而来。

按语：该患者停经伴有小腹冷痛拒按，手脚冰凉，得热痛减，且舌暗，苔薄白，脉沉紧，辨证为寒凝血瘀。血为寒凝成瘀，滞于冲任，气血运行阻隔，血不得下，血海不能满溢，遂致经水停闭。故治以温经散寒调经，予王氏温经汤加减。方中熟地、当归身养血滋阴，川芎、赤芍、牛膝活血祛瘀助行血滞，且牛膝引血下行。又加吴茱萸、官桂补火助阳，引火归原，散寒止痛。再以黄芪、香附配合补气行气以助血行，加艾叶、小茴香、姜黄散寒止痛。诸药合用温经散寒，活血通经，则经水自来。

5. 气滞血瘀证

王某，年龄：27 岁。

初诊时间：2020 年 9 月 16 日。

主诉：停经 6 个月。

现病史：患者自述 13 岁初潮，月经周期不规律，6 年前流产 1 次。近 6 年月经不调，先后不定期，经前伴乳房胀痛，烦躁易怒，时有带下色黄质稠有异味，小腹两侧有胀痛。6 个月前生气后经停，现精神烦躁易怒，胸胁胀闷，喜叹息，舌暗，苔薄黄，脉弦细。

既往史：体健，否认药物过敏史。初潮 14 岁，既往月经规律 7/30 天。孕 0。

中医诊断：闭经（气滞血瘀）。

西医诊断：闭经。

治法：理气解郁，疏经活血。

方药：王氏疏肝解郁方加减。

当归身 15 克、炒白芍 12 克、柴胡 6 克、茯苓 10 克、焦白术 10 克、薄荷 6 克、甘草 4 克、川楝子 6 克、醋香附 10 克、丹皮 20 克、焦栀子 10 克，共 7 剂，水煎，每日 1 剂，分 2 次温服。

二诊，月经未至，诸证较前好转 再服前方 7 剂，月经复来。

按语：患者平素经前乳房胀痛，烦躁易怒，时有带下色黄，生气后诱发经停，且舌暗苔薄黄，脉弦细，当为肝郁气滞之象。肝主疏泄，气行则血行。若七情所伤，肝失疏泄，气机失常，气结则血滞，瘀血阻于脉道，冲任不通经水不下，而致闭经。秦天一曾评叶天士《临证指南医案》："今观叶先生案，奇经八脉，固属扼要，其次最重调肝，因女子以肝为先天。阴性凝结，易于怫郁，郁则气滞血亦滞。木病必妨土，故次重脾胃。"故治疗当理气解郁，疏经活血，又要兼顾脾胃。血和则肝解郁，血充则肝柔养，血又赖脾胃之生化。因此用王氏疏肝解郁方加减取效。方中当归身、白芍养血和血、柔肝缓急，与柴胡同用则疏解肝郁。再以白术、茯苓、甘草健脾益气，气血化生有源。佐以薄荷疏肝解郁，川楝子、香附理气解郁；再加丹参化瘀行滞，甘草调和诸药。则肝郁得疏，血虚得养，气血通畅则经水复来。

（梁晓崴）

十、经行发热

（一）定义

妇女每值经期或行经前后出现发热，经后则发热自然逐渐消退者，称"经行发热"，亦称"经来发热""经病发热"。若发热与月经无关，或经行之际自觉身热而体温正常者，不作"经行发热"论。本病多见于育龄期妇女，西医学多考虑与慢性盆腔炎、子宫内膜异位症、生殖器结核、自主神经功能紊乱等疾病有关。

《陈素庵妇科补解》首先论述经行发热，病因有客热乘虚所伤和“内伤”之别，治疗客热宜退热凉血，服柴胡解肌散；内伤宜补血清热，服四物济阴汤。《女科经纶》以发热特征辨外感内伤之分，“经行潮热有时为内伤，属于虚，潮热无时为外感，属于实”，且论证“经后发热是血脉空虚，阴血不足，为有虚而无实也”。《医宗金鉴·妇科心法要诀》以发热时间辨虚实，“经前血热经后虚，发热无时察客热，潮热午后审阴虚”。陈修园在《女科要旨》中论述：“人之气血周流，忽有忧思忿怒则郁结不行，经前、产后忽遇冷饮形寒，则恶露不尽，此证候不调，不通则痛，发热所由作也。”

（二）病因病机

女子以血用事，经水为血脉津液所化，气行则血行，胞宫行经的功能是气血化生作用的结果，王金权教授认为本病总的病机为经行期间气、血、阴、阳失调而引起的发热，其分型有肝肾阴虚、血气虚弱、瘀热壅阻。

因于实者，主要为素体阳盛，湿热下注，或嗜食辛辣，热伏冲任，与蓄血搏结成瘀；或情志抑郁，肝气不疏，气滞则瘀阻；或经期产后、人流术后，瘀血停滞，瘀久化热，经前气血下注冲任，血充气盛，气血更加壅阻，瘀热内盛更加明显，进而引起发热。

因于虚者，多为久病体虚，失于调理，或饮食劳倦，或思虑伤脾，或外伤出血、长期慢性失血，导致气血虚弱，加之经行血海空虚，气随血泄，其气亦虚，以致机体的气血更加亏虚，引起经后发热；或素体阴虚，因房劳多产，或久病热病失调，或长期恼怒焦虑，耗伤阴液，加之经行、经后阴血愈虚，阴虚则生内热，阴虚多责之肝肾，以致经行或经后发热。

（三）分型论治

经行发热应与经期外感发热、热入血室证相鉴别，经行发热由气血阴阳亏虚、脏腑功能失调所致，属内伤，发热有严格的周期性；经期外感发热，因感受六淫之邪所致，有肺卫表证等证候表现，且无周期性发热的特点。医圣张仲景提出的“热入血室证”虽与月经有关，但并非每值经行而发，且热入血室常伴有神志症状，如昼日明了，暮则谵语。

王金权教授在临证中认为经行发热有实证、有虚证，临床根据发热的时间、性质以及伴随症状，结合舌脉，辨别阴阳虚实。不同分型的发热，其特点是不一样的，阴虚者多潮热汗出，气虚者低热怕冷，血热者身热心烦，瘀热者多乍寒乍热，当审症求因。经行发热每伴随月经周期而发热，实热一般在经前或经行 1~2 天发生，体温可达 38~39℃。虚热一般在经行后期或经净时出现，体温稍低，经净后均逐渐消退。

王金权教授认为本病的治疗应考虑到女性月经前后及经期的生理变化，治疗上应分经期和非经期，经期治发热是治其标，平时须对引起发热的疾病本身进行治疗是治其本，如此，标本兼治，始获奇效。

1. 肝肾阴虚证

主要证候：经期或经后，午后潮热；或夜间发热，五心烦热，烦躁少寐，颧红咽干，两目干涩，心烦盗汗；或伴月经量少，色红，胸胁隐痛，头晕目眩，耳鸣健忘，腰膝酸软；舌红而干，少苔，脉弦细数。

证候分析：女子常气有余而血不足，经行或经后，阴血既泄，阴不足而阳有余，肝肾阴虚，阴不敛阳，虚阳外越，营卫不和，则午后潮热，夜热早凉，五心烦热；阴虚生内热，虚火上炎，则颧红，咽干。肝肾阴虚，水不涵木，肝阳偏亢，上扰清窍，则头晕目眩；肝肾阴虚，不能上达，目失濡养，则两目干涩；肾精不足，不能濡养清窍，髓海失养，则耳鸣健忘；肾水不足，虚火上扰，心肾不交，则烦躁少寐。肝阴亏虚，肝脉失养，则胸胁隐痛；肾阴不足，腰膝失养，则腰膝酸软；阴精不足，血海不充，冲任失养，则月经量少。舌红而干，少苔，脉细数，乃肝肾精血不足，阴虚内热之象。

治法：滋养肝肾，甘润清热。

方药：加味地骨皮饮。

地骨皮、当归身、川芎、白芍、熟地、生地、丹皮、胡黄连、山茱萸肉、女贞子、枸杞子。

方义分析：本方出自《医宗金鉴》卷四十四，主治妇女经来内热，乃四物汤加减而成，方中以四物汤养肝血、滋肝阴；地骨皮益肾生髓、滋阴退热；丹皮凉血清热；胡黄连清血中虚热；熟地、山茱萸肉补益肝肾之精血，以降虚火之焰。全方共奏益阴清热、凉血调经之功效。

加减：若骨蒸内热者，可加青蒿、沙参泻阴火，而又不耗伤气血；若阴虚明显者，午后热甚，可去川芎、当归身辛温之品，加玄参、天冬、麦冬以增强滋阴清热之力；若腰膝酸软明显者，加白术、桑寄生、杜仲、续断、牛膝补肾壮腰；若心悸失眠者，加首乌藤、炒酸枣仁、柏子仁、远志养血安神，交通心肾。

服用方法：水煎服，每日 1 剂，早晚温服。

2. 气血虚弱证

主要证候：经行或经后发热，动则加剧，头目眩晕，心悸怔忡，倦怠乏力，自汗，少气懒言，纳少便溏；或伴月经先期，经量多，色淡，四肢不温，面色萎黄；舌质淡而胖，苔薄白，脉细弱。

证候分析：血为气之母，血能养气，也能载气，血足则气旺，血虚常兼气虚，血气不和，百病乃变化而生。经行脾必虚，气血化源不足，旧血去，新血未充，气血两虚，血虚则无以配阳，气虚则陷而不升，郁而发热。劳则耗气，故动则加剧；血虚心神失养，则惊悸怔忡，失眠多梦；气血两虚，清阳不升，清窍失养，不能上荣于头面，故面色萎黄、头目眩晕；肺脾气虚，中阳不振，运化失职，则气短懒言、倦怠乏力、纳少便溏；气血两虚，肌肤失于温煦，故四肢不温；腠理开阖失司，阴液外泄，则自汗。舌质淡，苔薄白，脉细弱，乃气血两虚之候。

治法：益气健脾，养血和营。

方药：补中益气汤合四物汤加减。

黄芪、党参、白术、熟地、当归身、白芍、升麻、柴胡、陈皮、炙甘草。

方义分析：本方以四物汤养血和血调经，黄芪、党参、白术、茯苓、炙甘草健脾益气；升麻、柴胡升阳举陷，陈皮既调气机之升降，又可补而不滞，炙甘草调和诸药。全方共奏补血益气、升阳退热之功。临证时当视气血虚损程度，相应调配君药与用量。若气虚偏重者，可加大黄芪、党参、白术用量以之为君；若血虚偏重者，加大熟地用量以之为君；若以血虚为主，眩晕心悸明显者，可加大熟地、白芍用量；若以气虚为主，气短乏力明显者，可加大党参、白术用量。

加减：若发热较甚者，加银柴胡、白薇、功劳叶退虚热；若失眠多梦，可加远志、炒酸枣仁养心安神；若脾虚失健，纳呆腹胀者，加山药、木香；若自汗者，加五味子、麻黄根、龙骨、牡蛎。

服用方法：水煎服，每日 1 剂，分 2 次温服。

3. 瘀热壅阻证

主要证候：经前或经期，午后或夜间发热，乍寒乍热，烦躁，口燥咽干，但不多饮，面色晦暗，伴经期少腹疼痛，经色紫黯夹有血块；或检查盆腔有包块；舌质青紫或有瘀点瘀斑，脉沉弦涩。

证候分析：瘀血滞于冲任、胞宫，经行之际气血下注冲任，冲任气血壅阻而化热，营卫失调，遂致经行发热，乍寒乍热。热发于血分，故午后或夜间而作。热滞血分，灼伤阴血，故见血虚津少之症，如口干、便结、肌肤干涩等。瘀热煎熬血分，则经色紫黯有血块。宿有瘀血留滞胞宫、胞脉者，以致少腹紧张压痛不适。舌质青紫或有瘀点瘀斑，脉沉弦涩，乃瘀热之象。

治法：活血化瘀清热。

方药：血府逐瘀汤加减。

当归身、川芎、赤芍、生地、北柴胡、炒枳壳、桔梗、牛膝、醋香附、桃仁、红花、丹皮、栀子、炙甘草。

方义分析：方中四物汤养血活血；桃仁、红花活血化瘀；柴胡、栀子、丹皮疏肝解郁、清热凉血，祛血中之郁热；牛膝善引气血下行，引其浮越之火下行，与凉泄之品同用，可化血室之瘀血；炒枳壳、桔梗直通上下气机；炙甘草调和诸药。全方共奏气血调和，瘀去热除之效。

加减：若发热较甚者，可加玄参、白薇退热；若有包块者，加三棱、莪术理气化血、消除癥瘕；若腹痛甚者，加蒲黄、血竭、醋乳香、没药活血化瘀止痛；若盆腔炎者，加蒲公英、金银花、红藤、败酱草清热解毒。

服用方法：水煎服，每日 1 剂，分两次温服。

（四）临床病案

1. 肝肾阴虚证

田某，年龄：48 岁。

初诊时间：2019 年 5 月 4 日。

主诉：经行发热 1 年余，加重 2 个月。

现病史：患者 1 年来每次月经来潮时出现低热，午后尤甚，持续至经后 3 天方止。经西医妇科检查未见异常，建议中医治疗。近 2 个月患者因劳累症状加重，LMP：2019 年 5 月 3 日，量中，届时正值经期第 2 天，口干而燥，头晕耳鸣，心烦失眠，盗汗，腰部酸困，食欲欠佳，小便淡黄，大便干燥。舌质红而干，苔薄白，脉细数无力。

既往史：体健，否认药物过敏史。初潮 13 岁。月经 5/28~35 天，孕 2 产 2。

中医诊断：经行发热（肝肾阴虚、阴虚内热）。

西医诊断：经前期紧张综合征。

治法：滋养肝肾，清热凉血。

方药：加味地骨皮饮。

地骨皮 30 克、南沙参 15 克、当归身 6 克、白芍 12 克、生地 18 克、熟地 30 克、丹皮 12 克、胡黄连 6 克、牡蛎 18 克、山茱萸 15 克、炒酸枣仁 15 克、砂仁 6 克、炙甘草 6 克、大枣 4 枚，共 5 剂，水煎服，每日 1 剂，分 2 次温服。

二诊：2019 年 5 月 9 日。

患者诉服药后患者经行停止，发热已退，精神好，腰酸消失，后以三才封髓丹加味以善后。

方药：人参 9 克、天冬 15 克、熟地 15 克、生地 15 克、地骨皮 30 克、盐黄柏 3 克、砂仁 9 克、炙甘草 4 克。

服用方法：水煎服，每日 1 剂，分 2 次温服。

三诊：2019 年 6 月 7 日。

患者月经来潮，经期潮热等自觉症状较前明显减轻，体温最高 37.0℃。按照经期、非经期采用不同的药物继续治疗 2 个周期，以后观察 1 年，病不再发。

按语：《素问・调经论》提出"阴虚生内热"，并指出劳倦过度，阴阳失调可致发热。本案患者年近五旬，天癸将竭，加之劳逸失当，阴精不足，不能制火，阳气偏亢则发热，午后热甚，平时以低热为主，或自觉发热而体温并不升高，经行时阴血更虚，在经期中这种现象更为明显。《医宗金鉴・妇科心法要诀》指出："经行发热时潮热，经前血热经后虚，发热无时察客热，潮热午后审阴虚。"这按照经前、经后，分阴、阳、虚、实。因此，本病从阴虚论治，脏腑责其肝肾，纵观脉症，辨证属于肝肾阴虚。根据《素问・至真要大论》提出“诸寒之而热者取之阴”的治疗原则，即“壮水之主，以制阳光”，宜采用滋补肝肾之阴的方法治疗真阴不足的虚热，方选加味地骨皮饮加减，用一派养阴之品，育阴和阳，使阴阳平衡则发热自除。二诊时用三才封髓丹从肺、脾、肾三脏大补真阴，且泻火坚阴，固精封髓，这样标本兼顾，效如桴鼓。

2. 气血虚弱证

李某，年龄：25岁。

初诊时间：2020年2月9日。

主诉：经行低热1年。

现病史：患者1年前每遇经行和经后发热，劳累后加重，活动后汗出、气短，面色萎白，形寒肢冷，头晕乏力，食欲减少，失眠多梦，大便溏稀。LMP：2019年2月9日，月经量少，色淡，腹痛隐隐。舌质淡胖，苔薄白，脉细数无力。

既往史：体健，否认药物过敏史。初潮13岁。月经周期5~7/26~28天，未婚未育。

中医诊断：经行发热（血气虚弱）。

西医诊断：经前期紧张综合征。

治法：益气养血，以退虚热。

方药：补中益气汤合四物汤加减。

熟地30克、黄芪24克、党参20克、白术15克、当归身12克、白芍15克、川芎6克、升麻6克、柴胡6克、茯苓15克、陈皮9克、地骨皮15克、炒酸枣仁30克、炙甘草6克、大枣3枚。

服用方法：共5剂，水煎服，每日1剂，分2次温服。

二诊：2020年2月14日。

患者诉服药后患者发热已退，余症均减轻，效可，继服上方10剂，以巩固疗效。随访半年，每月经来不再发热。

按语：血虚发热，多见于行经后或行经期间。因素体血虚，行经后阴血更伤，血本属阴，血虚不能濡养，阴衰阳盛，虚阳外浮，遂致发热如潮。审证论脉，辨证属于血气虚弱，以血虚为主。《证治汇补·发热》说：“血虚不能配阳，阳亢发热者，治宜养血。”因此，治疗宜养血为主，兼以健脾益气，故用四物汤和补中益气汤，以熟地为君，用量30克，善于滋阴养血，使阴血充足，“阴者阳之守，血者气之配”，利于元阳之气的化生。王金权教授认为熟地为至阴之品，性至纯，与方中他药同用，能起到促进全身气血、脏腑功能恢复的作用。因此治疗本病时应针对发热的病机进行治疗，对于虚证发热，不可随意使用苦寒泻火之剂，否则，苦寒太过，损伤中阳，或化燥伤阴，使病情加重。

3. 瘀热壅阻证

盖某，年龄：46岁。

初诊时间：2018年5月14日。

主诉：手足心发热，经行加重 2 年余。

现病史：患者近 2 年来因情志不畅出现手足心热，体温在 37.5~38℃左右，昼轻夜重，头目胀痛，冬季睡觉胸部以上不能盖被，烦躁不寐，每遇经前 3~5 天愈甚，待经净后热稍减。LMP：2018 年 5 月 13 日，现患者经期第 2 天，月经量中等，色暗红，有血块，伴少腹疼痛拒按，胸胁胀痛，纳呆，面色晦暗。舌质暗红，边有瘀斑，苔黄，脉沉弦。

既往史：体健，否认药物过敏史。

月经婚育史：初潮 14 岁。月经周期 5~7/26~28 天。孕 1 产 1。

中医诊断：经行发热(瘀热壅阻)。

西医诊断：经前期紧张综合征。

治法：活血化瘀清热。

方药：血府逐瘀汤加减。

生地 30 克、当归身 12 克、赤芍 15 克、白芍 18 克、玄参 18 克、北柴胡 15 克、炒枳壳 9 克、桔梗 9 克、牛膝 15 克、桃仁 12 克、红花 10 克、栀子 15 克、龙胆草 6 克、丹皮 15 克、三棱 10 克、莪术 10 克、炙甘草 6 克。

服用方法：共 4 剂，水煎服，每日 1 剂，分 2 次温服。

二诊：2018 年 5 月 19 日。

患者诉服药后手足心热较前明显缓解，体温 37℃，头目胀痛减轻，睡眠改善，经期血块减少，痛经不甚，舌脉同前。嘱其每月经前 1 周开始服药，连服 3 个周期，病告痊愈。随访 1 年未再复发。

按语：女子以血为本，以肝为先天。该患者肝气郁结，疏泄失常可致血行不畅，停滞为瘀。瘀血内阻，一方面使营气郁遏，壅滞不通，乃生瘀热；另一方面新血难生，血亏则阴不敛阳，乃生虚热，此热源于瘀，附于瘀，欲使热退，惟当活血化瘀以退热。审证论脉，中医辨证为瘀热壅阻，故予以血府逐瘀汤加栀子、龙胆草泻下焦之实热，三棱、莪术化腹中之瘀血，加强其清热凉血、活血祛瘀之力。方中生地凉而不寒，有退热、凉血、滋阴、化瘀血、生新血，且有辅助脾胃之效，但是大剂量使用才能起到应有的效果。王金权教授认为此方行气活血力量强，若见瘀热壅阻证，宜于经前期预防，注意祛瘀不可攻破，不可过用发散，以免克伐正气，重伤气血；经期若用此方，当以“衰其大半而止”为旨。《医门法律 · 虚劳门虚劳论》曰：“血瘀则荣虚，荣虚则发热。”指出瘀血与血虚可同时存在，因此，对于病程较长的患者，可以配以补药佐之，如黄芪、党参，这样气血不受损伤，瘀血也能化之。同时应嘱咐患者本病预防也很重要，经期禁食生冷辛辣，避免感受外邪，禁止游泳、冒雨、涉水、房事等。

（陈燕）

十一、经行头痛

（一）定义

经行头痛是指妇女每逢经期或行经前后出现头痛头晕，严重者剧痛难忍，经后症状消失，多与经行腹痛、妇人腹痛等病兼见，常伴见精神紧张，烦躁失眠，乳房胀痛或月经紊乱等症。本病具有定期发作、病程迁延的特点，属于内伤头痛，应与经行外感头痛相鉴别，外感必有表证，如恶寒发热、鼻塞流涕、脉浮等，且与月经周期无关。西医称其为月经性偏头痛，归属于经前期紧张综合征的范畴。

历代医家对经行头痛的论述较少，《张氏医通·妇人门》记载：每遇经行辄头痛，气满，心下怔忡，饮食减少，肌肤不泽，此痰湿为患也，二陈汤加当归身、炮姜、肉桂。指出了经行头痛的病因，与痰湿有关，并给予了方药指导临床。

（二）病因病机

中医对经行头痛的认识由来已久，它与内科头痛有所不同，《张氏医通》中有“经行辄头痛”的论述。本病主要是气血为病，可有慢性盆腔炎病史，或久病体弱、精神过度紧张病史。头为诸阳之会，五脏六腑之气皆可上荣于头，足厥阴肝经会于巅顶，肝为藏血之脏，经行时气血下注冲任而为月经，阴血相对不足，此时外感六淫、七情内伤、饮食不节、劳倦过度引起脏腑气血失调而为病。若素体血虚，经行时易感不足，血不上荣，不荣则痛；或因瘀血内阻，络脉不通，不通则痛；或因情志不遂，肝气不疏，气郁化火，上扰清窍，皆可导致本病。也有研究者认为本病病机可以归纳为肝肾阴虚为本，气机逆乱，瘀血阻络为标。

（三）分型论治

经行头痛，有虚实之殊。临床根据疼痛时间和疼痛性质辨其虚实。实证多在经前或经期头痛，且多胀痛、掣痛或刺痛；虚证多在经后或行经将净时作疼，头晕隐痛。疼痛部位多在巅顶、前额或颞侧，或两侧太阳穴。本病的发生与气血失和、经络不通和脑窍失养有关，故治法以调理气血、通经活络为主。实证者，清热平肝、行气活血以止痛；虚证者，养血益气以止痛，使气顺血和，清窍得养，则痛自止。不同的疼痛部位对应不同的脏腑经络，前额属阳明，枕部属太阳或肾虚，两侧属少阳，巅顶属厥阴，因此在治疗时可以配伍相应的引经药。

1. 血虚证

主要证候：经期或经后头痛，头晕眼花，心悸怔忡，失眠多梦，健忘，手足麻木，四肢倦怠，气短懒言，面色淡白或萎黄，唇睑色淡，月经量少，色淡，质稀，愆期甚或闭经，脐腹作痛，舌质淡，苔薄，脉虚细。

证候分析：因禀赋不足；或脾虚运化功能减退；或进食不足；或因脏腑功能减退，不能化生血液；或瘀血阻络，新血不生；或各种急慢性出血；或久病、重病耗伤阴血；或思虑过多，暗耗阴血，以致血液生化乏源、耗损过多，遇经行则血愈虚，营血不足，不能上荣，清窍失养，故头晕头痛。血虚不能上荣舌面，则面色淡白或萎黄，口唇、眼睑色淡。血虚心神失养则心悸、失眠多梦。血虚不能濡养筋脉、肌肤，则手足麻木、爪甲色淡。女子以血为用，血海空虚，冲任不充，则月经量少，色淡，愆期或闭经。舌淡，苔薄，脉虚细，乃为血虚之候。

治法：养血益气。

方药：八珍汤加减。

当归身、川芎、白芍、熟地、人参、白术、茯苓、枸杞子、制何首乌、蔓荆子、炙甘草。

方义分析：方中用四物汤补血行血，使补而不滞，行而不伤，补中有散，散中有收，为补血调血的良方；四君子汤健脾益气；枸杞子、制何首乌养肝血、滋肾精；蔓荆子清利头目止痛。使用本方时，应视病证而定君药，若补血，生地易熟地，且重用为君；若调经，应以当归身为主，加大剂量；若用于活血，可重用当归身、川芎为君，且白芍易赤芍。血虚可与气虚相兼，形成气血两虚证，故二方合之以补益气血，使血旺气足，气血周通，自无经行头痛之疾。

加减：头痛日久，加鹿角胶、炙龟甲以填精益髓；若头晕头重，昏昏欲睡，朝轻晚重，可加麦冬、山茱萸、白芥子养阴通络；若头痛连脑，两目红赤，可加辛夷、细辛通窍止痛。

服用方法：水煎服，每日 1 剂，分 2 次温服。

2. 肝火证

主要证候：经行头痛，甚或巅顶掣痛，头晕目眩，烦躁易怒，口苦咽干，面色红赤，胁痛，月经量稍多，色鲜红，质黏稠，舌质红，苔薄黄，脉弦细数。

证候分析：素体肝阳偏亢，经行阴血下注冲任，冲气偏旺，因足厥阴肝经上会于巅，而冲脉附于肝，故冲脉易随肝火上逆，气火上扰清窍而致巅顶掣痛。肝火内炽，则头晕目眩，烦躁易怒，口苦面赤。肝火内扰冲任，故月经量稍多，色鲜红。舌红苔薄黄，脉弦细数，均为阴虚肝热炽盛之象。

治法：养阴清热，柔肝熄风。

方药：杞菊地黄丸。

熟地、山茱萸肉、山药、泽泻、丹皮、茯苓、枸杞、菊花、川芎。

方义分析：方中用六味地黄丸滋养肾阴，攻补兼施，泻浊以利生精，降火有利于养阴，诸药滋补肾之阴精而降相火；枸杞子益阳而兼益阴、填精固髓，阳中求阴，即张介宾所谓“善补阴者，必阳中求阴，则阳得阴升而泉源不竭”；菊花入肝胃二经，能除大热，止头痛晕眩，除烦解燥，诸药合用以治其本。同时可酌加龙胆草、夏枯草、白蒺藜平肝熄风。其中龙胆草、夏枯草、白蒺藜清肝火、平肝阳、疏肝郁，治疗肝阳上亢之头痛、眩晕，以治其标。标本兼治，虚实兼顾，头痛立止。

服用方法：水煎服，每日 1 剂，分 2 次温服。

3. 血瘀证

主要证候：每逢经前、经期头痛剧烈，经久不愈，痛处固定不移，痛如锥刺，胸闷不舒，经色紫黯有块，伴小腹疼痛拒按，舌质紫黯；或尖边有瘀点，脉细或细涩。

证候分析：经行以气血通畅为顺，气顺血和，自无疼痛之疾。因瘀血内停，络脉不通，阻塞清窍，则每逢经行瘀随血动，欲行不得，故头痛剧烈，痛有定处。血行不畅，阻于胞宫，则经色紫黯有块，小腹疼痛、拒按。舌紫黯或尖边有瘀点，脉细涩，均为气血不畅之象。

治法：调气活血，化瘀通络。

方药：通窍活血汤。

赤芍、川芎、桃仁、红花、生姜、大枣、葱白、麝香。

方义分析：方中赤芍、川芎、桃仁、红花直入血分，以行血中之滞，化瘀通络；取老葱、麝香香窜以通上下之气，气通则血活；姜枣调和营卫。全方共奏调气活血、化瘀通络之功。《医林改错》所治之病，诸如头发脱落、糟鼻子、耳聋日久、牙疳之类，皆以头面部疾患为主。以此方治疗血瘀引起的头痛，疗效斐然，麝香、老葱是通窍的要药，麝香药源紧张，可用地龙、陈酒代之，虽不及麝香，但也每能奏效。

加减：若见神疲乏力、少气自汗、脉细弱无力者，可加黄芪、党参、当归身；若心烦面赤，舌红苔黄者，可加栀子、连翘、薄荷、菊花；若畏寒肢冷，感寒加重，加附子、桂枝、细辛；若头项部不能转动，加威灵仙、葛根等；若头痛较剧，可加全蝎、蜈蚣、土鳖虫等虫类药。

服用方法：水煎服，每日 1 剂，分 2 次温服。

（四）临床病案

1. 血虚证

杨某，年龄：47 岁。

初诊时间：2016 年 10 月 14 日。

主诉：经后左侧偏头痛间断性发作 10 年，加重半年。

现病史：患者近半年来经后头痛更剧，时发时止，受风寒后加重，秋冬季明显，头痛时伴头晕耳鸣，心悸，目涩昏花，每日服止痛片可减轻痛苦，中药已服百余剂亦无效。患者平素右侧肢体麻木不仁，神疲乏力，形寒怕冷，入睡困难，多梦，恶心，纳呆，大便时干时稀，面色少华，舌淡红，苔薄白，脉沉弦细弱。LMP：2016 年 10 月 3 日，行经 4 天。2014 年头颅核磁、2015 年头颅 CT 均未见异常。

既往史：体健，否认药物过敏史。13 岁初潮，月经 4/30~35 天。孕 2 产 2。

中医诊断：经后头痛（血虚肝郁）。

西医诊断：经前期紧张综合征。

治法：养血止痛，疏肝理气。

方药：逍遥散加减。

白芍 30 克、当归身 30 克、川芎 9 克、茯苓 12 克、炒白术 12 克、党参 15 克、黄芪 15 克、防风 6 克、荆芥 6 克、清半夏 9 克、醋柴胡 10 克、醋香附 12 克、蔓荆子 12 克、藁本 6 克、细辛 3 克、甘草 5 克、生姜 15 克、大枣 45 克，共 14 剂，水煎服，每日 1 剂，分 2 次温服。

二诊：2016 年 10 月 29 日。

患者诉服药后头痛消失，惟自觉头晕且重，畏风，乏力，有时彻夜难眠，舌淡红，苔薄白，脉细弱。

方药：上方去柴胡、香附，加茯神 20 克、首乌藤 30 克、炒枣仁 15 克，共 14 剂，水煎服，每日 1 剂，分 2 次温服。诸症平息，随访半年未发。

按语：《张氏医通》指出，“六腑清阳之气，五脏精华之血，皆朝会于高巅。”气血亏虚，营血不足，不能充养脑髓，脉络失和，以致头痛。《济生方》曰：“偏正头风，妇人气盛血虚，产后失血过多，气无所主，皆令头痛。”综观脉症，中医辨证为血虚肝郁，虚中夹实，治法宜养血补血，兼以疏肝解郁，予以逍遥散变方，以当归身、白芍为主药，以养阴补血；川芎为止头痛的要药，其主入少阳经，治疗偏头痛更为合适；三药合用，补血为主。血为气之母，气为血之帅，血虚者常兼有气虚，故加党参、白术、黄芪益气以养血。针对肝郁，可用柴胡、香附疏肝行气开郁。恶心、纳呆，痰浊上逆所致，故用半夏、生姜化痰降逆，且去脑中之寒。血虚头痛，兼夹邪气，用蔓荆子、藁本、细辛、荆芥、防风祛风散寒，祛邪药物易伤气血，故当归身、白芍用量大以补血扶正，以防辛燥耗血。心悸、失眠，血虚心神失养所致，用茯神、酸枣仁、首乌藤养阴安神、交通心肾。

2. 血瘀证

郭某，年龄：40 岁。

初诊时间：2014 年 11 月 24 日。

主诉：经前经期头痛 6 年。

现病史：患者自诉 6 年前因生气后出现头痛，每逢经前经期头痛加剧，刺痛，痛势难忍，经止痛减，伴嗳气，易生气急躁，形寒怕冷，神疲乏力，失眠健忘。LMP：2014 年 11 月 1 日，量少。纳可，二便调，舌质紫暗，舌边有瘀点瘀斑，苔薄黄，边有齿痕，脉沉涩。

既往史：体健，否认药物过敏史。17 岁初潮，月经 3/28~30 天。孕 1 产 1。

中医诊断：经行头痛（气滞血瘀）。

西医诊断：经前期紧张综合征。

治法：调气活血，化瘀通络。

方药：通窍活血汤加减。

赤芍 15 克、川芎 15 克、桃仁 9 克、红花 9 克、生姜 9 克、大枣 7 枚、葱白 3 根、麝香 0.15 克、党参 15 克、黄芪 15 克、熟地 15 克、当归身 15 克、炙甘草 5 克、白芷 8 克、细辛 3 克，共 7 剂，水煎服，每日 1 剂，分 2 次温服。

嘱患者调畅情志，注意休息，饮食清淡，忌食辛辣、酸冷水果。

二诊：2014 年 12 月 1 日。

患者诉服药后经前头痛消失，经期头痛较前改善，经前乳房憋胀消失，LMP：2014 年 11 月 28 日，行经至今，量中，色暗红，无血块，仍感恶心欲呕，烦躁，嗜睡，怕冷，舌脉同前。

方药：调经种玉汤方加味。

熟地 18 克、当归身 10 克、川芎 6 克、白芍 15 克、香附 12 克、丹皮 10 克、吴茱萸 6 克、延胡索 12 克、肉桂 5 克、茯苓 12 克、陈皮 10 克、蔓荆子 15 克、桔梗 9 克、细辛 3 克、炙甘草 3 克，共 4 剂，水煎，每日 1 剂，分 2 次温服。

三诊：2014 年 12 月 19 日。

患者服药后头痛基本消失，烦躁缓解，无恶心呕吐、肢困，手足较前温暖，舌上瘀斑变淡，齿痕舌减轻。效不更方，守 11 月 24 日方继服 5 剂，水煎服，每日 1 剂，分 2 次温服。停药后观察半年，未见复发。

按语：经行头痛属内伤头痛的范畴,《张氏医通》记载：“其病机是肝经郁滞，气机失调或素体气血阴精不足，经行之后清窍失养。”《医学真传》曰：“盖冲任之血，肝所主也。”患者情志不遂，肝气郁结，气滞血瘀，瘀阻脉络，不通则痛，日久不愈，耗伤气血，经行时肝藏血不足，肾精亏虚，髓海空虚，脑失所养，不荣则痛。气滞血瘀而头痛，治宜活血化瘀、行气通络，予以通窍活血汤加味。患者病程缠绵不愈，久则气血不足，可加当归身、熟地、党参、黄芪。经期气血不足头痛，用调经种玉汤加减益气养血。根据头痛部位不同，方中加用引经药，可起到事半功倍之效，如前额头痛加白芷、天麻、细辛；后头痛，加川芎、羌活、独活；两侧头痛，加柴胡、蔓荆子、菊花、龙胆草；巅顶痛，加藁本；痛甚加延胡索，或全蝎、蜈蚣之类以助通络化瘀之力，通血络非虫蚁所不能。

3. 肝火证

李某，年龄：34 岁。

初诊时间：2020 年 11 月 12 日。

主诉：头痛 1 年，经期加重 6 个月余。

现病史：患者自诉 1 年前因工作原因与同事吵架后出现头面部疼痛，反复发作。近半年来每逢经前 1 周出现左侧头部、巅顶、颞侧搏动样胀痛明显，先后予以西药、中药、针灸治之，效果差，同时伴有双目胀痛，畏光，耳鸣，头重脚轻，心烦易怒，口苦咽干，口渴喜冷饮，胸膈饱胀，食欲不振，面目黧黑，睡眠欠佳，小便黄，大便干结，每 2~3 天 1 次，带下色黄，有异味。LMP：2020 年 11 月 9 日，行经 6 天，量中，色红，有血块。舌质红，苔黄腻，脉弦细数。

既往史：既往体健，否认过敏史。13 岁初潮，平素月经 6/28~30 天。

中医诊断：经行头痛（肝胆相火内郁）。

西医诊断：经前期紧张综合征。

治法：清肝泻火。

方药：龙胆泻肝汤。

龙胆草 10 克、栀子 10 克、黄芩 10 克、蔓荆子 12 克、白芷 6 克、藁本 6 克、生地 15 克、细辛 3 克、车前子 15 克、泽泻 12 克、当归身 12 克、生白芍 15 克、炙甘草 6 克，共 6 剂，水煎，每日 1 剂，分 2 次温服。

二诊：2020 年 11 月 19 日。

患者诉服药后头痛大减，余症亦减。

方药：川芎 15 克、生石膏 30 克、玄参 60 克、龙胆草 10 克、柴胡 10 克、当归身 15 克、细辛 3 克，共 6 剂，水煎服，每日 1 剂，分 2 次温服。

头痛未作，诸症消失十之八九。

为巩固疗效，嘱患者每次月经前 7 天守二诊方开始服药 6 剂，连服 3 个周期，随访 1 年，病未复发。

按语：朱震亨曰："气血冲和，百病不生，一有怫郁，百病生焉。"女子以肝为先天，肝性最急，患者肝气郁结，气郁化火，气血生化失职，容易出现各种复杂的疾病。本病既有郁火，又有实火，郁火当散，实火当泻，泻散不当，其病难愈。予龙胆泻肝汤以泻实火、理肝胆、利湿热，用于肝胆实火夹郁、夹湿热者尤佳。患者服药 3 剂后，疼痛大减，但当服至第 6 剂时疼痛不再继续改善。综合脉症，二诊时考虑患者经期生理特点，此乃久病由气及血，当在散郁、泻火的同时，酌加滋阴养血之品。王金权教授认为：肝恶急，补血以制其急，肝为肾之子，肾足则肝气易平，通过大补肾水以安肝急。故方中用生地、玄参能益肾水以滋肝木，玄参不但滋阴，且善清上焦浮游之火；用柴胡不用升麻，因柴胡入肝，提木气，不但疏肝，且能升阳以助火邪之上浮，故需玄参大剂量以佐制之，否则难以奏效；白芍、当归身合用，既能平肝之气，又能生肝之血，缓肝木之急，加之细辛能上于巅顶，头面部得以濡养。王金权教授认为，经行头痛，一般初起者多实、多火，宜散邪去火；久病者多虚、多寒，多责之于阳虚或阴虚，从脾胃、肝肾论治；久久不愈，多为虚实夹杂，寒热并见，此时治疗，尤应注意标本缓急。

（陈燕）

十二、经行泄泻

（一）定义

每值经期或行经前后，大便溏薄，甚或清稀如水，日解数次者，经净自止者，称为“经行泄泻”，亦称“经行而泻”。

历代医家对于经行泄泻的病因多归结于脾、肾、肝，其中虚证多见，虚实夹杂者兼见。经行泄泻最早见于《陈素庵妇科补解》，书中云：“经正行忽病泄泻，乃脾虚，亦有外感风寒、内伤饮食而致脾气不实者。虚者补之，风冷所感则温之，饮食所伤则消之。”《医宗金鉴·妇科心法要诀》云：“经行泄泻是脾虚，鸭溏清痛乃寒湿。”《傅青主女科》云：“妇人有经未来之前，泄水三日，而后行经，前人以为血旺之故，谁知是脾气之虚乎！”上述医家大致认为本病主要病因病机乃脾虚所致。《叶氏女科证治》云：“经来之时，五更泄泻，如乳儿尿，此乃肾虚，不必治脾，宜服理中汤七剂。”这提出经行五更泄泻由肾虚所致。王孟英在临床中观察到“亦有肝木侮土者”。西医经前期综合征，可参照本病辨证治疗。

（二）病因病机

脾主运化，而肾为胃之关，主司二便，经行泄泻，主要责之于脾肾虚弱，阳气不足，运化失司，因经行时脾肾更虚，遂致泄泻。

1. 脾虚

素体脾虚，因忧思劳倦、饮食不节，脾气受损，经行时气血下注血海，脾气益虚，脾虚失运，湿浊随脾气下陷而为泄泻。

2. 肾虚

禀赋肾虚，因房劳多产，命门火衰，经行时经水下泄，命火愈衰，脾失温煦，致成泄泻。

（三）分型论治

经行泄泻，属虚证者多，有脾虚、肾虚之分，辨证时应着重观察大便的性状及泄泻时间，并参见月经的量、色、质。若大便溏薄，脘腹胀满者，多为脾虚之候；若大便清稀如水，每在天亮前而泻，腰酸肢冷者，多为肾气虚寒。治疗以温肾健脾为大法。

1. 脾虚证

主要证候：月经将潮，或正值经期，大便溏泄，脘腹胀满，神疲肢软，或面浮肢肿，月经量多，色淡质稀，平时带下量多，色白质黏；舌质淡胖，苔白腻，脉濡缓。

证候分析：因经前或经期气血下注冲任，脾气更虚，不能运化水湿，湿渗大肠，则大便泄泻，脘腹胀满。水湿泛滥肌肤，则面浮肢肿；脾阳不振，则神疲肢软；脾气虚失于固摄，故月经量多；阳虚不能奉心化赤，则经色淡红质稀薄。脾虚生湿，湿注下焦，损伤带脉，故带下量多，色白质黏。舌质淡胖，苔白，脉濡缓，均系脾虚之候。

治法：健脾益气，化湿调经。

方药：参苓白术散加减。

党参、白术、茯苓、莲子、生山药、炒扁豆、薏苡仁、陈皮、砂仁、桔梗、炙甘草、大枣。

方义分析：以人参大补元气，益气健脾为君药；白术、山药、茯苓助君健脾益气，且白术可燥湿，茯苓渗湿，使湿有去路，共为臣药；莲子肉、白扁豆补脾止泻；薏苡仁渗湿健脾止泻；砂仁、陈皮醒脾和胃，行气化滞，且补气而不壅；桔梗为手太阴肺经引经药，可宣肺利气，以通调水道祛湿，又载药上行，达于上焦以益肺气；用大枣煎汤送服，以补养脾气，均为佐药。炙甘草健脾和中，调和诸药为使。

加减：若肝乘脾土，湿气下行，症见经行腹痛即泻，泻后痛止，嗳气不舒，治宜平肝利水，用白芍平肝，茯苓、白术健脾利湿；若兼腹痛者，加炒白芍、香附、乌药；若腹胀纳少者，加炒枳壳、神曲、鸡内金。

服用方法：水煎服，每日 1 剂，分 2 次温服。

2. 肾虚证

主要证候：经行或经后，大便泄泻；或五更天亮前泄泻，不思饮食，伴有肠鸣腹痛，腰膝酸软，头昏耳鸣，畏寒肢冷，神疲乏力，月经量少，经色淡，质清稀，面色晦暗；舌淡，苔白，脉沉迟无力。

证候分析：经行时肾阳更加虚衰，命火不足，不能上温脾阳，水湿下注，故经行泄泻，或天亮前作泻。阳虚经脉失于温煦，则畏寒肢冷。腰为肾之外府，肾主骨、生髓，脑为髓海，肾虚则头晕耳鸣，腰膝酸软。肾虚冲任不足，故月经量少；肾阳虚衰，不能温养脏腑，影响血之生化，故经色淡，质清稀。舌淡苔白，脉沉迟，均为肾阳虚衰之候。

治法：温肾扶阳，暖土固肠。

方药：健固汤合四神丸。

人参、白术、茯苓、薏苡仁、巴戟天、补骨脂、吴茱萸、肉豆蔻、五味子、山药、生姜、大枣。

方义分析：健固汤主治“脾气虚不能摄血，脾土不实而湿更甚”的妇人“先泄水后行经”之病。四神丸主治命门火衰，脾肾虚寒，纳差便溏，五更泄泻或产后泄泻，脐腹作痛。方中以人参、白术、茯苓、薏苡仁健脾渗湿；巴戟天、补骨脂温肾扶阳；吴茱萸温中和胃；肉豆蔻、五味子固涩止泻。全方使肾气温固，脾气健运，湿浊乃化，泄泻遂止。

（四）临床病案

1. 脾虚证

李某，年龄：25 岁。

初诊时间：2018 年 6 月 15 日。

主诉：反复经期腹泻 2 年，加重 2 月。

现病史：患者近2年来出现食后即泻，大便稀溏，经期明显，2个月前进食生冷后腹泻加重，甚至完谷不化，日行3~4次，伴肠鸣，腹痛，心下痞满，不思饮食，倦怠乏力，手足不温，寐欠安，小便黄，舌淡红，苔薄白稍腻，脉细濡缓。LMP：2018年6月8日，行经6天，量少，色淡红。

既往史：体健，否认药物过敏史。13岁初潮，月经周期5~7/28~30天。未婚。

中医诊断：经行泄泻（湿邪困脾，中阳不足）。

西医诊断：经前期紧张综合征。

治法：健脾化湿，温中祛寒。

方药：参苓白术散加减。

党参20克、焦白术15克、山药15克、制附子10克（先煎）、干姜8克、桔梗3克、陈皮9克、砂仁6克、炒枳壳12克、肉豆蔻10克、炒扁豆12克、茯苓20克、麸炒薏仁24克、焦三仙各12克、茯神20克、炙甘草6克、大枣5枚，共6剂，水煎服，每日1剂，分2次温服。

二诊：2018年6月22日。

药后大便正常，食欲增加，惟自诉行经时腹痛，余症较前明显减轻，舌脉同前。

方药：上方去制附子，加香附12克、炒白芍15克，共6剂，水煎服，每日1剂，分2次温服。

半年后随诊，未再复发。

按语：患者系因脾阳不足，运化水谷失司，夹有痰湿，以致食后即泻，肠鸣腹痛，心下痞满，不思饮食，倦怠乏力，手足不温。脾气虚则运血无力，血流不畅，以致行经时诸症明显。方用参苓白术散多为足太阴、足阳明药物，补虚、除湿、行滞、调气，加制附子、干姜温中散寒，肉豆蔻温中涩肠止泻，炒枳壳破散消导以去痞满，焦三仙消食和胃，茯神养心安神。此方能够通宣三焦，提上焦，醒中焦，涩下焦，经治而愈。二诊时患者有痛经的症状，因妇人疾病多兼气郁气滞，故加白芍、香附以疏肝理气解郁，养血调经止痛。

2. 肾虚证

郑某，年龄：35岁。

初诊时间：2010年10月5日。

主诉：经期泄泻反复发作5年。

现病史：近5年来患者反复出现黎明前肠鸣腹痛，泄泻每日1~2次，泻下物多为完谷不化，泻后痛减。有时食后亦泻，大便溏稀，泻后自觉舒适，遇冷加重，经期明显，伴有腰痛，畏寒肢冷，食少纳呆，倦怠乏力，白带量多，质清稀，腹部喜按。LMP：2010年10月5日。现月经第1天，舌质淡，苔薄白，脉沉迟无力。

既往史：体健，否认药物过敏史。11岁初潮，月经规律7/28~30天。孕1产1。

中医诊断：经行泄泻（脾肾阳虚，命门火衰）。

西医诊断：经前期紧张综合征。

治法：温肾助阳，益火生土。

方药：健固汤合四神丸加减。

山药 15 克、党参 15 克、焦白术 15 克、茯苓 15 克、炒薏苡仁 15 克、巴戟天 15 克、吴茱萸 9 克、五味子 12 克、肉豆蔻 10 克、炮姜 8 克、炒白芍 24 克、补骨脂 12 克、诃子（半生、半熟）10 克、木香 10 克、炙甘草 9 克。生姜 3 片、大枣 5 枚，共 5 剂，水煎服，每日 1 剂，分 2 次温服。

二诊：2010 年 11 月 15 日。

LMP：2010 年 11 月 5 日。患者诉服药后本次月经来时大便成形，次数减少，腹部转暖，痛感减轻，形寒肢冷缓解，食欲增加。前方见效，守上方，继服 7 剂。嘱患者保持心情舒畅，适劳逸，饮食以清淡易消化为宜，局部保暖。诸症平息，随访半年未发。

按语：《景岳全书》认为，肾中之阳乃命门真火，命门真火为脾土之母，蒸精化气上输于脾，太阴湿土得阳始运。该患者泄泻日久，脾肾之阳受损。因肾气本虚，命门不足，经行之际，阴血下注冲任，阳气随经血而泄，肾阳更虚，不能温养脾土，关门不固，清气不升，浊阴不降，清浊不分，混杂而下，并走大肠经行而泻。经停阳气稍复，血归于脾，虚亏之脾暂得补益，脾气稍复，而经停泻亦止。故用健固汤合四神丸补火温肾，使阳气得振，则泄泻可止。再加炒白芍酸收，以敛大肠之气，炙甘草厚脾土，二药合用，甘缓酸收，和中缓急止痛；加诃子酸苦涩，补敛肺气、止泻收脱，其用半生半煨者，生以上行肺，煨以下敛大肠；木香辛苦，行气导滞、调和气血；巴戟天、补骨脂补益肾阳，可疗腰痛。

王金权教授认为，经行泄泻虽以脾虚、肾虚为主，但临床病机并非如此单一，往往两脏合病者多，如脾虚肝旺或脾肾两虚等，其中以脾肾两虚者多见。久泻虽然多虚，但挟实者不少，久泄虽然多寒，但挟热者恒多，因此，临证时必须仔细审查寒热虚实多少不同的情况，还需熟悉脏与脏之间的传变、生克关系，通过四诊对本病进行客观全面的分析，确定证型，遣方用药，只有这样才能收到较好的效果。另外，本病虽为虚证，但因其仅经期发作，治疗上不宜峻补收涩，只可健脾化湿或温肾扶阳，缓而治之，平时当补脾固肾以治本。同时，也要注意补益之时，要力求补而不滞；温热之时，不可使其上火；寒凉之时，不可损伤阳气；攻下祛积时，要力求其缓。

（陈燕）

十三、绝经前后诸证

（一）定义

绝经前后诸证为中医病名，又称“经断前后诸证”。在中医古代医书中并没有本名的记载，常见于“汗证”“不寐”“妇人脏燥”“骨痹”“经断复来”“崩漏”“百合病”等病证中。西医学称绝经综合征，又称围绝经期综合征、更年期综合征，是指妇女绝经前后出现性激素波动或减少所致的一系列躯体及精神心理症状。

大多数女性会在这一时期出现月经紊乱、焦躁、潮热汗出、失眠、头晕等症状，围绝经期的这种焦虑状态，持续周期短则数月，长则可以达到数年之久，对妇女的生活质量产生严重影响。近年来，社会发展速度渐快，人们的日常生活节奏也随之不断加快，社会压力增加，故本病的发病率逐年提高。

（二）病因病机

《素问·上古天真论》曰：“七七任脉虚，太冲脉衰少，天癸竭，地道不通，故形坏而无子也。”女子到达七七之年，即 49 岁左右，肾气渐衰，冲任虚损，天癸将竭，经血生化乏源，不能应时下注，甚或绝经，女子生育能力也随之衰退直至完全丧失。因此，本病发生的根本在肾。若患者既往有多次孕产史、平素行经过多、房事过度、久病耗伤、七情内伤，均可导致肾阴不足，发为肾阴虚证。肾阴亏虚，阴虚火旺，迫津外出，可表现为潮热多汗；阴虚灼津，津液匮乏，表现为阴道干涩、咽干口燥、皮肤干燥等。若患者素体阳虚、平素嗜食生冷、过用寒凉或久病、过度房劳伤及肾阳，致使肾阳不足，发为肾阳虚证。肾阳亏虚，失于温煦，可表现为形寒怕冷，四肢不温；肾阳虚蒸腾无力，膀胱气化失司，又可见夜尿频多、小便清长。肾藏元阴而寓元阳，肾中阴阳互滋互长、互根互用，阳虚日久必然及阴，阴虚日久必然及阳，从而导致肾阴阳两虚，发为肾阴阳两虚之证，而表现出阴阳俱虚的寒热错杂之势。另外肾阴阳失调，还可累及心、肝、脾、冲任等脏腑功能失调，若肾阴不足，不能上济心火，则心火偏亢，扰乱神明，发为心肾不交证，可表现为心悸失眠、烦躁易怒、五心烦热。乙癸同源，肾阴不足，精亏不能化血，导致肝肾阴虚，肝失濡养，肝阳上亢，则会头晕目眩、胁肋隐痛。肾为先天之本，脾为后天之本，先后天互相充养，脾阳赖肾阳以温煦，肾虚阳衰，火不暖土可导致脾肾阳虚，经血生化乏源，可表现为带下过多、月经过少、月经后期、形寒肢冷等。王金权教授根据多年临床经验，总结出本病常见的证型主要包括肾阴虚证、肾阳虚证、肾阴阳俱虚证。

（三）分型论治

1. 肾阴虚证

主要证候：绝经前后，月经紊乱，以先期为主，经量或多或少，或崩或漏，经色鲜红，质黏稠，少量血块；阵发性烘热汗出，失眠多梦，目涩口干，晕眩耳鸣，腰膝酸软，足跟疼痛，或皮肤干燥、瘙痒，感觉异常，口干，尿黄，便结；舌质红，苔少，脉细数。

证候分析：绝经前后，肾阴虚冲任失调，则月经提前或先后、多少不定。肾阴渐衰，阴虚不能上荣于头目脑髓，故头目眩晕而耳鸣；阴不维阳，虚阳上越，故头面烘热，汗出，五心烦热；肾主骨生髓，肾之阴精不足，髓海虚乏，则会出现腰膝酸软、足跟疼痛、失眠健忘的症状。阴虚血燥生风，故皮肤干燥或瘙痒；阴虚内热，故口干便秘，小便发黄；舌红，少苔，脉细数均为阴虚之象。

治法：滋养肾阴。

方药：王氏更年汤1号方加减。

熟地、山药、山茱萸、太子参、麦冬、五味子、百合、远志、炒酸枣仁、生龙骨、生牡蛎、浮小麦、甘草。

方义分析：以熟地、山药、山茱萸为君，滋补肾阴，补癸水之不足，共奏滋阴益肾之功；太子参、麦冬、五味子三药合用，一补、一清、一敛，共同发挥益气生津，敛阴止汗的作用；以生龙骨、生牡蛎为臣，平肝潜阳，安神定魄；酸枣仁养心安神；浮小麦固表敛汗，又能清心除烦安神；百合清心疏肝解郁；甘草调和诸药。

服用方法：水煎服，每日1剂，分2次温服。

2. 肾阳虚证

主要证候：经断前后，经行量多，经色淡暗，或崩中漏下；精神萎靡，面色晦暗，腰背冷痛，小便清长，夜尿频数，或面浮肢肿；舌淡，或胖嫩边有齿印；苔薄白，脉沉细弱。

证候分析：肾虚封藏失职，冲任不固，不能制约经血，则月经量多，经色淡暗，或崩中漏下；肾阳不足，命门火衰，阳气不能外达，经脉失于温煦，故面色晦暗，精神萎靡，腰背冷痛；肾阳虚，失于温煦，不能蒸腾，膀胱气化无力，则小便清长，夜尿频数；水湿内停，泛溢肌肤则面浮肢肿，舌淡，或胖嫩边有齿印；苔薄白，脉沉细弱皆肾阳虚衰之象。

治法：温肾扶阳。

方药：王氏更年汤2号方加减。

肉桂、鹿角胶、菟丝子、杜仲、当归身、枸杞子、熟地、山药、山茱萸、太子参、麦冬、五味子、甘草。

方义分析：方中肉桂温壮元阳，鹿角胶温肾益精，为君药；熟地、山药、山茱萸、枸杞子滋阴益肾，填精补髓，并养肝补脾，亦取“阴中求阳”之义，为臣药；太子参、麦冬、五味子兼有益气健脾养心之功效；当归身养血补肝，与补肾之品相合共补精血；再佐以菟丝子、杜仲补肝肾，强腰膝；甘草为使药，调和诸药。

服用方法：水煎服，每日1剂，分2次温服。

3. 肾阴阳俱虚证

主要证候：经断前后，月经紊乱，量少或多，淋漓不断，或突然暴下如注，经色淡或暗；时而烘热汗出，时而畏寒肢冷，头晕耳鸣，健忘，腰酸乏力，浮肿便溏；舌淡，苔薄，脉沉弱。

证候分析：肾阴阳俱虚，冲任失调，月经周期、经期、经量紊乱；阴阳失衡，营卫不和，则乍寒乍热，烘热汗出，肾虚精亏，脑髓失养，则头晕耳鸣，失眠健忘，肾阳不足，失于温煦，则腰背冷痛、浮肿便溏；舌淡，苔薄，脉沉弱，均为肾阴阳俱虚之象。

治法：阴阳双补。

方药：王氏更年汤 3 号方加减。

熟地、知母、黄柏、巴戟天、杜仲、仙茅、淫羊藿、女贞子、旱莲草、生龙骨、生牡蛎、甘草。

方义分析：方中知母、黄柏泻相火而益阴；仙茅、淫羊藿、杜仲、巴戟天辛温，归肾经，补肾助阳；知母、黄柏和仙茅、淫羊藿、杜仲、巴戟天两组药，一是滋阴泻火，一是滋补肾阳，以解除阴阳俱虚于下，虚火亢盛于上的证候；熟地养血滋阴，补精益髓，使肾水充足而制约虚火；生龙骨、生牡蛎甘微寒，归肝肾经，平肝潜阳，镇静安神；共奏补益肝肾，调和阴阳之功。女贞子、墨旱莲合用为二至丸，有补益肝肾、滋阴止血、强壮腰膝的功效；甘草调和诸药。

服用方法：水煎服，每日 1 剂，分 2 次温服。

（四）临床病案

1. 肾阴虚证

梁某，年龄：49 岁。

初诊时间：2019 年 1 月 20 日。

主诉：经水提前伴烘热汗出 1 年，加重 10 天。

现病史：患者 1 年前无明显诱因出现月经提前 10 天一行，伴有烘热汗出，手足心发热，自服香芎颗粒（欠规律），效欠佳，10 天前上述症状加重，并伴有晕眩耳鸣，腰膝酸软，双目干涩。LMP：2019 年 1 月 10 日。疲乏无力，纳可，眠差，大便正常，小便频，色黄，舌质红，苔少，脉细数。

既往史：阑尾切除术病史 5 年。否认过敏史。14 岁初潮，平素月经规律，5~6/30 天，量中，色鲜红，无血块，无痛经，孕 2 产 1。

中医诊断：①绝经前后诸证（肾阴虚证）；②月经先期。

西医诊断：更年期综合征。

治法：滋养肾阴，敛汗安神。

方药：王氏更年汤 1 号方加减。

熟地 24 克、山茱萸 12 克、山药 12 克、浮小麦 30 克、生龙骨（先煎）30 克、生牡蛎（先煎）30 克、太子参 15 克、麦冬 12 克、五味子 10 克、百合 30 克、炒酸枣仁 15 克、远志 12 克、陈皮 9 克、甘草 5 克，共 7 剂，每日 1 剂，水煎服，早晚分服。

二诊：2019 年 1 月 27 日。

患者服药后烘热汗出，手足心发热较前好转，睡眠质量改善，纳可，大便正常，小便频，色黄，舌质红，苔薄白，脉细数。

方药：上方继服 7 剂，每日 1 剂，水煎服，早晚分服。

三诊：2019 年 2 月 3 日。

患者自诉继续口服上方后，阵发性烘热汗出、手足心发热、睡眠质量较前明显好转，稍劳累后感腰酸腰困，疲乏无力，纳可，大便正常，小便频，色黄，舌淡红，苔薄，脉细数。

方药：上方加巴戟天 15 克、生黄芪 25 克、益智仁 30 克，继服 7 剂，每日 1 剂，水煎服，早晚分服。

四诊：2019 年 2 月 10 日。

患者 2 月 8 日月经来潮，量色质均可，无阵发性烘热汗出，偶有手足心发热，无明显腰困，纳眠可，二便调，舌淡红，苔薄白，脉细滑。

嘱患者忌食寒凉、辛辣刺激之品，保持良好情绪，作息规律。

按语：本病案患者 49 岁，为七七肾气渐衰之年，肾阴匮乏，则会出现上述症状，结合四诊合参，可诊断为肾阴虚证之绝经前后诸证，治疗以王氏更年汤 1 号方加减滋养肾阴，敛汗安神。其中熟地、山药、山茱萸滋补肝肾之阴；百合、远志、炒酸枣仁宁心安神，以养心阴；浮小麦、生龙骨、生牡蛎三者起到平肝潜阳、收敛止汗及安神定魄之效；太子参、麦冬、五味子滋补肾阴、收敛止汗、生津除烦；陈皮健脾益气；甘草调和诸药。全方共奏滋补肝肾、宁心安神、敛阴止汗之效。二诊时，患者烘热汗出，手足心发热较前好转，睡眠质量改善，效不更方，继服。三诊时，患者阵发性烘热汗出、手足心发热、睡眠质量较前明显好转，稍劳累后感腰酸腰困，疲乏无力，尿频，在上方基础上加巴戟天、生黄芪、益智仁温补肾阳，补气升阳，固精缩尿。四诊时，患者月经提前 2 天来潮，无阵发性烘热汗出，无明显腰困，纳眠可，二便调，并嘱其调畅情志，合理饮食和作息对本病治愈大有益处。

2. 肾阳虚证

赵某，年龄：55 岁。

初诊时间：2019 年 10 月 22 日。

主诉：夜间小便次数多伴疲乏无力 1 年。

现病史：患者 1 年前绝经，后出现夜间小便次数多，4~5 次，色清，伴有情绪低沉，精神欠振，疲乏无力，自感腰背部发凉，畏寒，偶有心慌、头晕。现夜间尿频，无尿痛，情绪低落，疲乏无力，腰膝酸软，腰背部发凉，保暖后好转，纳可，眠欠佳，大便尚可，舌淡，苔薄白，脉沉弱。

既往史：既往体健，否认慢性病及传染病，否认手术史。15 岁初潮，平素月经规律，3~5/28~30 天，54 岁绝经。孕 1 产 1。

中医诊断：绝经前后诸证（肾阳虚证）。

西医诊断：更年期综合征。

治法：温肾扶阳，固精缩尿。

方药：王氏更年汤 2 号方加减。

肉桂 10 克、鹿角胶 10 克、菟丝子 15 克、杜仲 12 克、当归身 15 克、枸杞子 12 克、熟地 15 克、山药 10 克、山茱萸 10 克、太子参 15 克、麦冬 12 克、五味子 10 克、炒酸枣仁 15 克、甘草 5 克，共 7 剂，每日 1 剂，水煎服，早晚分服。

嘱咐：注意保暖，调畅情志。

二诊：2019 年 10 月 29 日。

患者服药后夜间小便次数较前减少，疲乏无力，腰膝酸软，腰背部发凉较前明显改善，情绪波动后乳房胀痛，纳可，眠尚可，舌质淡红，苔薄白，脉沉弱。

方药：上方加瓜蒌 12 克、郁金 10 克、醋香附 15 克，继服 7 剂，每日 1 剂，水煎服，早晚分服。

嘱咐：注意保暖，调畅情志。

三诊：2019 年 11 月 5 日。

患者口服上方后精神尚可，无明显腰膝酸软、腰背部发凉，夜间小便 1~2 次，劳累后偶有疲乏无力，偶有乳胀，纳可，眠安，舌质淡红，苔薄白，脉沉细。

方药：上方去当归身、炒酸枣仁、杜仲、菟丝子，继服 7 剂，巩固治疗，每日 1 剂，水煎服，早晚分服。

嘱咐：注意休息，调畅情志。

2020 年 1 月 10 日电话随访，患者上述症状已明显缓解，无特殊不适。

按语：患者初诊时已过七七之年，肾阳不足，命门火衰，阳气不振，失于温煦，则会出现腰膝酸软，腰背部发凉，精神欠佳，肾与膀胱相表里，肾阳虚衰，且夜间阳藏于内，则膀胱气化无力，出现夜间尿频。通过辨证分析本病属于中医绝经前后诸证之肾阳虚证，治疗采用王氏更年汤 2 号方加减以温肾扶阳、固精缩尿。二诊时，患者上述症状均有改善，情绪波动后乳房胀痛，肝经行乳房，肝之疏泄功能失调，则会出现乳房胀痛，故治疗在原方基础上加瓜蒌、郁金疏肝解郁，宽胸理气止痛。三诊时，患者已无明显腰膝酸软、腰背部发凉，且夜间小便次数基本正常，睡眠亦改善，故在原方基础上去当归身、炒酸枣仁、杜仲、菟丝子。同时注重情志调节，使肝气舒发条达。

3. 肾阴阳俱虚证

董某，年龄：50 岁。

初诊时间：2019 年 3 月 22 日。

主诉：阵发性烘热汗出伴眠差 1 年。

现病史：患者自诉 1 年前绝经，因情绪波动，出现阵发性烘热汗出，睡眠欠佳，偶有头晕、心慌不适。平素手足冰冷，恶风畏寒，腰部酸困感明显。现症见：阵发性烘热汗出，四肢不温，腰酸腰困，纳谷欠佳，入睡困难，二便调，舌质淡红，苔薄白，脉沉弱。

既往史：既往体健，20 年前行剖宫产手术。否认过敏史。13 岁初潮，周期 5~7/28~30 天。49 岁绝经。孕 1 产 1。

中医诊断：绝经前后诸证（肾阴阳两虚证）。

西医诊断：更年期综合征。

治法：补肾填精，养阴补阳。

方药：王氏更年汤 3 号方加减。

巴戟天 15 克、杜仲 10 克、仙茅 6 克、淫羊藿 10 克、知母 10 克、黄柏 8 克、女贞子 25 克、旱莲草 12 克、牛膝 9 克、百合 30 克、远志 10 克、生龙骨（先煎）30 克、生牡蛎（先煎）30 克、陈皮 9 克、甘草 5 克，共 7 剂，每日 1 剂，水煎服，早晚分服。

二诊：2019 年 3 月 29 日。

患者口服上方后烘热汗出较前改善，仍感腰酸腰困，手足不温，眠差，纳可，二便调，舌质淡红，苔薄白，脉沉弱。

方药：上方继服 7 剂，每日 1 剂，水煎服，早晚分服。

三诊：2019 年 4 月 5 日。

患者自诉服药后烘热汗出、腰困、失眠较前明显改善，间断感腰膝酸软，带下清，量偏多，纳可，二便调，舌质淡，苔薄白，脉沉弱。

方药：巴戟天 15 克、杜仲 10 克、仙茅 6 克、淫羊藿 10 克、牛膝 9 克、远志 10 克、百合 30 克、续断 12 克、菟丝子 15 克、陈皮 9 克、甘草 5 克，共 7 剂，每日 1 剂，水煎服，早晚分服。

连续治疗 2 月，半年后随访，患者无烘热汗出，失眠，手足不温症状。

按语：患者初诊时已绝经，肾之阴阳平衡失调，肾阴不足而阳相对偏亢，阴不敛阳，致阵发性烘热汗出，眠差明显，伴有头晕不适，阴损及阳，同时患者感四肢不温，手足冰冷，腰酸腰困，属肾阳虚之表现，最终导致肾阴阳两虚。治疗上王金权教授多采用二仙汤合二至丸加减以补肾填精，养阴补阳。患者饮食欠佳，在王氏更年汤 3 号方基础上加陈皮健脾理气，牛膝补益肝肾，引药下行，直达病所；加百合、远志可养心安神。二诊时，患者症状较前减轻，效不更方，继服。三诊时，患者间断感腰膝酸软，带下清，量偏多，肾阳虚症状明显，去生龙骨、生牡蛎、女贞子、旱莲草、黄柏、知母，加续断、菟丝子温补肾阳。半年后随访，患者已无上述症状，治疗有效。

（李姗姗）

第二节　带下病篇

一、带下过多

（一）定义

带下的量、色、质、味发生异常，或伴全身、局部症状者，称为“带下病”。本病可见于现代医学的阴道炎、子宫颈炎、盆腔炎、卵巢早衰、闭经、不孕、妇科肿瘤等疾病引起的带下增多或减少。带下过多是指带下量明显增多，色、质、气味异常，或伴有局部及全身症状者。古代有“白沃”“赤白沥”“下白物”等名称。

（二）病因病机

主要病机是湿邪伤及任带二脉，使任脉不固，带脉失约。湿邪是导致本病的主要原因，但有内外之别。肝、脾、肾三脏功能失调是产生内湿之因，脾虚失运，水湿内生；肾阳虚衰，气化失常，水湿内停；肝郁侮脾，肝火夹脾湿下注。外湿多因久居湿地，或涉水淋雨，或摄生不洁，或不洁性交等，以致感受湿热毒虫邪。常见病因有脾虚、肾阳虚、阴虚夹湿、湿热下注、热毒蕴结。

（三）辨证分型

1. 脾虚湿困型

主要证候：带下量多，色白或淡黄，质稀薄，绵绵不断，面色萎黄，神疲倦怠，四肢不温或跗肿，纳少便溏，面色皖白，舌质淡，苔白腻，脉缓弱。

证候分析：脾气虚弱，运化失司，湿邪下注，损伤任带，任脉不固，带脉失约，出现带下过多；脾阳不振，故神疲倦怠；脾虚失运，故纳少便溏，四肢不温，舌质淡，苔白腻，脉缓均为脾虚湿困之征。

治法：健脾益气，升阳除湿。

方药：王氏升阳除湿汤。

党参、麸炒白术、麸炒山药、酒白芍、麸炒苍术、盐黄柏、陈皮、芥穗炭、柴胡、车前子、木香、白果仁、甘草。

方义分析：方中党参、白术、山药、甘草健脾益气，白术健脾阳，山药健脾阴，四者为君药；苍术、黄柏燥湿健脾，行气和胃；白芍味酸柔肝，稍佐柴胡疏肝解郁，且能升阳除湿；芥穗炭，入血分，祛风除湿；车前子利水渗湿。全方旨在补虚不滞邪，共奏健脾益气，升阳除湿止带之功。

服用方法：水煎服，每日 1 剂，分 2 次温服。

2. 肾阳虚型

主要证候：带下量多，色白清冷，稀薄如水，淋漓不断，头晕耳鸣，腰痛如折，畏寒肢冷，小腹冷感，小便频数，夜间尤甚，大便溏薄，面色晦黯，舌淡润，苔薄白，脉沉细而迟。

证候分析：肾阳不足，封藏失司，精液滑脱而下，故带下量多，稀薄如水；腰为肾之府，肾阳虚则腰痛如折；阳虚不能温煦故小腹冷；阳虚不达四肢，则畏寒肢冷；小便频数、大便溏泄均为肾阳虚衰的之征。

治法：温肾助阳，涩精止带。

方药：王氏内补丸加减。

鹿茸、鹿角胶、菟丝子、黄芪、白蒺藜、肉桂、桑螵蛸、制附子、淫羊藿、陈皮、甘草。

方义分析：方中鹿茸、鹿角胶补肾阳益精血；菟丝子补肝肾，固任脉；肉桂、附子温阳命门之火；桑螵蛸涩精止带；黄芪补气助阳。

服用方法：水煎服，每日 1 剂，分 2 次温服。

3. 湿热下注型

主要证候：带下量多，色黄，脓性或黏稠有臭气，或伴阴部瘙痒，胸闷、心烦，口苦咽干，纳食较差，小腹或少腹作痛，小便短赤，舌红，苔黄腻，脉濡数。

证候分析：湿热蕴结于下，任带二脉受损，故带下量多，色黄，有臭气；带下浸渍阴部，故外阴瘙痒；湿热蕴结，中焦气机运行受阻，故口苦咽干，小腹作痛；舌红，苔黄腻，脉濡数均为湿热之征。

治法：清热利湿止带。

方药：王氏止带方加减。

猪苓、茯苓、车前子、泽泻、败酱草、大血藤、茵陈、丹皮、黄柏、栀子、川牛膝。

方义分析：方中猪苓、茯苓、车前子、泽泻利水渗湿止带；败酱草、大血藤清热解毒活血止痛；丹皮清热凉血；黄柏、栀子、茵陈泄热解毒，燥湿止带；川牛膝引药下行，使热清湿除带自止。

服用方法：水煎服，每日 1 剂，分 2 次温服。

4. 湿毒蕴结型

主要证候：带下量多，黄绿如脓，或赤白相兼，或五色杂下，状如米泔，臭秽难闻，小腹疼痛，腰骶酸痛，口苦咽干，小便短赤，舌红，苔黄腻，脉滑数。

证后分析：热毒损伤任带二脉，故带下量多，赤白；热毒熏蒸，故带下臭秽难闻；热毒伤津，故口苦咽干，舌红，苔黄腻，脉滑数均为热毒之征。

治法：清热解毒除湿。

方药：五味消毒饮。

蒲公英、金银花、野菊花、紫花地丁、天葵子、薏苡仁、白花蛇舌草、大血藤。

方义分析：方中蒲公英、金银花、野菊花、紫花地丁、天葵子清热解毒，薏苡仁清热解毒，兼有健脾除湿，大血藤，清热解毒，活血止痛。

服用方法：水煎服，每日 1 剂，分 2 次温服。

5. 阴虚挟湿型

主要证候：带下量不甚多，色黄或赤白相兼，质稠或有臭气，阴部灼热或瘙痒，腰膝酸软，头晕耳鸣，颧赤唇红，五心烦热，失眠多梦，舌红，苔少或黄腻，脉细数。

证候分析：肾阴不足，相火妄动，或复感湿邪，损伤任带二脉致任脉不固，带脉失约，故带下量多；腰为肾之府，肾阴虚则腰膝酸软；阴虚生内热，则颧赤唇红，五心烦热；阴虚虚阳上扰，则头晕、失眠多梦；舌红，苔少，脉细数均为阴虚挟湿之征。

治法：滋阴益肾，清热利湿。

方药：王氏滋阴抑火汤加味。

熟地、山茱萸、山药、泽泻、茯苓、丹皮、知母、黄柏、芡实、金樱子。

方义分析：方中熟地滋补肾阴，补益精血；山茱萸温补肝肾，收涩精气；山药健脾益肾，涩精止泻；泽泻清泻肾火；丹皮清肝泻火；知母、黄柏滋阴泻火；金樱子收敛固涩止带；芡实益肾固精，除湿止带。

（四）临床病案

1. 脾虚湿困证

李某某。年龄：35 岁。

初诊时间：2016 年 11 月 7 日。

主诉：带下量多 1 年余，加重 1 周。

现病史：患者 1 年前妇科手术后出现带下量多，后予以保妇康栓外用，症状稍微得到改善，由于工作繁忙未予重视；1 周前带下量突然增多，带下色白，质稀薄，无臭气，绵绵不断，神疲倦怠，四肢怕凉，纳少便溏，面色㿠白，小便清长，大便溏泄。舌质淡，苔白腻，脉缓弱。

中医诊断：带下病（脾虚湿困证）。

西医诊断：阴道炎。

治法：健脾利湿，燥湿止带。

方药：白术 15 克、山药 15 克、人参 6 克、白芍 15 克、苍术 12 克、甘草 6 克、陈皮 9 克、黑芥穗 9 克、柴胡 6 克、车前子 15 克，共 7 剂，水煎服，每日 1 剂，400mL 早晚分服。

按语：《傅青主女科》记载“白带乃湿盛而火衰，肝郁而气弱”，带病以带定名，是因为带脉具有约束“胞胎之系”之功，若带脉无力，则胎不牢易坠；经水不能受气而化，则反变为带病，病变的缘由在于脾虚，脾虚运化水液之力弱，津液聚而为湿，湿浊下流，则为带下。

该病人表现：带下色白，神疲倦怠，四肢怕凉为脾气虚弱不及之象；脾气虚弱，运化不及故表现为纳少便溏，面色㿠白，小便清长，大便溏泄，且舌质淡，苔白腻，脉缓弱，四诊合参证型属脾虚湿困型；方中白术健脾益气，人参大补元气，山药补脾肾，三药为君能健脾益肾和胃，以复脾之统摄，胃之化源，肾之开合，使脾胃健运，肾气充盛。苍术化湿，陈皮理气；车前子利水通淋，故选用苍术、陈皮运脾化湿，车前子主开合，利水湿，使邪有出路，共为臣药，君臣相配，利湿而不伤正。方中佐柴胡、荆芥穗，取李东垣风药升阳理论，升阳除湿；伍白芍疏肝扶脾，调和肝脾，甘草调和诸药。全方脾胃肝三经同治，寓补于散之中，寄消于升之内，升肝木之气，益脾土之元，补肾气之虚，共奏补中健脾，化湿利水之效。

2. 肾阳虚证

耿某某，年龄：28 岁。

初诊时间：2020 年 7 月 6 日。

主诉：带下量多 8 个月余，加重 1 周。

现病史：患者 8 个月前妇科手术后出现带下量多，同时伴有腰膝酸软，自行口服乌鸡白凤丸，症状稍微得到改善，由于工作繁忙未予重视；1 周前带下量突然增多，带下量多，色白清冷，稀薄如水，淋漓不断，头晕耳鸣，腰痛如折，畏寒肢冷，小腹冷感，小便频数，夜间尤甚，大便溏薄，面色晦黯，舌淡润，苔薄白，脉沉细而迟。

中医诊断：带下病（肾阳虚）。

西医诊断：阴道炎。

治法：温肾助阳，涩精止带。

方药：鹿茸 6 克、菟丝子 15 克、沙苑子 9 克、黄芪 15 克、白蒺藜 9 克、紫菀 9 克、肉桂 6 克、桑螵蛸 9 克、肉苁蓉 9 克、制附子 9 克、白芷 9 克，共 7 剂，水煎服，每日 1 剂，400mL 早晚分服。

按语：肾居于人体下焦，为元阴元阳存在的地方。肾主贮存、封藏精，为先天之本，五脏阴、阳的根本。“胞络者，系于肾”，故肾与胞宫有着密切的关系。《难经》认为，肾与生殖系统的关系密切，肾经循行中并入冲脉下支，与任脉支在关元处相交会合。故而肾与冲脉、任脉关系密切。肾中精气适宜固守、贮存、封藏，肾中精气一旦没有得到及时的补充或是耗泄太过，会导致肾中精气失于封存，精气不足而发生疾病。

肾的功能是储藏人体的精，当肾阳偏于不足，早期则肾水失温而水寒，肾精不得化气，肾气亏虚，肝木得寒水之冰，生机消沉，水寒木必郁，此时肝脏疏泄失司，表现出强烈的抑郁性，不仅易表现出负面情绪，而且一身气血失于流畅，气滞血瘀，且肾阳不足，水液失于蒸化停聚为痰饮，同时诸脏气化亦衰微，亦致痰湿，且肾脏火亏，肾精不得化气，肾气不足，肾脏失于固摄，肾精泛溢流失，从下而为带下之疾患。

本案例中患者，带下量多，色白清冷，头晕耳鸣，腰痛如折，畏寒肢冷，大便溏薄，面色晦黯，且舌淡润，苔薄白，脉沉细而迟，证型属肾阳虚损所致，处方中采用温补肾阳药物鹿茸、菟丝子、肉桂及附子；同时予以桑螵蛸、白芷固涩止带；酌加黄芪益气升提；蒺藜祛风通络，兼以疏肝解郁。同时告知患者，房事需要节制，静心调养，方可取效。

3. 湿热下注证

高某某，年龄：35 岁。

初诊时间；2021 年 10 月 17 日。

主诉：带下量多 5 个月，加重 1 周。

现病史：患者 5 个月前过食辛辣刺激食物出现带下量多，后自行口服清热解毒药物对症处理（具体药物不详），症状稍微得到改善，由于家务及工作繁忙未予重视。1 周前带下量突然增多，带下呈黄色，脓性伴有臭气，阴部十分瘙痒，胸闷心烦，口苦咽干喜冷饮，纳食较差，少腹时有作痛，小便短赤，大便可。舌红，苔黄腻，脉濡数。

中医诊断：带下病（湿热下注）。

西医诊断：阴道炎。

治法：清热利湿止带。

方药：猪苓 9 克、茯苓 15 克、车前子 15 克、泽泻 9 克、茵陈 12 克、赤芍 12 克、丹皮 9 克、黄柏 6 克、栀子 6 克、牛膝 9 克、萆薢 9 克、薏苡仁 15 克、滑石 15 克、通草 6 克，共 7 剂，水煎服，每日 1 剂，早晚分服。

按语：《杂病源流犀烛》中记载："诸经上下往来，遗热于带脉之间……女子绵绵而下，皆湿热之过，故带脉为病，即谓之带下。"湿热下注型患者，多因素体脾虚，或后天调养不当，湿浊内生，蕴久化热；或情志不畅，肝郁气滞，肝气乘脾，损伤脾胃运化；或久居湿地，感受湿热邪气，致湿热邪气流注下焦。《济阳纲目》谓："肝邪乘脾，木气克土，则脾受伤而有湿，湿而生热，热则流通。"

清代医家所著的《世补斋医书》首次记载了止带方，书中记载："止带，止者，通为止也。"本方可清热利湿，使冲任通畅，带脉束固，而带下自止。

方中猪苓、泽泻利水渗湿健脾；车前子利水清肝；茵陈清利肝脾湿热；栀子、黄柏清热泻火解毒利湿；丹皮、赤芍凉血化瘀，牛膝补肝肾引血下行。陈皮燥湿健脾，理气化湿，利水通便，全方共奏清热利湿，清肝理脾的功效。肝脾功能协调，则湿浊不生，从根本上治疗带下病。

4. 湿毒蕴结型

高某某，年龄：45 岁。

初诊时间：2016 年 10 月 10 日。

主诉：带下量多臭秽半年余，加重 2 周。

现病史：患者半年前出现带下量多伴有臭秽，在当地小门诊诊断为盆腔炎，给予清热解毒药物口服调理（具体药物不详），效果不佳；此后，病情反复发作，2 周前上述病情加重。现症见：带下量多，黄绿如脓，状如米泔，臭秽难闻，小腹疼痛，腰骶酸痛，口苦咽干，喜饮寒凉，小便短赤，大便秘结。舌红，苔黄腻，脉滑数。

中医诊断：带下病(湿毒蕴结)。

西医诊断：阴道炎。

治法：清热解毒，化湿止带。

方药：蒲公英 15 克、金银花 15 克、野菊花 15 克、紫花地丁 10 克、天葵子 10 克、土茯苓 30 克、薏苡仁 30 克、白花蛇舌草 15 克、车前子 15 克、白芷 6 克。共 7 剂，水煎服，每日 1 剂，400mL 早晚分服。

按语：按《傅青主女科》，我们认为带下病以湿邪为主。湿邪具有内外之别，内湿与机体内部脏器相关功能失调有关，外湿则指外感湿邪。湿邪致病一般病程缠绵，久而郁而化热，最终转化为湿热毒邪，致气血阻碍，伤及任带二脉，故而带下量多臭秽。

病例中的患者，带下量多，黄绿如脓，状如米泔，臭秽难闻，均为湿热壅结导致临床表现；由于下焦血脉不畅，不通则痛，患者表现为小腹疼痛，腰骶酸痛；处方中金银花、蒲公英性味甘寒，功能清热解毒，亦有轻宣透热之效，清热解毒利湿；紫花地丁辛寒，天葵子性味苦甘寒，可清热解毒，消痈散结。车前子、白花蛇舌草、薏苡仁解毒利湿化浊；其中妙处为少量酌加白芷，燥湿止带，同时可以防止其余苦寒药物，伤及脾胃。

5. 阴虚挟湿证

李某某，年龄：50 岁。

初诊时间：2021 年 6 月 10 日。

主诉：带下量多 3 年余。

现病史：患者 3 年前不明原因出现带下量多，发病期间未予相关治疗，病情时好时重，1 个月前带下量逐渐增多，赤白相兼，质稠伴有臭气，阴部灼热或瘙痒，咽干口燥，劳累后会出现腰膝酸软，偶有头晕耳鸣。舌红，苔少，脉细数。

中医诊断：带下病(阴虚挟湿证)。

西医诊断：阴道炎。

治法：滋阴益肾，清热利湿。

方药：山茱萸 6 克、山药 15 克、泽泻 9 克、茯苓 12 克、川芎 6 克、当归身 12 克、白芍 15 克、熟地 15 克、丹皮 6 克、桃仁 9 克、知母 6 克、黄柏 6 克、石斛 9 克，共 7 剂，水煎服，每日 1 剂，400mL 早晚分服。

按语：对于绝经后的老年妇女，肝肾已虚，精血不足，患者多表现为肝肾阴亏，同时由于肾开窍于二阴，肝脉绕阴器，所以病变以肝肾为主。“邪之所凑其气必虚”也正是因为肝肾阴虚，体内精血不足，冲任衰弱，带脉失约，无力抗邪，此时湿热之邪多容易乘虚而入，侵犯胞宫，导致本病的发生。整体而言，本病以肝肾阴虚为本，湿热之邪为标，治疗上以调补肝肾为主，滋阴清热为辅。

妇女绝经后进入天癸竭、肾气虚、阴血弱，湿热下注，任脉不固，带脉失约，故表现为外阴瘙痒，阴道灼热及带下异常较多；腰为肾之府，肾阴虚则腰膝酸软。虚阳上扰，则头晕耳鸣，潮热汗出。热则伤津，故有口燥咽干，湿热下注，则小便黄。舌质淡红、苔少，脉细数为阴虚夹湿之证，知柏地黄丸，始载于《医宗金鉴》，是在六味地黄丸基础上加知母、黄柏而成，本方熟地、山茱萸、山药为君药，知母、黄柏为臣药，佐丹皮、泽泻解毒利湿，调和诸药，全方具有调补肝肾、滋阴清热的功用。方中兼有四物汤养血活血，具有调经滋阴的双重功效。

（尚俊枝）

二、带下过少

（一）定义

带下病是指带下的量、色、质、气味发生异常，或伴有局部或全身症状为特征的疾病。带下过少是指带下量明显减少，导致阴中干涩、痒痛，甚至阴部萎缩者。本病与西医的卵巢功能早衰、绝经后卵巢功能下降、手术切除卵巢后、盆腔放疗后、严重卵巢炎及希恩综合征以及长期服用某些药物抑制卵巢功能等导致雌激素水平低落而引起的阴道分泌物减少相类似。

（二）病因病机

与阴液关系最为密切的脏腑是肾、肝、脾。生理性带下由肾精所化。肾为先天之本，肾阴不足者，则无带下分泌，或极少分泌，肾藏精，肝藏血，“精血互生”“肝肾同源”。若肝肾亏损，精枯血燥，经带乏源。脾为后天之本，土旺以生万物，运化津液精微，脾气健运，传输津液各走其道，其渗灌于前阴空窍，与精之余和合而为带下，故生理性带下来源于肾，受助于肝脾，制约于任带二脉。带下过少的主要病机是阴液不足，不能濡润胞宫、阴道、外阴。先天禀赋不足、肝肾脾胃亏虚，房劳多产（包括多次流产、堕胎或宫腔手术后）、久病体虚肾精气血亏损，或七情内伤，肝肾阴血暗耗等，肝肾阴精亏耗，阴液不充；脾肾阳虚，精微不化，津精不布。天癸衰少，任脉失养，督带失司，胞宫、阴道失于滋润，导致带下过少。

（三）分型论治

1. 肝肾不足证

主要证候：带下过少，甚至全无，阴道干涩灼痛，或伴阴痒，甚至阴部萎缩，性交疼痛。头晕耳鸣，腰膝酸软，烘热汗出，烦热胸闷，夜寐不安，小便黄，大便干结，舌红少苔，脉细数或沉弦细。

证候分析：肝肾亏损，血少津乏，阴液不充，任带失养，不能润泽阴窍，发为带下过少；阴虚内热，灼津耗液，则带下更少，阴部萎缩，干涩灼痛，阴痒；精血两亏，清窍失养，则头晕耳鸣；肾虚外府失养，则腰膝酸软；肝肾阴虚，虚热内生，则烘热汗出，烦热胸闷，夜寐不安，小便黄，大便干结；舌红少苦，脉细数或沉弦细等均为肝肾亏损之证。

治法：滋补肝肾，养精益血。

方药：熟地 15 克、山药 15 克、山茱萸 9 克、枸杞子 20 克、菟丝子 12 克、旱莲草 15 克、女贞子 30 克、炙甘草 6 克、何首乌 20 克、川牛膝 6 克。

方义分析：熟地补肾为君；山药之补脾，山茱萸之补肝为臣；配以枸杞补精，川牛膝补血且可引药下行，菟丝子补肾中之气，首乌以滋阴填精养任，女贞子、旱莲草等，以滋阴清泄相火。诸药合用以期培补先天，精血互生，气血和调，待肾精充沛，带自下。

服用方法：水煎服，每日 1 剂，分 2 次温服。

2. 血枯瘀阻证

主要证候：带下过少，甚至全无，阴中干涩，阴痒；或面色无华，头晕眼花，心悸失眠，神疲乏力，或经行腹痛，经色紫黯有血块；或下腹有包块；舌质黯，边有瘀点瘀斑，脉细涩。

证候分析：精血不足且不循常道，瘀阻血脉，阴津不得敷布，则带下过少，甚至全无，阴中干涩，阴痒；血虚不能上荣于头面，则头晕眼花，面色无华；血虚心失所养，则心悸失眠；血虚气弱，则神疲乏力；瘀血内阻，气机不畅，则经行腹痛、经色紫黯，伴有血块；瘀血内阻，肌肤失养，则肌肤甲错；舌质淡黯，边有瘀点瘀斑，脉细涩均为血枯瘀阻之象。

治法：补血益精，活血化瘀。

方药：当归身 25 克、熟地 15 克、白芍 15 克、川芎 9 克、桃仁 10 克、红花 10 克、炒枳壳 10 克、醋柴胡 6 克、川牛膝 9 克、甘草 5 克。

方义分析：方中四物补血活血，补调结合，补血而不滞血，行血而不伤血，当归身、熟地、芍药补血养营，芍药、甘草酸甘化阴以养营血，桃仁破血行滞而润燥，红花活血祛瘀而止痛，川牛膝活血通经，祛瘀止痛，引血下行，柴胡、枳壳理气行滞，使气血畅行。

服用方法：水煎服，每日 1 剂，分 2 次温服。

（四）临床病案

1. 肝肾不足证

杨某某，年龄：32 岁。

初诊时间：2019 年 5 月 12 日。

主诉：带下量少 3 个月。

现病史：患者 3 个月前开始出现带下量少，阴道干涩，外阴瘙痒明显，夜间较甚，伴轻度萎缩，同房时有痛感。LMP：2019 年 4 月 29 日，经行 5 天，量偏少，色红，腰困，经前烘热汗出较明显。现烦躁眠差，时有头晕耳鸣，腰酸困，手足心热，小便可，大便干，舌红少苔，脉沉细。曾就诊外院治疗，未见好转。B超检查无明显异常。

既往史：既往健康，否认过敏史。12岁初潮，平素月经规律5~6/28天，量可，色红，腰困。

中医诊断：带下过少（肝肾不足）。

西医诊断：卵巢储备功能减退。

治法：滋补肝肾，养精益血。

方药：熟地15克、山药15克、山茱萸肉9克、枸杞子20克、旱莲草15克、女贞子30克、炙甘草6克、何首乌20克、川牛膝6克、百合30克、远志6克、苦参10克、白鲜皮10克，10剂，每日1剂，水煎服，早晚分服。

二诊：2019年5月22日。

患者服药后阴痒症状较前好转，手足心热减轻，睡眠好转，大便正常，舌红少苔，脉沉细。上方继服10剂，每日1剂，水煎服，早晚分服。

三诊：2019年6月3日。

患者服药后阴痒症状明显减轻，带下量有所增加，外阴颜色加深，舌红少苔，脉沉细。LMP：2019年5月28日，经行5天，量增加，色红，腰困消失，经前烘热汗出较前减少。上方继服10剂，每日1剂，水煎服，早晚分服。

四诊：2019年6月13日。

患者服药后阴痒症状偶发，带下量较之前有所增加，眠可，手足心热症状消失，舌红苔薄白，脉沉。上方去远志、百合、苦参、白鲜皮加菟丝子10克、阿胶10克，服用3个月，随访1年，患者带下量正常，月经量如常，其余症状未再发。

按语：该患者情志为病，郁久化火，暗耗肝血，使肾所藏之精失于肝血的滋养，而肝所藏之血不得肾中精气的气化，终发为肝肾不足，精血亏虚，带下过少，因患者月经量也偏少，治疗应顺应阴阳气血转化规律，培补任带与养血调经并行。方中熟地、山茱萸、山药滋养肝脾肾，枸杞、熟地、山药滋补真阴，山药、甘草补益脾土，使生化有源。女贞子、旱莲草滋阴，枸杞、何首乌补益肝肾，川牛膝活血调经，加百合、远志清心安神。苦参、白鲜皮止痒。二诊时患者症状明显减轻，效不更方。三诊时患者各症状明显缓解，带下量及月经量也明显增多，继续服用此方。四诊时患者各症状消失，带下量及月经量也明显增多，去百合、远志、苦参、白鲜皮，加阿胶、菟丝子等阴柔滋补之品治之。诸药合用以期培补先天，精血互生，气血和调，待肾精充沛，血海充盈，则经带自下。

2. 血枯瘀阻证

李某某，年龄：35岁。

初诊时间：2018年4月15日。

主诉：带下量少半年。

现病史：LMP 2018年3月25日。患者自诉半年前开始出现带下量少，伴阴道干涩，偶有裂口，阴痒，面色无华，倦怠乏力，失眠多梦，舌暗，边有瘀点，脉细涩弱。

月经史：月经规律 3~4/30 天，量少，色暗，有血块，伴小腹隐痛。

中医诊断：带下过少（血枯瘀阻）。

西医诊断：卵巢储备功能减退。

治法：补血益精，活血化瘀。

方药：当归身 25 克、熟地 15 克、白芍 15 克、川芎 9 克、桃仁 10 克、红花 10 克、炒枳壳 10 克、醋柴胡 6 克、川牛膝 9 克、甘草 5 克、苦参 10 克、白鲜皮 10 克、蛇床子 10 克，10 剂，每日 1 剂，水煎服，早晚分服。

二诊：2018 年 4 月 26 日。

患者服药后阴痒症状减轻，患者于 4 月 25 日月经来潮，色暗，有血块，量少，小腹疼痛减轻。舌暗，边有瘀点，脉细涩。上方去苦参、白鲜皮，加益母草 20 克、延胡索 10 克，共 5 剂，每日 1 剂，水煎服，早晚分服。

三诊：2018 年 5 月 7 日。

患者服药后月经量较前增多，血块减少，色转红，疲乏无力减轻。舌暗红，稍有瘀点，脉细涩。继服 4 月 15 日方，10 剂，每日 1 剂，水煎服，早晚分服。

方药：马齿苋 30 克、艾叶 10 克、菟丝子 10 克、蒲黄 10 克、蝉蜕 6 克、炒蒺藜 20 克，水煎外用熏洗外阴，每日 1 次。

四诊：2018 年 5 月 17 日。

患者服药后带下量增多，阴道干涩症状明显减轻，阴痒症状消失，疲乏无力减轻，睡眠较前好转，舌暗红，稍有瘀点，脉细涩。上方去苦参、白鲜皮、蛇床子，服用 3 个月后，随访 1 年，患者带下量正常，月经量如常，其余症状未再发。

按语：带下过少主要病机是阴液不足，不能润泽阴户。虽有肝肾亏损、血枯瘀阻之不同，其根本是阴血不足。治疗重在滋补阴血，佐以养血、化瘀等。用药不可肆意攻伐，过用辛燥苦寒之品，以免耗津伤阴，犯虚之戒。在选用活血化瘀之品时，应避免使用作用峻猛者，最宜选择活血通经而又能补血益肝肾者，如丹参、鸡血藤、牛膝、桃仁等。倘若化瘀太峻，用量太重，均有耗伤阴血之患。此证阴虚血涸，可致瘀血内停；瘀停血枯，任脉不通，督带失司，胞宫、阴道失其濡润，亦每致带下过少。此时治宜滋阴补血，活血化瘀，患者一诊时原方加苦参、白鲜皮、蛇床子止痒，二诊时患者月经来潮，去苦参、白鲜皮苦寒之品，加益母草、延胡索活血通经止痛，三诊时患者加外用煎洗治疗阴痒，四诊时患者阴痒症状消失，减去苦参、白鲜皮、蛇床子。继续应用补血益精，活血化瘀之法调理，使病邪祛除，经带自下。

（常珍珍）

第三节　妊娠病篇

一、胎漏、胎动不安

（一）定义

妊娠期间阴道少量出血，时下时止，或淋漓不尽，而无腰酸腹痛者，称为“胎漏”，亦称“胞漏”或“漏胎”等。妊娠期间出现腰酸、腹痛、小腹下坠，或伴有少量阴道出血者，称为“胎动不安”，二者主要以有无腰酸腹痛为鉴别要点。西医称之为先兆流产，妊娠中晚期，因前置胎盘引起的出血，也属于本病范围。

（二）病因病机

王金权教授认为胎漏的发病主要是由于冲任不固，不能摄血养胎，胎元不固，导致胎元不固有虚有实。虚者，多因肾虚、气血虚，以致载胎固胎养胎之精、气、血亏乏，使胎元不固，发为胎漏、胎动不安；实者，常因血热血瘀，而致养胎载胎之气血失调，使胎元不固，发为胎漏、胎动不安。本病的辨证重点为阴道出血的色、质、量及全身症状、舌脉、气血虚实，本病的治法以安胎为主。如若病情发展，胎元已殒者，则需从速下胎以益母。治疗原则以补肾、固冲、安胎为主，并根据不同情况辅以益气、养血、清热等法。

（三）分型论治

王金权教授认为胎漏、胎动不安一般分型为肾虚、血热、气血两虚、血瘀四种证型。

1. 肾虚证

主要证候：妊娠期阴道少量下血，色淡质稀，头晕耳鸣，腰膝酸软，小便频数，舌淡，苔白，脉沉滑无力。

证候分析：肾气虚，冲任不固，血海不藏，故孕后阴道少量下血，色淡质稀；肾虚髓海不足，则头晕耳鸣，腰膝酸软；肾虚气化失常，膀胱失约，故小便频数。舌淡，苔白，脉沉滑无力，为肾虚之征。

治法：补肾固冲，止血安胎。

方药：王氏保胎灵方加减。

菟丝子、桑寄生、续断、熟地、炒山药、酒山茱萸、阿胶、艾叶炭。

方义分析：方中菟丝子补肾益精安胎；桑寄生、续断固肾壮腰以系胎；阿胶、艾叶炭养血止血安胎；熟地、炒山药、酒山茱萸补肾安胎。全方重在补益肾气，固摄冲任，肾气足则冲任固而胎漏自止。

兼气虚下坠甚者，酌加党参、炒白术、黄芪益气安胎。

服药方法：水煎服，每日 1 剂，分 2 次温服。

2. 血热型

主要证候：妊娠期，阴道下血，色深红或鲜红，质稠，心烦少寐，口渴饮冷，溲黄便结，面红唇赤，舌红，苔黄，脉滑数。

证候分析：邪热内盛，热扰冲任，迫血妄行，故阴道下血而色深红或鲜红，质稠；热扰心神，故心烦少寐；热伤津液，故口渴饮冷，溲黄便结；热邪上扰，故面红唇赤。舌红，苔黄，脉滑数，也为邪热内盛之征。

治法：清热凉血，固冲止血。

方药：王氏养阴清热汤加减。

阿胶、艾叶、生地、白芍、当归身、杜仲、白术、栀子、侧柏叶、黄芩、女贞子、旱莲草。

方义分析：方中栀子、侧柏叶、黄芩清热止血安胎；女贞子、旱莲草滋阴清热安胎；生地、白芍养血凉血安胎；杜仲、白术补肾健脾以固胎；阿胶、艾叶养血止血安胎。全方有清热凉血、止血安胎之效。

服药方法：水煎服，每日 1 剂，分 2 次温服。

3. 气血虚弱型

主要证候：阴道少量流血，色淡红，质稀薄，或腰酸胀痛或坠痛，面色皖白，心悸气短，神疲肢倦，舌质淡，苔薄白，脉细弱略滑。

证候分析：气血虚弱，冲任不固，胎失摄载，故孕后腰酸腹痛，阴道少量流血；气血虚弱，本源不足，则流血色淡质稀；气虚中阳不振，提挈无力，故气短懒言，精神倦怠，小腹空坠；血虚不能上荣清窍，则头晕眼花；血不养心，则心悸失眠；血虚不能充养肌肤，故面色皖白。舌淡，苔薄，脉缓滑，为气血不足之征。

治法：补气养血，固肾安胎。

方药：王氏养血归脾汤加减。

当归身、炒白芍、熟地、黄芪、太子参、白术、陈皮、百合、远志、酸枣仁、炙甘草。

方义分析：方中当归身、炒白芍、熟地取四物汤之义，补血养肝，固肾安胎，黄芪、太子参、白术共益气健脾固胎，百合、远志、酸枣仁养血安神，陈皮理气和胃，防补而滋腻碍胃；全方共奏补气养血，固肾安胎之用。

加减：腰困明显加桑寄生、菟丝子、续断；出血量多加仙鹤草、荆芥炭。

服药方法：水煎服，每日 1 剂，分 2 次温服。

4. 血瘀型

主要证候：宿有瘀积，阴道下血，色暗红，常有腰酸胀痛或坠痛，舌黯红，或有瘀斑，弦滑或沉弦。

证候分析：孕后起居不慎，或跌仆闪挫，或为劳力所伤，以致气血紊乱，气乱则胎失所载，血乱则胎失所养，是以胎元内失摄养而不固，故腰腹疼痛，胎动下坠；气血紊乱，冲任不固，故阴道下血；气耗血伤，则精神倦怠，脉滑无力。

治法：活血消瘀，补肾安胎。

方药：王氏保胎灵方加荆芥炭、三七、杜仲炭。

桑寄生、续断、菟丝子、杜仲炭、炒白术、酒山茱萸、三七、荆芥炭、仙鹤草、桂枝、茯苓。

方义分析：桑寄生、续断固肾壮腰安胎，菟丝子、酒山茱萸补肾益精安胎，杜仲炭既补肾安胎，又防出血，故取炭类药固胎，炒白术为益气健脾安胎首选药之一,三七、荆芥炭、仙鹤草共活血消瘀，止血安胎，仙鹤草同时可以补虚，荆芥炭引血归经，桂枝、茯苓取桂枝茯苓丸之义，温经利水，血不利则为水，利水以安胎。全方共起到活血消瘀，补肾安胎之妙。

服药方法：水煎服，每日 1 剂，分 2 次温服。

（四）临床病案

1. 气血亏虚证

高某，年龄：25 岁。

初诊时间：2019 年 3 月 16 日。

主诉：妊娠 14 周阴道出血 3 天。

现病史：患者 3 天前不明原因出现阴道少量流血，血色淡红，下腹部及腰部隐痛，白带时夹血丝，伴时头晕，心悸，睡眠不实，经卧床休息上述症状仍见。舌质淡，苔薄白，脉细滑。

既往史：既往体健，否认过敏史。12 岁初潮，周期 5~7/30 天，孕 0。

中医诊断：胎动不安（气血亏虚）。

西医诊断：先兆流产。

治法：益气养血，固肾安胎。

方药：举元煎加减。

黄芪 20 克、白术 15 克、红参 5 克、菟丝子 15 克、杜仲 12 克、续断 12 克、阿胶 6 克、艾叶炭 8 克、仙鹤草 15 克、升麻 4 克、炙甘草 6 克，共 5 剂，水煎服，每日 1 剂，分 2 次温服。

二诊：2019 年 3 月 22 日。

药后患者阴道流血止，腰酸及余症状未作。续服 3 剂巩固疗效，嘱其合理饮食，适当运动。

按语：王金权教授认为，患者上述症状属脾胃不足，气血亏虚，脾肾互补，脾虚及肾，胎元不固。故见阴道出血，腰腹隐痛；气血不足，心血不足，故头晕、心悸、睡眠不实。治疗选用《景岳全书》举元煎。红参、黄芪、升麻、白术、炙甘草有益气升提之功。菟丝子、杜仲、续断补肾益气，固肾安胎。仙鹤草凉血止血、阿胶养血安胎，为妇科良药，诸药合用，脾肾互补，气血充足，胎元得养。

2. 血热证

王某，年龄：32 岁。

初诊时间：2020 年 6 月 18 日。

主诉：孕 16 周，小腹疼痛 3 天。

现病史：患者现宫内孕 16 周，3 天前出现小腹疼痛，伴阴道少许淡红色血，小腹下坠，腰酸，口干欲饮，睡眠差，小便黄，大便不畅。曾住院治疗，效果不显。刻下：腰酸腹痛，阴道少许鲜红色血，舌质红，少津，脉滑数。

既往史：既往体健，否认过敏史。12 岁初潮，周期 5~7/30 天，孕 0。

中医诊断：胎动不安（血热型）。

西医诊断：先兆流产。

治法：养阴清热，止痛安胎。

方药：王氏养阴清热汤加减。

当归身 12 克、炒白芍 12 克、熟地 15 克、麦冬 12 克、黄芩 10 克、生地 18 克、杜仲炭 10 克、桑寄生 12 克、续断 6 克、阿胶 8 克、太子参 12 克、五味子 10 克、甘草 5 克、生姜 9 克、大枣 12 克，共 5 剂，水煎服，每日 1 剂，分 2 次温服。

二诊：2020 年 6 月 24 日。

药后二便调，腰酸腹痛及阴道出血明显好转，睡眠尚可，舌质红，脉滑数。

效不更方，上方加焦白术 15 克，共 5 剂，水煎服，每日 1 剂，分 2 次温服。

药后安，后随访，顺产 1 男婴，母子平安。

按语：王金权教授认为，妊娠之后，胎赖于母血养，常阴血不足，阳气有余，故多有内热之象。黄芩、白术安胎圣药，黄芩清热效著，此处清热养阴。太子参、五味子、麦冬取生脉饮之意，益气养阴。当归身、炒白芍、熟地、生地、阿胶共养阴固本，杜仲炭、续断、桑寄生补肾固胎，止血之功。有医者认为，续断为骨伤科要药，故安胎中应慎用，但王金权教授临床反复验证，安胎效良好，无不良反应，此方标本兼顾，安胎效如桴鼓。

3. 脾肾两虚证

梁某，年龄：35 岁。

初诊时间：2021 年 12 月 20 日。

主诉：妊娠 20 周，阴道少量出血 5 天。

现病史：患者妊娠 20 周，5 天前无明显诱因出现阴道少量淡粉色分泌物，无少腹疼痛，腰不酸，时有口干、口渴，纳寐可，二便调。

既往史：既往体健，否认过敏史。12 岁初潮，周期 5~7/30 天，孕 0。

中医诊断：胎漏（脾肾两虚）。

西医诊断：先兆流产。

治则：补肾健脾，固冲安胎。

方药：王氏保胎灵加减。

桑寄生 10 克、菟丝子 15 克、续断 10 克、熟地 18 克、炒山药 12 克、阿胶 6 克、黄芪 18 克、太子参 12 克、炒白术 15 克、当归身 12 克、炒白芍 12 克、甘草 5 克，共 5 剂，水煎服，每日 1 剂，分 2 次温服。

二诊：2021 年 12 月 26 日。

服药后阴道出血减少，患者症状缓解，宜守方，在上方基础上加补肾安胎之药。上方加紫河车 5 克，5 剂，每日 1 剂，水煎服。

经过半月余，阴道出血渐平，后随访足月顺产。

按语：王金权教授认为患者治疗重在脾肾。肾为先天之本，主生殖，肾虚则胎元不固；脾为气血生化之源，胎赖血营养，脾虚则化源不足，胎失所养。故保胎应重于补脾肾。王氏保胎灵以补肾安胎为主，黄芪、炒白术、党参益气健脾。当归身、白芍、养血柔肝。二诊加紫河车益肾固精安胎。全方共奏补肾健脾安胎之功。白术为安胎圣药，王金权教授认为，贵在妙用，应当辨证使用，用之不当效果不佳，脾虚气血不足、便溏者可以用。

王某，年龄：28 岁。

初诊时间：2019 年 3 月 24 日。

主诉：停经 47 天，伴阴道少量红色血 5 天。

现病史：患者现停经 47 天，5 天前开始出现阴道少量流血，伴小腹下坠，腰酸，疲乏，恶心纳差，睡眠不实，大便不成形，每日 1 次。舌质暗红，苔薄白，脉细滑。

既往史：既往体健，否认过敏史。12 岁初潮，周期 5~7/30 天，孕 0。

中医诊断：胎动不安（脾肾两虚）。

西医诊断：先兆流产。

治法：补肾健脾，固肾安胎。

方药：王氏保胎灵方加减。

桑寄生 12 克、菟丝子 12 克、续断 10 克、炒杜仲 10 克、香附 8 克、砂仁 6 克、仙鹤草 10 克、党参 15 克、陈皮 9 克、阿胶 10 克、黄芪 20 克、升麻 6 克、甘草 5 克，共 4 剂，水煎，每日 1 剂，分 2 次温服。

4 剂后血止，下腹坠未作，精神好转，纳寐可，二便调。

按语：王金权教授认为，患者属脾肾两虚，《傅青主女科》曰："妊娠小腹疼痛，胎动不安，如有下坠之感……是脾肾之亏乎。"脾肾亏，带脉急，胞胎有下坠之感也。妇人妊娠，五脏易调和，则五脏安，气血充足，冲任条达，肾气充足，胎能安。胎元系肾气固，冲任气血荣养。固调冲任者，必益肝肾。同时调脾亦重要，脾为后天之本，气血生化之源，肾为先天之本，脾气旺则先天肾气足，二者相辅相成，故补脾肾固胎也。

4. 血热夹血虚证

王某，年龄：30岁。

初诊时间：2018年8月21日。

主诉：孕50天，阴道出血3次。

现病史：患者诉2个月前曾小产，出血甚多，身体尚未恢复，最近怀孕见红3次。刻下：阴道少许出血，色鲜红，伴头晕心烦，口干欲饮，胸闷不舒，并见畏寒身热，小便黄，大便调。舌质绛，苔薄黄，脉细滑。

既往史：既往体健，否认过敏史。12岁初潮，周期5~7/30天，孕0。

中医诊断：胎漏（血热夹血虚）。

西医诊断：先兆流产。

治法：清热安胎，健脾养血。

方药：王氏养血汤加减。

当归身9克、生地12克、炒白芍10克、川芎5克、阿胶9克、炒白术9克、黄芩6克、焦栀子6克、香附炭3克、苏梗6克、甘草3克，共4剂，水煎服，每日1剂，分2次温服。

二诊：2018年8月26日。

用上方加减服4剂后，漏红已停，寒热已退，饮食逐渐恢复正常。

三诊：2018年11月26日。

面色黄，精神疲惫，今晨阴道又少许出血，腰背酸痛，并伴有小腹隐痛，自诉昨晚同房。舌质淡，苔白，脉滑而无力。房事不慎，冲任受损，胎元不固。

治法：温中健脾，固肾安胎。

方药：艾叶炭6克、阿胶9克、黄芪12克、焦白术9克、仙鹤草9克、炮姜炭2克、白芍6克、熟地9克、杜仲9克、炙甘草3克，服3剂，腹部隐痛止，漏红亦止，经调理，诸症逐渐恢复。

按语：胎漏症，古人很重视，有关母胎健康，《妇人良方》谓："妊娠经水时下，此由冲任气虚，不能约制……名曰胞漏，血尽则毙矣。"又谓："妊娠下血，因冷热不调，七情失宜，气血不和所致。若伤于胎，则痛而下血，甚则胎坠矣。"王金权教授认为，患者冲任受损未恢复，2个月后又怀孕，胎不实，血热血虚，因同房再次冲任损伤漏红。方以胶艾汤加减，当归身、地黄、炒白芍、阿胶、白术养血安胎，因有寒热，加苏梗解表散寒，胸闷气郁加香附炭，黄芩、焦栀子清血分之热安胎。2个月后同房漏红，用胶艾汤养血止血安胎，炮姜炭温经止血安胎，杜仲固肾安胎，方中归、芎为血中动药，以免动胎未用，怀孕后而有小产史，必暂时禁欲。张景岳谓：凡受胎之后，极宜节欲，以防泛滥。王金权教授认为：补血必动血，而补气则血旺，此乃妊娠后调理之法。

5. 肾虚证

王某，年龄：29 岁。

初诊时间：2019 年 1 月 23 日。

主诉：孕 8 周，阴道流血 2 天。

现病史：孕 36 天阴道出血，经治而愈。现孕 60 天，阴道又出血，量多，小腹下坠 2 天。平时腰酸腿软，舌质淡，苔薄白，脉无力，尺尤甚。

既往史：既往体健，否认过敏史。12 岁初潮，周期 5~7/30 天，孕 0。

中医诊断：胎漏（肾虚）。

西医诊断：先兆流产。

治法：补肾安胎。

方药：王氏保胎灵方加减。

桑寄生 12 克、菟丝子 12 克、续断 10 克、杜仲炭 12 克、酒山茱萸 15 克、阿胶 10 克、炒白术 12 克、砂仁 6 克、葛根 12 克、升麻 6 克、仙鹤草 12 克、荆芥炭 10 克，共 4 剂，水煎服，每日 1 剂，分 2 次温服。

二诊：药后 3 剂血止，小腹下坠已愈，舌质淡，苔薄白，脉无力，尺尤甚。

上方续服 10 剂，经治而愈。

按语：王金权教授认为患者素有肾虚，系胎无力，致孕 36 天胎漏出血。血虽止，但以损肾，使胎堕欲下，胎漏下血复发。《妇科玉尺》曰："冲任经虚，受胎不实。"《女科经纶》曰："女子肾脏系于胎……若肾气亏损，便不能固摄胎元。"故治用寿胎丸加补肾之药，补肾系胎；酒山茱萸补益肝肾，收涩固脱，升麻、葛根升阳举陷；仙鹤草、荆芥炭止血。

6. 肝郁气滞证

蒋某，年龄：26 岁。

初诊时间：2020 年 1 月 19 日。

主诉：孕 32 天，阴道少量流血 2 小时。

现病史：昨日因家务事，与丈夫争吵，暴怒郁闷。今日早上见阴道少量出血，褐色，小腹痛，胸胁胀闷，郁闷不舒。舌红，苔薄白，脉弦数。

既往史：既往体健，否认过敏史。3 年前曾药物流产 1 次。12 岁初潮，周期 5~7/30 天。

中医诊断：胎漏（肝郁气滞）。

西医诊断：先兆流产。

治法：疏肝理气安胎。

方药：王氏逍遥散化裁加减。

当归身 12 克、炒白芍 12 克、醋柴胡 8 克、炒白术 10 克、茯苓 10 克、薄荷 6 克、仙鹤草 12 克、地榆炭 10 克、生地炭 15 克、甘草 6 克，共 5 剂，水煎服，每日 1 剂，分 2 次温服。

二诊：2020 年 1 月 25 日。

药后 2 剂血止，5 剂小腹痛愈，仍感胸胁胀闷，舌质淡，苔白，脉数。效不更方，续服上方 5 剂。

按语：王金权教授认为患者因暴怒伤肝，肝气横逆，气逆则血逆，肝不藏血，胎元不固，以致胎漏下血。《景岳全书》认为郁怒气逆则动血。《杂病源流犀烛》曰："治怒为难，惟平肝可以治怒，此医家治怒之法也。"故白芍平肝柔肝，王氏逍遥散化裁疏肝理气，肝气顺则血自止。

（王志华）

二、滑胎

（一）定义

自然流产连续 3 次或 3 次以上者称为"滑胎"，又称"数坠胎"。相当于西医的习惯性流产。

（二）病因病机

《诸病源候论》论述妊娠数坠胎候："阳施阴化，故得有胎，荣卫和调，则经养周足，故胎得安，而能成长。若气血虚损者，子脏为风冷所居，则气血不足，故不能养胎，所以致胎数坠。侯其妊娠而恒腰痛者，喜堕胎。"文中指出气血不足，不能荣养胎儿所以发生流产。若妊娠期间常有腰痛者，每多流产。腰为肾之府，胞脉者系于肾。冲任二脉皆起于胞中。胎儿居于母体之内，全赖母体肾以系之、气以载之、血以养之、冲任以固之，故肾阳虚、肾精虚皆能影响胎气不固而致流产胎坠。肾为先天之本，脾为后天之本、气血生化之源。脾胃虚寒致使腰脐之气不利，腰脐之气闭则带脉拘急，即使受胎而力难负载，必不能免小产之虞亦必坠胎。母体素有癥瘕积聚瘀滞于内，损伤冲任而致气血不和，胎元失养而致坠胎，此瘀血为患也。

王氏妇科将此病归结为四种证型：肾阳亏虚证、肾精亏虚证、气血两虚证、血瘀证。

（三）分型论治

1. 肾阳亏虚证

主要证候：屡孕屡坠，腰膝酸软，头晕耳鸣，畏寒肢冷，小便清长，大便稀溏。舌淡苔白，脉沉迟。

证候分析：《傅青主女科》载"夫人生于火，亦养于火，人之所以坐胎者，受父母先天之真火也。"肾为先天之本，内藏命门之火，肾阳虚则火衰，系胎无力，故屡孕屡坠。腰为肾之府，肾虚则腰膝酸软，肾阳虚经脉失于温养则畏寒肢冷。肾司二便，阳虚蒸腾无力可见小便清长，大便稀溏。

治法：温补肾阳，调补冲任。

方药：肾气丸加减。

熟地、山茱萸、山药、菟丝子、茯苓、人参、白术、杜仲、续断、甘草。

方义分析：方用人参补心阳以温肾阳，心肾相交，心火下行以温肾寒；白术健脾益气安胎，气旺则阳气升；善补阳者，必从阴中求阳，方用熟地益精血；山茱萸肉味酸涩，性微温，有补益肝肾收涩固脱之功；山药健脾补肺固肾益精；茯苓利水渗湿，健脾止泻；续断补肝肾固冲任止血安胎；菟丝子益阴固阳，为医家推崇之安胎圣药。

服用方法：水煎服，每日 1 剂，分 2 次温服。

2. 肾精亏虚证

主要证候：屡孕屡坠，腰膝酸软，头晕乏力耳鸣，口干，手足心热，舌红少苔，脉虚尺部尤甚。

证候分析：胞脉者系于肾，冲任二脉皆起于肾，胎儿居于母体之内，全赖母体肾以系之。肾虚则胎不固，腰为肾之府，肾虚则腰膝酸软。肾虚精亏则髓海不足，故头晕耳鸣。精亏则虚热内生，故口干、手足心热。

治法：补肾益精，固冲安胎。

方药：王氏保胎灵 1 号方。

熟地、山茱萸、炒山药、当归身、白芍、菟丝子、桑寄生、续断、杜仲、黄芪、炒白术、枸杞子、甘草。

方义分析：方用熟地大补肾精；当归身补血养血；白芍柔肝养血；熟地和白芍补肝肾、益精血；黄芪补气生血；白术健脾安胎和山药共奏健脾之功，以助气血化生，气血旺则肾精旺；菟丝子补肝肾，益阴固阳，为安胎圣药；杜仲、续断、桑寄生，三药均补肝肾，为安胎要药；枸杞子“滋肾、润肺明目”。陶弘景说枸杞子“补益精气，强盛阴道”，用于治肝肾亏虚腰膝酸软、头晕目眩；山茱萸、甘草酸甘化阴，以益精血。

服用方法：水煎服，每日 1 剂，分 2 次温服。

3. 气血两虚证

主要证候：屡孕屡堕，头晕目眩，神疲乏力，面色㿠白，心悸气短；舌质淡，苔薄白，脉细弱。

证候分析：气血两虚，冲任不足，不能载胎养胎，故屡孕屡堕；气血虚弱，上不能濡养清窍则头晕目眩；外不能濡润肌肤则面色㿠白；内不能濡养脏腑则神疲乏力、心悸气短。舌质淡，苔薄白，脉细弱均为气血两虚之证。

治法：补气养血，固冲安胎。

方药：王氏保胎 2 号方。

熟地、白芍、当归身、党参、黄芪、白术、阿胶（烊化）、菟丝子、桑寄生、杜仲、续断、甘草。

方义分析：方用黄芪、白术、党参健脾益气以助化源，气能生血也；况胞胎成于气亦摄于气，气旺则胎牢，气衰则胎坠。脾以升为健，胃以降为顺，脾虚则升举无力，黄芪、党参补气以益升举；熟地、白芍、当归身此四物汤去川芎，三药补血和血，加阿胶养血，使血气充足以养胎儿；菟丝子、杜仲、续断、桑寄生为安胎要药，补肝肾，肾藏精，精血同源，精血互化。

服用方法：水煎服，每日 1 剂，分 2 次温服。

4. 血瘀证

主要证候：素有癥痼之疾，孕后屡屡滑堕，肌肤无华。舌质紫暗，或有瘀斑，脉弦滑或涩。

证候分析：子宫素有癥瘕，有碍胎儿生长发育。冲任损伤，累及胎元，胎元受损，则屡孕屡堕；瘀血阻滞，不能荣于肌肤，则肌肤无华。舌质紫暗或有瘀斑，脉涩均为血瘀之征象。

治法：祛瘀消癥，固冲安胎。

方药：调经种玉汤。

熟地、白芍、当归身、川芎、延胡索、陈皮、香附、肉桂、丹皮、吴茱萸、桃仁、红花。

方义分析：方用四物汤补血和血；延胡索、香附、陈皮疏肝理气，气为血帅，气行则血行；吴茱萸、肉桂温经活血，血得温则行，遇寒则凝；桃仁、红花、益母草活血化瘀，瘀血去则新血安，全方使气通血活，瘀去宫安，冲任和调为种子奠定好基础。

（四）临床病案

1. 肾阳亏虚证

赵某，年龄：32 岁。

初诊时间：2020 年 12 月 29 日。

主诉：宫内孕 2 个月余，阴道出血 10 余天。

现病史：婚后 8 年，流产 4 次，现宫内孕 2 月余，10 天前出现阴道少量出血，点滴状，色暗红。肌注黄体酮 20 毫克，每日 1 次，血未止。LMP：2020 年 10 月 25 日。现见：腰酸膝软，头晕畏寒，手足冷，小便次数多，色白，大便稀。舌淡苔白，脉沉弱。

月经婚育史：初潮 13 岁，月经尚规律 3~5/30~40 天，量少，孕 4 产 0，流产 4 次。

中医诊断：滑胎（肾阳亏虚）。

西医诊断：习惯性流产。

治法：温补肾阳，调补冲任。

方药：肾气丸加减。

熟地 24 克、山茱萸 12 克、山药 12 克、菟丝子 15 克、茯苓 12 克、人参 9 克、白术 15 克、杜仲 12 克、续断 10 克、芥穗炭 10 克、甘草 6 克，共 7 剂，水煎服，每日 1 剂，分 2 次温服。

二诊：2021 年 1 月 6 日。

药后畏寒、手足凉好转，血已止，二便调，继服上方 7 剂。

按语：患者平素月经推后量少，现妊娠后腰膝酸软，小便清长，畏寒，考虑肾阳虚。胞宫下系于肾，上连于心，肾阳虚可致胞胎不固而坠。然妇人阳虚用药不宜温燥刚烈，必顾护精血渐调冲任。方中人参大补元气，同时具有滋补阴液的作用，而肾寓元阴元阳，可补肾固胎；白术健脾益气安胎，气旺则阳气升；善补阳者，必从阴中求阳，方用熟地益精血；山茱萸肉，味酸涩，性微温有补益肝肾，收涩固脱之功；山药健脾补肺，固肾益精，“益肾气，健脾胃，治泻痢化痰涎，调皮毛”。茯苓利水渗湿，健脾止泻。续断补肝肾，固冲任，止血安胎；菟丝子益阴固阳，为医家推崇之安胎圣药；芥穗炭引血归经。诸药合用肾阳得补，胞胎得固。

2. 肾精亏虚证

闫某，年龄：31 岁。

初诊时间：2020 年 6 月 2 日。

主诉：宫内孕 2 个月，腰困腹痛 1 周。

现病史：患者婚后出现 3 次流产，均在妊娠 2 个月左右。LMP：2020 年 4 月 1 日。现宫内孕 2 个月，一周前因做家务出现腹痛伴随腰困，腹部下坠，卧床休息后稍好转。刻下：腹痛下坠，腰困头晕耳鸣，手足心热，口干烦热。大便干，舌红少苔，脉细数。

月经婚育史：初潮 14 岁，月经规律 2~3/25~28 天，量少。孕 3 产 0，流产 3 次。

中医诊断：滑胎（补肾益精）。

西医诊断：习惯性流产。

治法：补肾益精，固冲安胎。

方药：王氏保胎灵 1 号方加减。

熟地 24 克、山茱萸 12 克、炒山药 12 克、当归身 10 克、白芍 12 克、菟丝子 15 克、桑寄生 12 克、续断 10 克、杜仲 10 克、黄芪 15 克、炒白术 15 克、枸杞子 15 克、甘草 6 克，共 7 剂，水煎服，每日 1 剂，分 2 次温服。

二诊：2020 年 6 月 9 日。

药后腰困好转，手足心热好转。方守前法再进 7 剂。

三诊：2020 年 6 月 16 日。

药后腰困、腹部下坠已除，诸症皆除。按前方再进 7 剂以固疗效。

按语：患者平素经水量少，经水先期，手足心热，腰困，与肾阴虚有关，多次流产损伤肾阴，致使肾精亏虚。胞胎系于肾，位居母体之内，全靠肾以系之，冲任以固之。然冲任隶属于肾，肾精亏虚，胞胎失养，冲任不固。治病之道必填肾精，然肾精之源，气血也，气血之生，本于脾也，故有精血互补，精血同源之说。方中熟地大补肾精；当归身补血养血；白芍柔肝养血；熟地和白芍补肝肾益精血；黄芪补气升脾，以防胎坠；白术健脾安胎和山药共奏健脾之功，以助气血化生，气血旺则肾精旺；菟丝子补肝肾益阴固阳为安胎圣药；杜仲、续断、桑寄生三药均补肝肾，为安胎要药；枸杞子《本草纲目》记载“滋肾、润肺、明目”，陶弘景说其“补益精气，强盛阴道”，用于治肝肾亏虚腰膝酸软、头晕目眩；山茱萸、甘草酸甘化阴，以益精血。群药合用补肾精、固冲任而安胎。

3. 气血两虚证

张某，年龄：37 岁。

初诊时间：2020 年 12 月 22 日。

主诉：宫内孕 2 月，腹痛 1 周。

现病史：患者结婚 10 年余，胎停 1 次，流产 3 次。LMP：2020 年 10 月 20 日。现宫内孕 2 个月，一周前无明显诱因出现腹痛下坠感伴头晕、乏力，卧床休息好转。现见：面色㿠白，疲乏无力，头晕，轻度恶心，纳差，腹痛，阵发性发作，下坠明显，舌淡苔白，脉虚。

月经婚育史：初潮 13 岁，月经规律 2~3/28~30 天，量中。孕 4 产 0，流产 4 次。

中医诊断：滑胎（气血亏虚）。

西医诊断：习惯性流产 。

治法：补气养血，固冲安胎。

方药：王氏保胎灵 2 号方。

熟地 18 克、白芍 12 克、当归身 10 克、党参 15 克、黄芪 25 克、白术 15 克、阿胶 10 克（烊化）、菟丝子 15 克、桑寄生 12 克、杜仲 10 克、续断 10 克、甘草 6 克、砂仁 6 克（后下），共 7 剂，水煎服，每日 1 剂，分 2 次温服。

二诊：2020 年 12 月 29 日。

上药服后乏力、头晕、腹痛减轻，恶心已止，上方去砂仁，再服 7 剂。

三诊：2021 年 1 月 6 日。

药后腹痛下坠感已除，守前方再进 7 剂以固疗效。

按语：患者年已 37 岁，已过五七之年，阳明脉衰。《素问·上古天真论》曰：“女子七岁，肾气盛，齿更发长，二七而天癸至，任脉通，太冲脉盛，月事以时下，故有子……五七阳明脉衰，面始焦，发始堕。”冲脉隶属于阳明，冲为血海，胃为水谷之海，气血化生之源，阳明胃虚，气血乏源，血海不充。胞胎本靠血以养之，气以载之，而今气血亏虚，胞胎失养，托举乏力而见腹痛下坠。面色㿠白、乏力、头晕皆为气血亏虚之象。《黄帝内经》云“中焦受气取汁，变化而赤是为血”，指出血液是由中焦脾胃水谷精微化生而成，故充其血者当补脾胃。方取黄芪、白术、党参健脾益气以助化源，气能生血也；况胞胎成于气，亦摄于气，气旺则胎牢，气衰则胎坠。脾以升为健，胃以降为顺，脾虚则升举无力，黄芪、党参补气以益升举；熟地、白芍、当归身，此四物汤去川芎，三药补血和血；加阿胶养血，使血气充足以养胎儿；菟丝子、杜仲、续断、桑寄生为安胎要药，补肝肾，肾藏精，精血同源，精血互化；砂仁行气安胎而除呕恶。诸药合用，气血充足，胎得稳固。

4. 血瘀证

郭某，年龄：31 岁。

初诊时间：2020 年 12 月 29 日。

主诉：反复流产 3 次。

现病史：婚后 6 年，胎停 2 次，行人流术。LMP：2020 年 10 月 5 日。于 2020 年 11 月发现早孕，不幸于同年 12 月 2 日自然流产。平素月经周期规律，经行 7 天，经期共湿透卫生巾约 3 块，色暗红，有血块，伴腹痛。刻下：乳房胀痛，小腹疼痛，呈针刺样，腹胀腰困。舌质紫暗，舌下络脉曲张，脉细涩。

月经孕育史：初潮 13 岁。月经规律 6~7/28~30 天，量少。孕 3 产 0。

中医诊断：滑胎（气滞血瘀阻络）。

西医诊断：习惯性流产。

治法：活血化瘀，固冲安胎。

方药：调经种玉汤。

熟地 18 克、白芍 12 克、当归身 15 克、川芎 9 克、延胡索 10 克、陈皮 9 克、香附 6 克、肉桂 3 克、丹皮 9 克、吴茱萸 5 克、桃仁 8 克、红花 8 克、益母草 15 克，共 7 剂，水煎服，每日 1 剂，分 2 次温服。

二诊：2021 年 1 月 6 日。

服 2 剂药后，月经至，湿透卫生巾约 3 块，色暗红转鲜红，轻微腹痛，腰困，予王氏仙花送子汤 7 剂补肾养血。

方药：熟地 18 克、当归身 15 克、炒白芍 12 克、川芎 6 克、菟丝子 15 克、覆盆子 18 克、女贞子 12 克、沙苑子 10 克、车前子 9 克、陈皮 9 克、甘草 5 克。

三诊：2021 年 1 月 13 日。

用药后精神转佳，腰困好转，予王氏益经汤 14 剂。

方药：熟地 30 克、当归身 15 克、炒白芍 10 克、炒白术 30 克、南沙参 10 克、丹皮 6 克、炒酸枣仁 6 克、醋柴胡 6 克、炒山药 10 克、陈皮 9 克、甘草 5 克。

四诊：2021 年 2 月 25 日。

通过以上几方调理患者体内瘀血去、气血旺、肾气壮，故能摄精成胎，2021 年 2 月 23 日，经停 53 天尿妊娠阳性。予保胎灵 1 号方保胎治疗。

后随访孕 75 天，B 超示宫腔可见孕囊。孕囊 4.6cm × 3.7cm × 3.5cm，头臂径 3.7cm，

测及心管搏动，胎儿发育正常。

按语：患者平素经行不畅，色暗红，有血块，经行腹痛，舌质紫暗，脉涩，中医考虑血瘀。加之两次人流宫腔操作，必有瘀血停留，即使是后期怀孕也会致自然流产。《医林改错》记载："不知子宫内，先有瘀血占其地，胎至三月再长，其内无容身之地，胎病靠挤，血不能入胎胞，从旁流而下，故先见血。血既不入胎胞，胎无所养，故小产。"再有瘀血阻滞胞脉，损其冲任，而胞胎凭借冲任固之，二脉既损，故胞胎不固而下，方用调经种玉汤。本方有疏肝理气、调和冲任、暖宫散寒、活血化瘀之功。方中四物汤补血和血；延胡索、香附、陈皮疏肝理气，气为血帅，气行则血行；吴茱萸、肉桂温经活血，血得温则行，遇寒则凝；桃仁、红花、益母草活血化瘀，瘀血去则新血安。全方使气通血活，瘀去宫安，冲任和调，为种子奠定好基础。二诊用仙花送子汤养血补肾。方中四物养血；五子补肾填精，兼取其"以子种子"之意。三诊王氏益经汤进一步补脾肾使精血足，精满则子宫易于摄精，血足则子宫易于容物。四诊通过上几方调理，患者体内瘀血去，气血旺，肾气壮，故能摄精成胎，用保胎灵1号方，补肾养血，益气安胎，故母子皆安。

（许建国）

三、妊娠恶阻

（一）定义

妊娠早期，出现严重的恶心、呕吐，头晕厌食，甚则食入即吐者，称为"妊娠恶阻"，又称"妊娠呕吐""子病""病儿""阻病"等。本病是妊娠早期常见的病证之一，以恶心、呕吐，头重眩晕，厌食为特点。

（二）病因病机

本病最早见于《金匮要略·妇人妊娠病脉证并治》："妇人得平脉，阴脉小弱，其人渴，不能食，无寒热，名妊娠，桂枝汤主之。"《诸病源候论·妊娠恶阻候》首次提出"恶阻"病名。王金权教授认为本病的发病机理，关键在于胃失和降，冲脉之气上逆。病因主要有两个方面：一因脾胃素虚，受孕以后，经血不泻，冲任之气较盛，冲脉隶于阳明，其气上逆则可犯胃。胃气以和降为顺，胃气虚则失于和降，反随冲脉上逆而作呕恶。或因脾虚不运，痰湿内生，痰湿乘胃气之虚而停滞中焦，冲气挟痰湿上逆而致恶心呕吐。二因平素性躁多怒，郁怒伤肝，肝郁化热，孕后阴血聚以养胎，肝血不足，肝失所养，则肝火偏旺，上逆犯胃，胃失和降，遂致恶心、呕吐。《女科经纶·恶阻》认为"妊娠呕吐属肝夹冲脉之火冲上"。

（三）分型论治

1. 脾胃虚弱证

主要证候：妊娠早期，恶心呕吐，吐出食物，甚则食人即吐，脘腹胀闷，不思饮食，头晕体倦，怠惰思睡，舌淡，苔白，脉缓滑无力。

证候分析：孕后血聚于下以养胎元，冲气偏盛而上逆，胃气虚弱，失于和降，冲气挟胃气上逆，所以呕吐不食，或食入即吐；脾胃虚弱，运化失职，因而脘腹胀闷，不思饮食；中阳不振，清阳不升，则头晕体倦，怠惰思睡。舌淡，苔白，脉缓滑无力，为脾胃虚弱之征。

治法：健胃和中，降逆止呕。

方药：香砂六君子汤。

人参、白术、茯苓、甘草、半夏、陈皮、木香、砂仁、生姜、大枣。

方义分析：方中参、术、苓、草、大枣健脾养胃，益气和中；生姜、半夏降逆止呕；砂仁、木香、陈皮理气和中。全方补脾胃，降逆气，使呕吐得止。

若脾胃虚寒者，酌加丁香、白豆蔻以增强温中降逆之力；若吐甚伤阴，症见口干便秘者，宜去木香、砂仁、茯苓等温燥或淡渗之品，酌加玉竹、麦冬、石斛、胡麻仁等养阴和胃；若孕妇唾液分泌量异常增多，时时流涎者，古称“脾冷流涎”，原方可加益智仁、白豆蔻温脾化饮，摄涎止唾。

2. 肝胃不和证

主要证候：妊娠早期，恶心，呕吐酸水或苦水，胸胁满闷，嗳气叹息，头晕目眩，口苦咽干，渴喜冷饮，便秘溲赤，舌红，苔微黄，脉弦滑。

证候分析：孕后血下聚养胎，肝血虚，肝火愈旺，火性炎上，上逆犯胃，故呕吐酸水或苦水；肝郁气滞，气机不利，所以胸胁满闷，嗳气叹息；肝火上逆，因而头晕目眩，口苦咽干；呕吐日久耗气伤津，故渴喜冷饮，便秘溲赤。舌红，苔微黄，脉弦滑为肝热内盛之征。

治法：清肝和胃，降逆止呕。

方药：黄连温胆汤。

黄连、竹茹、枳实、半夏、陈皮、甘草、生姜、茯苓、红枣。

方义分析：方中半夏降逆和胃，化湿止咳化痰；陈皮、枳实理气祛痰；竹茹清热化痰，止呕除烦；茯苓行气化湿，止咳化痰；黄连清热解毒化湿，祛火祛毒；甘草、生姜、红枣益脾和胃，以绝生痰之源。

（四）临床医案

1. 脾胃虚弱证

胡某，年龄：32 岁。

初诊时间：2019 年 5 月 12 日。

主诉：停经 7 周，恶心、呕吐 1 周。

现病史：患者停经 7 周，1 周前出现恶心，剧烈呕吐，食入即吐，伴有脘腹胀闷，不思饮食，体重持续下降。刻下：恶心、剧烈呕吐，食入即吐，难以进食，精神萎靡，怠惰思睡，舌淡，苔白，脉缓滑无力。

中医诊断：妊娠恶阻（脾胃虚弱证）。

西医诊断：妊娠剧吐。

治法：健胃和中，降逆止呕。

方药：香砂六君子汤加减。

香附 10 克、砂仁 6 克、党参 30 克、黄芪 30 克、炒白术 15 克、茯苓 10 克、姜半夏 6 克、陈皮 9 克、甘草 5 克，共 7 剂，水煎服，每日 1 剂，早晚分服。

二诊：2019 年 5 月 19 日。

患者诉恶心、呕吐明显缓解，精神渐好，食欲渐复，稍稍可食稀粥。刻下：精神仍较差，纳呆，寐差，二便调。舌淡，苔白，脉缓滑无力。

方药：香砂六君子汤加减。

香附 10 克、砂仁 6 克、党参 25 克、黄芪 25 克、炒白术 15 克、茯苓 10 克、姜半夏 6 克、陈皮 9 克、甘草 5 克、百合 30 克、远志 10 克、炒酸枣仁 10 克，共 7 剂，水煎服，每日 1 剂，早晚分服。

三诊：2019 年 5 月 26 日。

患者诉恶心、呕吐明显缓解，几乎不发，精神明显好转，食欲有所恢复。刻下：精神尚可，纳可，寐转佳，二便调，舌淡，苔白，脉缓滑稍有力。

方药：香砂六君子汤加减。

香附 10 克、砂仁 6 克、党参 25 克、黄芪 25 克、炒白术 15 克、茯苓 10 克、姜半夏 6 克、陈皮 9 克、甘草 5 克、百合 30 克、远志 10 克、炒酸枣仁 10 克。

随访，患者未再出现恶心、呕吐，精神佳，体重增加，纳寐佳，二便调，舌淡，苔白，脉滑有力。

按语：患者停经 7 周出现恶心、剧烈呕吐，明确诊断为妊娠恶阻，王氏香砂六君子汤由六君子汤加香附、砂仁而成，用于治疗脾胃气虚证。孕后血聚于下以养胎元，冲气偏盛而上逆，胃气虚弱，失于和降，冲气挟胃气上逆，所以呕吐不食，或食入即吐；脾胃虚弱，运化失职，因而脘腹胀闷，不思饮食；中阳不振，清阳不升，则精神萎靡，怠惰思睡。舌淡，苔白，脉缓滑无力，为脾胃虚弱之征。方中以党参、黄芪益气健脾，补中养胃为君；臣以白术健脾燥湿；佐以茯苓渗湿健脾；陈皮芳香醒脾，理气止痛；姜半夏化痰湿、止呕吐；砂仁健脾和胃，理气散寒；香附疏肝解郁，理气调中；使以甘草调和诸药，全方扶脾治本，理气止痛，兼化痰湿，和胃散寒，标本兼顾。二诊患者症状明显缓解，寐差加百合、远志、炒酸枣仁养心安神。三诊患者症状均较前明显缓解，效不更方，随访治疗效果满意。

2. 肝胃不和证

肖某，年龄：33 岁。

初诊时间：2020 年 2 月 7 日。

主诉：孕 6 周，恶心、呕吐 3 天。

现病史：患者孕 6 周，3 天前出现恶心、呕吐酸水，伴口干、口苦。刻下：恶心、呕吐酸水，嗳气叹息，头晕目眩，渴喜冷饮，小便黄，大便干，舌红，苔微黄，脉弦滑。

中医诊断：妊娠恶阻（肝胃不和证）。

西医诊断：妊娠剧吐。

治法：清肝和胃，降逆止呕。

方药：黄连温胆汤加减。

黄连 6 克、姜竹茹 6 克、枳实 12 克、姜半夏 6 克、陈皮 9 克、甘草 5 克、紫苏梗 6 克、生姜 15 克、大枣 45 克、茯苓 10 克，共 7 剂，水煎服，每日 1 剂，早晚分服。

二诊：2020 年 2 月 14 日。

服药后恶心、呕吐酸水明显减轻，口干、口苦减轻，情绪转佳，小便可。刻下：恶心、呕吐减轻，精神好转，偶有头晕目眩，二便调。舌红，苔微黄，脉弦滑。

方药：黄连温胆汤加减。

黄连 6 克、姜竹茹 6 克、枳实 12 克、姜半夏 6 克、陈皮 9 克、甘草 5 克、紫苏梗 6 克、生姜 15 克、大枣 45 克、茯苓 10 克，共 7 剂，水煎服，每日 1 剂，早晚分服。

三诊：2020 年 2 月 21 日。

服药后恶心、呕吐酸水、口干、口苦、头晕目眩均明显减轻。刻下：偶有恶心、呕吐，精神尚可，纳寐可，二便调。舌红，苔微黄，脉弦滑。

方药：黄连温胆汤加减。

黄连 6 克、姜竹茹 6 克、枳实 10 克、姜半夏 6 克、陈皮 9 克、甘草 5 克、紫苏梗 6 克、茯苓 10 克，共 7 剂，水煎服，每日 1 剂，早晚分服。随访，患者症状痊愈，效果满意。

按语：患者因“孕 6 周，恶心、呕吐 3 天”就诊，明确诊断为妊娠恶阻，孕后血下聚养胎，肝血虚，肝火愈旺，火性炎上，上逆犯胃，故呕吐酸水；肝郁气滞，气机不利，所以胸胁满闷，嗳气叹息；肝火上逆，因而头晕目眩，口苦口干；呕吐日久耗气伤津，故渴喜冷饮，便秘溲赤。舌红，苔微黄，脉弦滑为肝热内盛之征。方中姜半夏降逆和胃，化湿止咳化痰；陈皮、枳实理气祛痰；竹茹清热化痰，止呕除烦；紫苏梗宽胸醒脾，降逆止呕；茯苓行气化湿止咳化痰；黄连清热解毒化湿，祛火祛毒；甘草、生姜、大枣益脾和胃，以绝生痰之源。二诊、三诊患者的症状明显缓解，精神、食欲明显好转，效不更方，效果满意。

（曹珂）

四、妊娠咳嗽

（一）定义

妊娠期间咳嗽不已称为“妊娠咳嗽”，亦称“子嗽”。巢元方认为只要是妊娠期间咳嗽，无论外感、内伤均属于子嗽范围。本病的发生发展与妊娠期特殊的生理有关，若咳嗽剧烈或久咳不愈可损伤胎气，导致坠胎、小产，及时治疗此病对孕妇极其重要。

（二）病因病机

本病始见于《诸病源候论》妊娠咳嗽候，谈到此疾的发生主要责之于肺，但随四时气候之变更，五脏应之，皆令人咳。朱丹溪认为“胎前咳嗽，由津液聚养胎元，肺失濡润，又兼痰火上炎所致”。孕后阴血下聚养胎，阴血亏虚，阴虚火旺，虚火犯肺，灼伤肺津，肺失濡养，肃降失常而致咳；有因素体脾胃虚弱，孕后饮食失节，损伤脾阳，脾虚运化失司，痰饮积留，聚湿生痰，上犯于肺而致者。王氏妇科纳前贤之言更有发挥，认为此病虽治法有异，但需以安胎为主。

（三）分型论治

1. 阴虚肺燥证

主要证候：妊娠后常感干咳无痰或咳痰不爽，咽喉干燥，甚至痰中带血，潮热盗汗，手足心热，小便短赤，面赤颧红。舌干红，无苔，脉细。

证候分析：孕后阴血下聚养胎，阴血亏虚，阴虚火旺，虚火犯肺，灼伤肺津，肺失濡养，肃降失常，故干咳少痰或咳痰不爽；咽喉为肺之门户，肺阴亏虚故咽喉干燥；肺为水之上源，肺属金，肾属水，金能生水，肺金不足导致肾水亏虚，故手足心热，小便短赤。舌少苔脉细均与阴虚相关。

治法：养阴润肺，安胎止咳。

方药：百合固金汤加减。

百合、生地、熟地、玄参、川贝母、桔梗、麦冬、白芍、甘草、阿胶（烊化）、当归身。

方义分析：素体阴虚，肺阴不足，孕后血聚养胎，血更显不足，虚火上炎，灼伤肺阴，肺肃降失常，而致咳嗽。方中玄参、生地、熟地滋肾水，金水相生以养肺阴；白芍、当归身养肝血，肝肾同源，精血同补以养胎；麦冬、百合润肺阴而止咳；阿胶养血润肺安胎。

服药方法：水煎服，每日 1 剂，分 2 次温服。

2. 脾虚痰饮证

主要证候：妊娠后不断咳嗽，时吐痰涎，胸闷气短，甚至咳嗽不得卧，纳差乏力。舌质淡润，苔白滑，脉浮缓。

证候分析：素体脾胃虚弱，孕后饮食失节，损伤脾阳，脾虚运化失司，痰饮积留，聚湿生痰，上犯于肺而咳；痰湿阻滞气机，故胸闷气短；脾运失司故纳差不消；孕后气以载胎，脾为气血生化之源，脾气虚，举胎无力，亦可损伤胎元。

治法：健脾祛痰，安胎止咳。

方药：六君子汤加减。

人参、白术、茯苓、陈皮、半夏、甘草、桔梗、枳壳、紫苏、前胡。

方义分析：孕后饮食生冷，损伤脾阳，或脾胃素虚，运化失司，聚湿成痰，痰湿犯肺，致咳嗽多痰。方用四君子汤补气健脾，以助脾运，补气安胎；孕后胎儿全凭气以载之，血以养之，方中半夏降气化痰止咳；陈皮理肺化痰止嗽；紫苏行气安胎。

服药方法：水煎服，每日1剂，分2次温服。

（四）临床病案

1. 阴虚肺燥证

王某，年龄：34岁。

初诊时间：2019年6月4日。

主诉：妊娠期咳嗽10余天。

现病史：患者现怀孕17周，平素喜食辣物，近10天出现咳嗽，干咳无痰，咽喉干燥疼痛，手足心热，小便短少而赤，舌红少苔，脉细数。

既往史：体健，否认药物过敏史。

月经婚育史：初潮13岁，平素月经规律5/30天，孕1产1。

中医诊断：妊娠咳嗽（阴虚肺燥）。

西医诊断：妊娠合并呼吸道感染。

治法：养阴润肺，安胎止咳。

方药：百合固金汤加减。

百合15克、生地15克、熟地15克、玄参15克、川贝母10克、桔梗10克、麦冬15克、白芍15克、甘草6克、阿胶10克（烊化）、当归身6克，共7剂，水煎服，每日1剂，分2次温服。

嘱其忌食辛辣食物，多饮水。

二诊：2019年6月11日。

诸症皆减，再进7剂，嘱其忌食辛辣。

按语：患者体形瘦小，本是阴虚火旺之体，加之平时喜食辛辣，孕后误信酸儿辣女之说，更是辛辣无忌，而致体内阴伤，肺阴不足，阴虚火旺，虚火犯肺，灼伤肺津，肺失濡养，肃降失常而咳嗽。孕后血聚养胎，血更显不足，虚火上炎，灼伤肺阴，而致干咳不断；咽喉为肺之门户，肺阴亏虚故咽喉干燥；肺为水之上源，肺属金，肾属水，金能生水，肺金不足，影响肾水亏虚，故手足心热，小便短赤。方中玄参、生地、熟地滋肾水；

麦冬养肺阴，金水相生以养阴；白芍、当归身养肝血，肝肾同源，精血同补以养胎；麦冬、百合润肺阴而止咳；阿胶养血润肺安胎；贝母润肺止咳；桔梗载药上行以疗肺疾，胎安咳止。

2. 脾虚痰饮证

董某，年龄 30 岁。

初诊时间：2019 年 6 月 20 日。

主诉：妊娠咳嗽半月余。

现病史：患者现怀孕 24 周，半月前口渴难耐，进食西瓜几块而出现咳嗽，时吐痰涎，色白质稀，咳不得卧，食纳差，大便稀，每日 2 次，舌淡苔白滑，脉滑。

月经婚育史：初潮 14 岁，平素月经规律 5~7/30 天。

中医诊断：妊娠咳嗽（脾虚痰饮）。

西医诊断：妊娠合并呼吸道感染。

治法：健脾祛痰，止咳安胎。

方药：六君子汤加减。

人参 10 克、白术 15 克、茯苓 15 克、陈皮 10 克、半夏 10 克、甘草 6 克、桔梗 6 克、枳壳 8 克、紫苏梗 10 克、前胡 10 克、菟丝子 15 克、巴戟天 10 克，共 7 剂，水煎服，每日 1 剂，分 2 次温服。嘱其忌食生冷油腻。

二诊：2019 年 6 月 27 日。

药后咳嗽减轻，痰减少，已能平躺，食纳增，二便调。效不更方，再服 7 剂。

按语：患者平素脾胃虚弱，纳谷不香，大便时溏，孕后患者不注意饮食，图一时之快，恣食生冷，损伤脾阳，脾虚运化失司，痰饮积留，聚湿生痰，上犯于肺而咳，加之孕后气以载胎，致脾胃重虚，运化无力，易聚湿成痰，痰饮射肺而咳嗽多痰。方用四君子汤补气健脾，以助脾运，补气安胎。孕后胎儿全凭肾以系之，气以载之，血以养之。方中人参、白术大补脾气以助运化，脾胃为气血生化之源，脾胃健则气血足而胎安；脾主运化水湿，脾健则湿气难留。方中茯苓利湿健脾；半夏降气化痰止咳；陈皮理肺化痰止嗽，二药调理气机，使肺气得降而咳止；紫苏梗行气安胎；菟丝子、巴戟天补肾安胎，补肾健脾，诚如傅山先生所言，脾胃之气虽充于脾胃之内，实生于两肾之内。无肾中之水气，则胃之气不能升腾；无肾中之火气，则脾之气不能化。脾属土，火能生土，脾阳根于肾阳，故入补肾之品以火生土。治疗遵前贤云“妊娠不宜多咳”，咳嗽易伤肺气，患者已经累及脾肾，恐其影响胞胎，而致胎动不安，流产之变，必速止其咳。全方诸药健脾补肾而安胎，培土生金而益肺，化痰行气而止咳。

（许建国）

五、妊娠腹痛

（一）定义

妊娠期间，出现小腹疼痛者，称为妊娠腹痛。临床表现或小腹隐隐作痛，或小腹冷痛，或小腹连及胸胁胀痛，疼痛程度不甚，病势较缓。中医学称之为“胞阻”“痛胎”“胎痛”“妊娠小腹痛”等。“胞阻”之名，首见于《金匮要略·妇人妊娠病脉证并治》。《诸病源候论·妇人妊娠病诸候》中设“妊娠腹痛候”“妊娠腰腹痛候”“妊娠小腹痛候”并详述其病因病机，《傅青主女科》中也补充了对妊娠腹痛的病因病机认识。

（二）病因病机

王金权教授认为其主要病机是胞脉阻滞或失养，气血运行不畅，不通则痛或不荣则痛。其病位在胞脉、胞络，尚未损伤胎元。病情严重者，可影响到胎元，发展为胎漏、胎动不安。病因主要分为 4 种。

1. 血虚

素体血虚或脾虚化源不足，孕后血聚胞宫以养胎，阴血愈亏，胞脉失养致小腹疼痛。若血虚气弱，气血运行不畅，则胞脉迟滞而作痛。

2. 气滞

孕后血聚养胎，肝血偏虚，肝失所养而有碍疏泄，若孕妇素性忧郁，或孕后情志内忧，肝失条达，疏泄失司；或因胎体渐大，阻滞气机，气滞血阻，胞脉不通，遂致小腹疼痛。

3. 虚寒

素体阳虚，孕后胞脉失于温煦，气血不能畅行，致小腹疼痛。

4. 血瘀

素有癥瘕，阻滞气血运行，孕后血聚养胎，且胎体渐大，气血运行愈滞，胞脉不通，致小腹疼痛。

（三）分型论治

王金权教授认为，妊娠腹痛未出现胎动不安或堕胎、小产，治疗则以调理气血为主，佐以补肾安胎。

1. 气血虚弱证

主要证候：妊娠后小腹绵绵作痛；面色萎黄，头晕目眩，或心悸少寐。舌质淡，苔薄白，脉细滑数。

证候分析：妊娠后气血虚弱，不荣则痛，故见小腹绵绵作痛；气血不足难以濡养则面色萎黄，头晕目眩；心神失养则心悸少寐；舌质淡，苔薄白，脉细滑数均为气血虚弱之象。

治法：养血安胎止痛。

方药：当归芍药散加减。

当归身、白芍、川芎、茯苓、白术、何首乌、桑寄生。

方义分析：方中以芍药为君，多他药数倍以柔肝木，缓脾土，柔肝缓急以解腹中之痛；当归、川芎养血和血止痛；又佐茯苓渗湿以降于小便也；白术益脾燥湿，茯苓与其相配行其所积，从小便出；又以何首乌、桑寄生补肾安胎。诸药合用，养血柔肝，安胎止痛。

2. 肝郁气滞证

主要证候：孕后小腹胸胁胀满疼痛，或少腹胀痛；情志抑郁，或急躁易怒。舌边尖红，苔薄黄，脉弦滑。

证候分析：肝气郁滞、经气郁阻，则易见胸胁、少腹胀满疼痛；肝气郁结则情志抑郁或急躁易怒；苔薄黄，脉弦滑则多为肝郁气滞之象。

治法：疏肝解郁，止痛安胎。

方药：逍遥散加味。

柴胡、白术、茯苓、当归身、白芍、薄荷、炮姜、苏梗、甘草。

方义分析：方中柴胡为君药，疏肝解郁，使肝气得以条达；当归身甘辛苦温，养血和血；白芍酸苦微寒，养血敛阴，柔肝缓急，为臣药。白术、茯苓健脾祛湿，使运化有权，气血有源；炙甘草益气补中，缓肝之急，为佐药；用法中加入薄荷少许，疏散郁遏之气，透达肝经郁热；炮姜温胃和中，为使药；再加苏梗行气宽中安胎。诸药相合，疏肝解郁，养血止痛安胎。

3. 阳气虚寒证

主要证候：妊娠期间，小腹冷痛，绵绵不止，喜温喜按，得热痛减；形寒肢冷，面色㿠白，纳少便溏。舌淡，苔薄白，脉沉细弱。

证候分析：妊娠小腹冷痛绵绵，得热痛减为虚寒所致；阳气虚损则形寒肢冷、面色㿠白；中阳受损则纳少便溏；舌淡，苔薄白，脉沉细弱皆为阳虚之象。

治法：暖宫止痛，养血安胎。

方药：胶艾汤(《金匮要略》)加补骨脂、杜仲。

阿胶、艾叶、当归、芍药、川芎、干地黄、补骨脂、杜仲、甘草。

方义分析：方中阿胶滋养冲任，养血止血；艾叶暖宫温经，与诸凉药同用，不致寒凉太过；当归、白芍、地黄、川芎合用即四物汤，滋养阴血，理冲调经；补骨脂、杜仲补肾安胎；甘草调和诸药，与白芍相须为用，有缓急止痛之功。全方养血活血、暖宫散寒、调经止血、缓痛安胎。

4. 血分瘀滞证

主要证候：妊娠期间小腹隐痛不适，或刺痛，痛处不移；或素有妇科癥瘕。舌黯有瘀点，脉弦滑。

证候分析：妇人妊娠除多虚之外，还多有瘀血。瘀血阻滞，不通则痛，可见腹痛不适，多为刺痛，痛处不移。舌黯有瘀点，脉弦滑亦为瘀血之象。

治法：活血化瘀，补肾安胎。

方药：桂枝茯苓丸合寿胎丸加减。

桂枝、茯苓、丹皮、芍药、桃仁、菟丝子、桑寄生、续断、阿胶。

方义分析：本方中桂枝温通经脉而行瘀滞；茯苓健脾养心而利湿；丹皮清热凉血，活血散瘀；芍药柔肝理脾，调气血；桃仁活血化瘀而破瘀块；芍药、桂枝，一阴一阳，茯苓、丹皮，一气一血；桃仁既破且散，共奏活血化瘀，调理气血止痛之功效。然其活血化瘀之力较强易损胎元，故合寿胎丸补肾安胎以固之。

（四）临床病案

1. 气血虚弱证

张某，年龄：29 岁。

初诊时间：2019 年 10 月 19 日。

主诉：停经后下腹痛 2 天。

现病史：患者自诉停经 59 天，尿妊娠试验阳性，2 天前出现下腹痛，时发时止，痛时易烦躁。来诊时见：下腹隐痛，伴腰部酸困，疲乏无力，面色萎黄，偶有头晕目眩，休息后缓解，纳少，稍嗜睡，二便调。舌红，苔白稍腻，脉弦滑。

中医诊断：妊娠腹痛（气血虚弱）。

西医诊断：先兆流产。

治法：调和气血，养血安胎止痛。

方药：当归芍药散。

当归身 10 克、白芍 10 克、川芎 6 克、茯苓 10 克、白术 10 克、泽泻 10 克、制何首乌 6 克、桑寄生 10 克，共 7 剂，水煎服，每日 1 剂，分 2 次温服。

二诊：服药后现已无腹痛，稍感腰酸，偶感疲劳。嘱静养，勿生气，暂不服药。

按语：此患者妊娠期下腹隐痛，休息后缓解，疲乏无力、面色萎黄，脉弦滑，为肝脾两虚，气血不足之象。《金匮要略》中提出："此与胞阻痛者不同。因脾土为木邪所克，谷气不举，浊淫下流，以塞搏阴血而痛也。"故以当归芍药散加减治疗。此方养血调肝，健脾渗湿，体现了肝脾同调、血水同治的特点。因为妊娠期，故加何首乌、桑寄生补肾安胎，同时注意方中川芎的用量宜小，因其为血中气药，味辛走窜，易损胎元。

2. 阳气虚寒证

王某，年龄：33 岁。

初诊时间：2021 年 3 月 18 日。

主诉：停经 45 天，小腹阵发性隐痛 3 天。

现病史：患者自诉平素月经后期，痛经，喜温喜按，现停经45天，尿妊娠试验阳性，3天前无明显诱因出现脐下隐痛，时发时止，喜温喜按，于夜间加重，痛时易烦躁。刻下：纳少便溏；舌淡，苔薄白，脉沉细弱。

既往史：体健。

月经婚育史：初潮14岁，孕4产0，前3次均于孕8周胎停育，行清宫术。

中医诊断：妊娠腹痛（阳气虚寒）。

西医诊断：先兆流产。

治法：暖宫止痛，养血安胎。

方药：胶艾汤加减。

阿胶5克、艾叶10克、当归身20克、芍药15克、干地黄20克、补骨脂10克、杜仲6克、甘草4克，共5剂，水煎服，每日1剂，分2次温服。

按语：此患者妊娠期脐下小腹隐痛，喜温喜按，舌淡，苔薄白，脉沉细弱，辨证为虚寒型妊娠腹痛。肝藏血而主疏泄，肾藏精而主生殖。冲、任二脉起于胞宫，冲为血海，任主胞胎。若肝肾不足，冲任虚损，精血亏虚，血虚偏寒，冲任之气虚寒，寒凝则血滞，血滞胞脉，故妊娠腹痛。冲任虚损日久，则可系胞无力，胎孕不固，则诱发妊娠下血（胎漏）、胎动不安。故治疗急以暖宫止痛，养血安胎。方选用胶艾汤加补肾安胎之补骨脂、杜仲。全方养血活血、暖宫散寒、缓痛安胎。

3. 肝郁气滞证

李某，年龄：35岁。

初诊时间：2020年4月6日。

主诉：停经45天，下腹胀痛5天。

现病史：患者自诉有多囊卵巢综合征病史，平素月经欠规律，量较少，色暗红，经行时有下腹痛，稍感腰酸。中药调理1年，现停经45天，尿妊娠试验阳性，5天前开始出现下腹胀痛，纳差胃胀，寐差，急躁易怒，苔薄黄，脉弦滑。

中医诊断：妊娠腹痛（肝郁气滞）。

西医诊断：先兆流产。

治法：疏肝解郁，止痛安胎。

方药：逍遥散加减。

柴胡6克、白术10克、茯苓10克、当归身20克、白芍12克、薄荷6克、炮姜3克、苏梗6克、甘草4克，共7剂，水煎，每日1剂，分2次温服。

二诊：患者现已无明显下腹胀痛，精神好转，故继服前方以善后。

按语：此患者妊娠期下腹胀痛，纳差胃胀，急躁易怒，苔薄黄，脉弦滑，辨证为肝郁气滞之妊娠腹痛。肝为藏血之脏，性喜条达而主疏泄，体阴用阳。若七情郁结，肝失条达，或阴血暗耗，或生化之源不足，肝体失养，皆可使肝气横逆，气机不畅，不通则痛。

纳差胃胀，是脾虚运化无力之故。脾虚气弱则统血无权，肝郁血虚则疏泄不利，胀痛益甚。此时疏肝解郁，固然是当务之急，而养血柔肝、调和肝脾亦是不可偏废之法。故方用逍遥散加减，疏肝解郁，养血和中，止痛安胎。

（梁晓崴）

第四节　产后病篇

一、产后恶露不绝

（一）定义

产后恶露不绝是指产后血性恶露持续10天以上，仍淋漓不尽者，又称“产后恶露不止”“产后恶露不尽”。恶露指胎儿、胎盘娩出后，胞宫中遗留的余血浊液，包括血性恶露、浆液性恶露、白色恶露，随胞宫缩复而逐渐经阴道排出，总量250~500mL，约3周干净。西医学子宫复旧不全，慢性子宫内膜炎，早孕流产后或中孕引产后胎盘胎膜残留，晚期产后出血均可与本病互参。

本病首载于《金匮要略·妇人产后病脉证并治》，曰：“产后七八日，无太阳证，少腹坚痛，此恶露不尽。不大便，烦躁发热……宜大承气汤主之。热在里，结在膀胱也。”《诸病源候论》首列“产后恶露不尽候”，归纳病机为“风冷搏于血”“虚损”“内有瘀血”。《外台秘要》首见“恶露不绝”病名。

（二）病因病机

妇人产后阴血亏虚，元气损伤，百脉空虚，余血未尽，新血不敛，此时易感受外邪，情志内伤，加之孕期起居饮食调摄不慎而引发本病。冲任二脉均起于胞中，冲为血海，任主胞胎而司阴液，胞宫具有排恶露的功能。恶露病位在胞宫，乃血所化，而血源于脏腑，注于冲任。本病总的病机是胞宫藏泻失度，冲任受损，气血运行失常。

1. 气虚

女子以血为本，恶露为血所化，血的生成、统摄与运行，均有赖于气的生化和调节。素体虚弱，又产时气随血耗，元气大虚；复因产后过劳，调摄不慎，劳倦伤脾，中气不足，冲任不固，不能制约血海，胞宫开阖失司，宫缩乏力，致恶露日久不止。

2. 血瘀

产后胞宫、胞脉空虚，腠理开泄，感受寒邪，血为寒凝，结而成瘀；或七情内伤，气滞而血瘀；或宿有癥瘕，冲任瘀阻；或产后经血未净而行房事，内蓄瘀血；或产后元气大亏，脏腑受累，因虚致瘀，以上因素均可导致瘀阻冲任，血不归经，以致恶露过期不止。

3. 血热

血之所以热，与心肝火盛有关，因产后情志不遂，肝郁而化热；或素体阴虚，产后亡血伤津，营阴更虚，阴虚生内热；或素体阳盛，产后过热过补，以致血热，迫血妄行；或分娩之后，阴道及子宫的抗病力差，外感热邪，感染发炎，以上因素均可导致热扰冲任，破血妄行，而致恶露不绝。

（三）分型论治

王金权教授根据恶露的量、颜色、性质、气味为辨证依据，再结合兼证、舌脉特征以分析其寒热虚实，治法宜虚者补之、瘀者化之、热者清之，遣方用药时可酌加相应的收敛止血药以助功效，必要时中西医结合治疗。临证中，治疗引产后、人工流产后、药物流产后的阴道异常出血可以运用产后恶露不绝的中医理法方药，亦可取得很好的疗效。

1. 气虚证

主要证候：恶露过期不尽，量多，色淡，质清稀，无臭气，有时亦可见到夹有小血块。面色少华或萎黄，头晕目眩，气短，神疲乏力，少气懒言，小腹空坠，大便溏稀。舌质淡嫩，苔薄白，脉细弱。

证候分析：素体虚弱，又产时失血过多，气虚冲任不固，血失统摄；或子宫乏力，收缩不良，以致恶露过期不止而量多；气虚，血失温煦，故色淡，质稀而不臭；元气不足，脏腑机能减退，则气短，神疲乏力，少气懒言；气虚不能固摄，中气下陷，故小腹空坠，大便溏稀；气虚推动无力，清阳不升，头目失养，则面色少华或萎黄，头晕目眩。舌质淡，苔薄白，脉细弱亦为气虚之候。

治法：补气健脾，摄血固冲。

方药：补中益气汤加味。

黄芪、人参、白术、当归身、鸡血藤、升麻、柴胡、陈皮、茜草炭、荆芥穗炭、炙甘草。

方义分析：补中益气汤是补气升阳，甘温除热的代表方。方中重用黄芪补中益气、升阳固表；人参、白术补气健脾，与黄芪合用，增强其补益中气之功，以资血源又统血归经；当归身养血和营，协人参、黄芪以补气养血；陈皮理气和胃，使诸药补而不滞；少量升麻、柴胡升阳举陷，固冲止血，协助君药以升提下陷之中气；炙甘草调和诸药。此方既可补益脾胃之气，又可活血理气，为核心部分。加鸡血藤补血活血，“祛瘀血，生新血，流利经脉”；茜草炭、荆芥穗炭引血归经，止血而不留瘀。

加减：若恶露量多，头晕目眩者，可加阿胶、仙鹤草养血止血；乌贼骨、龙骨、牡蛎收涩止血；若气虚夹瘀，恶露夹有血块者，可加三七、益母草、泽兰、生蒲黄以活血化瘀止血；若恶露不止，腰膝酸软者，可加菟丝子、续断、补骨脂以补肾固涩止血。

服用方法：水煎服，每日 1 剂，分 2 次温服。

2. 血瘀证

主要证候：恶露过期不尽，量时多时少，色暗夹有血块，小腹刺痛拒按，块下痛减，胸胁胀痛，大便秘结。舌质紫黯，边尖有瘀点瘀斑，苔薄，脉沉涩。

证候分析：产后冲任损伤，旧血未尽，瘀血阻滞冲任，新血不得归经，则恶露淋漓不止；血瘀内阻，恶露行而不畅，不通则痛，故小腹疼痛拒按，色暗有血块。舌质紫黯，边尖有瘀点瘀斑，脉沉涩为血行瘀滞所致。

治法：活血化瘀，逐瘀止血。

方药：生化汤加味。

当归身、川芎、桃仁、红花、炮姜、益母草、蒲黄、海螵蛸、茜草、三七、炙甘草。

方义分析：生化汤是祛瘀生新的代表方。方中重用当归身补血活血，化瘀生新，行滞止痛；川芎活血行气；桃仁活血祛瘀；炮姜入血散寒，温经止痛；炙甘草和中缓急，调和诸药。在生化汤的基础上加益母草以助当归身活血养血调经；茜草、海螵蛸为治崩之主药，既能固涩下焦，还能活血消瘀；三七、生蒲黄加强活血止血、化瘀止痛之效。全方配伍得当，寓生新于化瘀之内，使瘀血化，新血生，澄清胞宫，祛瘀而不伤正，体现“通因通用”之大法，且全方用药剂量较小，以达清轻疏导之效，促瘀排出。

加减：若畏寒肢冷明显者，加小茴香、吴茱萸、乌药温经止血；若胸胁胀痛明显者，加香附、柴胡、炒川楝子以疏肝理气；若瘀久化热，恶露臭秽难闻者，加丹皮、败酱草、蒲公英、紫草清热化瘀；若发现有胎盘胎膜残留，有活动性出血者，可行清宫术。

服用方法：水煎服，每日 1 剂，分 2 次温服。

3. 血热证

主要证候：恶露过期不止，量较多，色鲜红或深红，质黏稠，有臭味，面色潮红，口干咽燥，五心烦热，大便干结。舌质红，苔少，脉虚细数。

证候分析：素体阴虚，产时营阴愈亏，虚热内生；或气郁化热；或感热邪；或素体阳盛，产后过热过补，热扰冲任，迫血妄行，则产后恶露过期不止，量多；热灼血络，则血色鲜红，恶露黏稠；热盛肉腐，则有腥臭味；虚热上浮，则面色潮红；热灼营阴，津液亏损，津不上承，则口干舌燥；阴血亏于下，虚热上扰，扰乱神明，则心烦燥热；热灼津液，阴津亏虚，肠道失于濡养，则大便干结。舌质红，苔少，脉虚细数为血热之象。

治法：养阴清热，凉血止血。

方药：保阴煎合二至丸。

生地、熟地、白芍、黄芩、黄柏、山药、续断、女贞子、旱莲草、地榆炭、紫草、茜草、仙鹤草、陈皮、甘草。

方义分析：保阴煎主要用于阴虚血热而致血不循经之证。方中生地清热凉血，养阴生津；熟地、白芍养血敛阴；黄芩、黄柏清热凉血；山药、续断补脾肾，填精血，全方共奏凉血养血之功。二至丸中女贞子、旱莲草滋阴清热，以静血海；在此基础上加紫草、茜草凉血止血；仙鹤草清热止血，兼有补虚之功；地榆炭凉血止血，止血而不留瘀；陈皮健脾益气，扶脾固冲。全方共奏滋阴之中以静血海，凉血之中行止血大法。

加减：若发热、下腹痛者，加蒲公英、鱼腥草清热解毒；若恶露不绝，久漏必瘀者，加益母草、生蒲黄祛瘀生新；若恶露日久，暗耗心阴，失眠者加百合、柏子仁宁心安神。

服用方法：水煎服，每日 1 剂，分 2 次温服。

（四）临床病案

1. 气虚证

于某，年龄：35 岁。

初诊时间：2012 年 9 月 25 日。

主诉：产后恶露不尽 2 个月余。

现病史：患者第 3 胎顺产后恶露淋漓不止，曾服止血药治疗，量稍减，色淡红，质稀，面色不华，小腹空坠，腰酸，乳汁分泌逐渐减少，纳呆，神疲乏力，二便尚可。舌质淡，苔薄白，脉细缓无力。产后复查彩超：子宫附件无异常。

既往史：体健，否认药物过敏史。

月经婚育史：初潮 12 岁。月经周期 30 天左右。孕 3 产 3。

中医诊断：恶露不绝（气血亏虚，冲任不固）。

西医诊断：子宫复旧不良。

治法：补气健脾，摄血固冲。

方药：补中益气汤加减。

黄芪 30 克、人参 12 克、白术 24 克、当归身 15 克、鸡血藤 30 克、仙鹤草 30 克、菟丝子 15 克、升麻 6 克、柴胡 6 克、陈皮 8 克、茜草炭 10 克、荆芥穗炭 6 克、三七 6 克、炙甘草 6 克，共 5 剂，水煎服，每日 1 剂，分 2 次温服。

二诊：2012 年 9 月 30 日。

患者诉服药后血性恶露全无，略有淡黄色恶露，乳汁有所增加，舌脉同前。

方药：上方去茜草炭、荆芥穗炭，加熟地 30 克、茯苓 15 克、蒲公英 30 克，共 3 剂，水煎服，每日 1 剂，分 2 次温服。

按语：患者多产致子宫收缩力减弱，子宫复旧不全。产妇产时气随血耗，产后过劳，以致气虚，气不摄血，冲任不固，故产后恶露不尽；气血冲任亏虚，故乳汁缺少；气虚血少，不能上荣，则面色不华；阳随血脱，阳气不振，脾失健运，则神疲食少。故中医辨证为气血两虚，治疗以补益气血为主，少佐化瘀止血、补肾固冲之品，使旧血得祛，新血得生。治疗时不可轻用固涩之剂，使败血凝聚，变为癥瘕。患者二诊时血性恶露全无，故去茜草炭、荆芥穗炭，加熟地生血益精，茯苓健脾祛湿；患者病程日久，恐瘀久化热，邪热内蕴，故加蒲公英清热解毒，则恶露即止。

2. 血瘀证

高某，年龄：36 岁。

初诊时间：2011 年 5 月 18 日。

主诉：药流后恶露不尽 40 余天。

现病史：早孕药流后 40 余天，阴道出血不止，量多，色暗，有血块，小腹刺痛拒按，块下痛减，无腰困，伴面色晦暗，头晕乏力。舌质暗，边尖有瘀点，脉沉涩。

既往史：体健，否认药物过敏史。

月经婚育史：初潮 11 岁。月经周期 28 天。孕 2 产 1，药流 1 次。

中医诊断：恶露不绝（血瘀）。

西医诊断：子宫复旧不良。

方药：生化汤合四乌贼骨一芦茹丸。

当归身 24 克、川芎 10 克、桃仁 6 克、红花 6 克、炮姜 8 克、益母草 15 克、炒枳壳 12 克、蒲黄 10 克、海螵蛸 12 克、茜草 9 克、三七 9 克、延胡索 12 克、黄芪 18 克、党参 20 克、炙甘草 6 克，共 5 剂，水煎服，每日 1 剂，分 2 次温服。

二诊：2011 年 5 月 24 日。

患者自诉服药期间有大血块排出，现出血已停止，偶有腹痛，头晕明显减轻，仍觉乏力，舌脉同前。

方药：当归身 10 克、白芍 10 克、熟地 10 克、白术 10 克、党参 10 克、茯苓 10 克、木香 8 克、黄精 24 克、炙甘草 6 克，共 5 剂，水煎服，每日 1 剂，分 2 次温服。

1 个月后随访，患者血止后第 28 天月经正常来潮。

按语：本案属药物流产后恶露不绝，根据其病史、临床表现，辨证为血瘀证，故用生化汤合四乌贼骨一芦茹丸以活血祛瘀、温经止血；配以益母草、炒枳壳加强子宫收缩，促进瘀血排出，瘀去则血止归经；三七专走血分，善化瘀止血，且化瘀不伤正，止血不留瘀，有“血家圣药”之称；因产后多虚，故加党参、黄芪扶正，使祛瘀而不伤正。血止之后还须进一步调理，以促使其恢复气血和正常月经，可用八珍汤加减气血双补，可适当加入黄精、鸡血藤、阿胶等。

3. 血热证

沈某，年龄：25 岁。

初诊时间：2010 年 8 月 4 日。

主诉：产后恶露淋漓不止 25 天。

现病史：患者第一胎顺产后恶露至今未净，量较多，色鲜红，质黏稠，有味，伴小腹胀，腰酸，口渴，纳食不香，头晕，睡眠差，多梦，盗汗，小便黄，大便秘结。舌质红，苔黄干，脉虚细数。

既往史：体健，否认药物过敏史。

月经婚育史：初潮 11 岁。月经周期 26~28 天。孕 1 产 1。

中医诊断：恶露不绝（血热）。

西医诊断：子宫复旧不良。

方药：保阴煎加味。

生地 15 克、熟地 15 克、白芍 12 克、女贞子 30 克、墨旱莲 12 克、黄芩 12 克、黄柏 9 克、黄连 5 克、山药 30 克、续断 12 克、丹皮 9 克、地榆炭 15 克、蒲黄 10 克、百合 30 克、知母 12 克、甘草 6 克，共 3 剂，水煎服，每日 1 剂，分 2 次温服。

二诊：2010 年 8 月 8 日。

患者自诉服药后出血明显减少，余症减轻。继服 6 剂，诸症平息。嘱患者调畅情志，忌食辛辣。

按语：患者素体阴虚，产时失血伤津，阴虚则生内热，加之产后过热过补，以致血热，热扰冲任，迫血妄行，故产后恶露过期不止，量多，色鲜红；热灼津伤，则恶露黏稠，口干舌燥；热扰心神，故眠差；心肝血虚，故多梦，治以养阴清热，调冲止血。保阴煎是治疗阴虚血热型产后恶露不绝的主方。出血多者，需加地榆炭、蒲黄等固涩止血以治标；地榆味苦沉降，酸涩收敛，微寒清热，前贤谓“清不虑其过泄，涩亦不虑其或滞”，为清冲止血之佳品，故“古人断下多用之”。蒲黄味淡微甘微辛，性凉，善化瘀血，又善止血妄行，故二药用于此方中恰到好处，清热活血止血；患者大便干燥，为阳明实热，阳明经为多气多血之经，实热炽盛者，也可见到产后恶露不止，故必保证大便通畅，用知母既能滋阴清热，又能液滑以通大便。

《医宗金鉴·妇科心法要诀》认为，产后恶露若日久不断，时时淋沥者，或因冲任虚损，血不收摄；或因瘀血不尽，停留腹内，随化随行。当审其血之色，或污浊不明，或浅淡不鲜，或臭，或腥，或秽，辨其为实为虚，而攻补之。虚宜十全大补汤加阿胶、续断，以补而固之。瘀宜佛手散，以补而行之。王金权教授认为临证时，要根据患者的症状、舌苔、脉象，来确定病证的寒热虚实，对于虚中夹实、瘀、寒、热互见的病例，难断其比例的关系和夹杂多少时，当求之于脉，根据脉象，准确辨证，因证施方，方可精准用药，取得好的疗效。

（陈燕）

二、产后汗证

（一）定义

产后汗证包括产后自汗和盗汗两种。产妇于产后出现涔涔汗出，持续不止，动则尤甚，甚则卧床安静休养亦汗出称为“产后自汗”。若寐则遍身汗出，醒来即止者称为“产后盗汗”。自汗、盗汗均是在产褥期汗出过多，日久不止，统称为产后汗证。

（二）病因病机

《诸病源候论》曰："夫汗，由阴气虚，而阳气加之。里虚表实，阳气独发于外，故汗出也。血为阴，产则伤血，是为阴气虚也；气为阳，其气实者，阳加于阴，故令汗出。而阴气虚弱不复者，则汗出不止也。凡产后皆血虚，故多汗，因以遇风，则变为痉。纵不成痉，则虚乏短气，身体柴瘦，唇口干燥，久变经水断绝，津液竭故也。"指出产后血去阴伤，阴液不足，阴不制阳，虚火内灼，迫津外泄而成盗汗。

《妇人良方大全》认为："产后虚汗不止，因阳气频虚，腠理不密而津液外泄也。"产后伤气耗血，而人体津液，赖气的运化、输布、固摄，正气虚弱，卫外失固，腠理不密，不能固摄津液，则津液外泄出现自汗。气为血之帅，血为气之母，气能行血，血能载气，产后失血，气失血濡，加剧了正气之亏虚，津液失固而成自汗之证。《傅青主女科》指出："若分娩后倦甚，（戢戢）然汗出，形色又脱乃亡阳脱汗也，速灌加参生化汤，倍参以救危。"可见汗证亦有危候，医者必从证论治救人于水火。治疗之法，按丹溪先生论产后必大补气血为先，虽有他证以未治之。王氏妇科临证将其分为气虚失固自汗证、阴虚迫津盗汗证两个证型。

（三）分型论治

1. 气虚证

主要证候：产后汗出不能自止，动则益甚，气短懒言，语声低微，精神疲倦。舌淡苔白，脉虚。

证候分析：产后伤气耗血，而人体津液赖气的固摄，正气虚弱，卫外失固，腠理不密，不能固摄津液，则津液外泄出现自汗不止，动则加剧；气虚故而出现少气懒言，精神疲惫。

治法：补气和营止汗。

方药：玉屏风散合桂枝汤。

黄芪、白术、防风、桂枝、白芍、生姜、大枣、浮小麦、龙骨（先煎）、牡蛎（先煎）、甘草。

方义分析：方用黄芪、白术益气固表；桂枝、白芍调和营卫；浮小麦敛汗；龙骨、牡蛎潜阳固阴，二药合用，阴为阳守，阳为阴固，出汗自止。

服用方法：水煎服，每日 1 剂，分 2 次温服。

2. 阴虚证

主要证候：产妇熟睡后汗出，醒来即止，面色潮红，头晕耳鸣，口干舌燥，五心烦热。舌红少苔，脉细数。

证候分析：产后血去阴伤，阴液不足，阴不制阳，虚火内灼，迫津外泄而成盗汗。头晕、耳鸣、咽干口燥，皆为阴伤津亏所致。血为阴，产则伤血，是为阴气虚也，阴虚火旺可见五心烦热。

治法：滋阴益气，生津敛汗。

方药：止汗散加减。

人参、当归身、生地、麻黄根、浮小麦、牡蛎（先煎）、鳖甲（先煎）、地骨皮。

方义分析：人参、当归身补气生血；生地滋阴凉血；鳖甲滋阴退热；地骨皮善退虚热；浮小麦敛汗；牡蛎善固耗散之阴。全方滋阴退热故汗能止。

服用方法：水煎服，每日 1 剂，分 2 次温服。

（四）临床病案

1. 气虚证

安某，年龄：25 岁。

初诊时间：2020 年 5 月 5 日。

主诉：产后汗出 1 个月。

现病史：患者产后 1 个月来出现自汗出明显，稍活动则汗出加重，神疲乏力，少气懒言，头晕目眩，心悸气短，失眠多梦，纳可，排便无力。舌淡苔白，脉浮缓。

既往史：体健，否认药物过敏史。

月经婚育史：初潮 15 岁。孕 3 产 1，胎停 1 次，畸形 1 次。

中医诊断：产后自汗（气虚证）。

西医诊断：多汗症。

治法：补气和营敛汗。

方药：玉屏风散合桂枝汤加减。

黄芪 20 克、白术 10 克、防风 6 克、桂枝 10 克、白芍 10 克、生姜 3 片、大枣 5 枚、浮小麦 30 克、龙骨 20 克（先煎）、牡蛎 20 克（先煎）、炙甘草 6 克，共 7 剂，水煎，每日 1 剂，分 2 次温服。

二诊：2020 年 5 月 12 日。

药后汗出减少，诸症均减。效不更方再进 14 剂，后随访出汗已止，奶水充足。

按语：患者婚后曾经接连流产 2 次，必耗气伤血，加之此次行剖宫产又致气血大伤。产后虚汗不止，因阳气频虚，腠理不密而津液外泄也。人体津液全赖气的固摄，患者阳气虚，卫外失固，腠理不密，不能固摄津液则津液外泄。况血濡养气，产后失血，气失所濡，加剧了阳气之亏虚，故而汗出不止。方中黄芪、白术补气固表，强腠理而敛汗；大枣益气补中，滋脾生津；生姜温中健脾，脾胃为气血化生之源，此组药物补脾气而生气血；炙甘草缓补中焦脾胃之气，白芍合甘草酸甘化阴，桂枝合甘草辛甘化阳，其滋补之功，不弱于参术。前贤柯琴曾赞桂枝汤为仲景群方之魁，滋阴和阳，调和营卫。况白芍酸寒，酸能敛汗，寒能走阴而益营；桂枝辛温，辛能散邪，温能扶卫，营卫调和出汗自止；加浮小麦收敛止汗；龙骨、牡蛎二药潜阳固阴，龙骨善潜浮越之阳，牡蛎善固耗散之阴。全方诸药补气固表以止汗，调和营卫而建功。

2. 阴虚证

李某，年龄：29岁。

初诊时间：2021年2月9日。

主诉：产后汗出1周。

现病史：患者平素易头晕，时感乏力，现产后40多天，近1周出现睡后汗出，衣物全湿。醒来即止。现见：盗汗，头晕乏力，耳鸣，口干舌燥，五心烦热，面色㿠白，食纳可，小便赤少，大便正常。舌红少苔，脉细数。

既往史：体健，否认药物过敏史。

月经婚育史：初潮14岁，孕1产1。

中医诊断：产后盗汗（阴虚证）。

西医诊断：多汗症。

治法：滋阴益气，生津敛汗。

方药：止汗散加减。

人参6克、当归身6克、生地、熟地各10克、麻黄根3克、浮小麦30克、牡蛎20克（先煎）、鳖甲20克（先煎）、地骨皮10克，共7剂，水煎服，每日1剂，分2次温服。

二诊：2021年2月16日。

药后盗汗减轻，诸症皆减，再进7剂以固疗效。

按语：患者平素本就气血不足，时感乏力，头晕，面色无华，加之产后又损气血，血者阴也，血去阴伤，阴液不足，阴不制阳，虚火内灼，迫津液外泄，故成盗汗之势。夜间属阴，阴虚血伤，虚火旺于阴分故盗汗。头晕、耳鸣、咽干口燥，皆为阴伤所致。血为气之母，血虚无以养气故见固摄失司而加重汗出。方中熟地滋阴补肾；当归身养血，使得精血互补而滋匮乏之源；人参补气以生血，补气以强固摄；生地滋阴凉血，以制虚火而除烦躁；地骨皮清虚热；鳖甲咸寒，直入阴分滋阴退热，虚热祛而无津液暗耗之损，热去而无迫津之害；牡蛎善固耗散之阴，兼能收敛止汗。全方诸药滋阴除虚热，补气敛汗而收功。

（许建国）

三、产后缺乳

（一）定义

产后缺乳主要是在多因素刺激下，下丘脑分泌的催乳素抑制激素（PIH）通过垂体门脉系统作用于垂体，抑制催乳素（PRL）的合成和分泌，从而引起产后乳汁分泌少或无乳汁，甚至不能满足婴儿生长发育的需要。

缺乳多发生在新产之后，以产后第2~3天至半月内常见，亦可发生于整个哺乳期，属中医学“缺乳”，又称“产后乳少”“乳汁不足”，或“乳汁不行”等。临床表现为产妇在哺乳期中，乳汁甚少，不足以喂养婴儿，或全无乳汁；亦有原本乳汁正常，情志过度刺激后突然缺乳者。

《诸病源候论》最早记载缺乳，云：“妇人手太阳、少阴之脉，下为月水，上为乳汁……既产则水血俱下，津液暴竭，经血不足者，故无乳汁也。”《景岳全书·妇人规》认为肥胖妇人痰气壅盛，乳滞不来。以上医家论述了产后缺乳与气血虚弱、肝郁气滞、痰湿壅盛关系密切。西医学产后缺乳、乳汁过少均可参照本病施治。

（二）病因病机

本病的发生多与素体虚弱，或形体肥胖，分娩失血过多，及产后情志不畅、操劳过度、营养缺乏、哺乳不当等因素有关。本病病位在乳房，足厥阴肝经至乳下，足阳明胃经过乳房，足太阴脾经行乳外，乳汁为血所化生，来源于中焦脾胃，乳汁的分泌是否通畅，还有赖于肝气的疏泄，故本病与肝、胃、脾脏腑及经络关系密切。本病分虚、实两端，基本病机为气血不足，乳汁无以化生，或气机不畅，乳络不通。产后缺乳，多因身体虚弱，气血生化之源不足；或因肝郁气滞，或因痰浊阻滞，乳汁运行受阻。

1. 气血虚弱

乳汁为血所化，赖气运行，气血均来源于水谷精微。若脾胃虚弱，生化之源不足，复因分娩失血过多，以致气血亏虚，不能化为乳汁，因而乳汁甚少或点滴全无。正如《景岳全书·妇人规》云：“妇人乳汁，乃冲任气血所化，故下则为经，上则为乳。若产后乳迟乳少者，由气血之不足。而犹或无乳者，其为冲任之虚弱无疑也。”

2. 肝郁气滞

肝主疏泄，主调畅情志、疏通气机，若产后情志抑郁，肝失条达，气机不畅，以致经脉涩滞，阻碍乳络运行，因而乳汁不行而量少。如郁久化火，可导致乳痈。

3. 痰浊阻滞

素体肥胖，痰湿内盛；或产后多食膏粱厚味，致使脾胃受伤，脾失健运，聚湿成痰；或久郁气滞，三焦气化功能失常，水湿停滞，聚湿成痰，痰浊阻滞乳络乳脉；或肥人多气虚，无力行乳，遂致缺乳。

（三）分型论治

1. 气血虚弱证

主要证候：产后乳汁少，甚或全无，乳汁清稀，乳房柔软，无胀满感，面色无华，唇甲色淡，头晕心慌；或气短乏力，饮食量少，大便溏泻。舌质淡，少苔，或苔薄白，脉虚细。

证候分析：气虚血少，乳汁化源不足，无乳可下，故乳少，无胀感；气虚血少，不能濡养全身，则面色无华、唇甲色淡；血液亏少，心肝失养，则头晕心慌；阳气不振，脾失健运，则乏力食少；脾虚湿盛，则便溏。舌质淡，少苔，或无苔，脉虚细，均为气虚血少之候。

治法：补气养血，佐以通乳。

方药：通乳丹或王氏增乳汤加减。

人参、黄芪、茯苓、当归身、麦冬、通草、桔梗、猪蹄。

方义分析：方中人参、黄芪健脾补气；茯苓健脾益胃以助气血生化之源；当归身、麦冬养血滋阴增液；桔梗、通草理气通络；猪蹄补血下乳。全方共奏补气养血，通络下乳之功。

加减：气虚为主者，重用黄芪，并加党参、升麻益气升提；血虚为主者，加当归身、川芎、生地养血活血；若乳汁清稀如水，漏乳特甚，伴四肢清冷，脉沉微者，加干姜、肉桂、山药、砂仁温中祛寒；若食少便溏者，加山药、焦白术、炒扁豆、陈皮健脾渗湿；若肾气不足者，加山茱萸肉、鹿角胶、熟地、巴戟天补益肝肾。

服用方法：水煎服，每日 1 剂，分 2 次温服。

2. 肝郁气滞证

主要证候：产后乳汁分泌少，浓稠，甚或全无，乳房胀满疼痛，胸胁胀闷，情志抑郁不乐；或有微热，食欲减退。舌淡红或舌质红，苔薄黄，脉弦细或数。

证候分析：阳明经多气多血，化乳原属阳明，阳明属土，得肝气而通。肝主疏泄，性喜条达，产后情志郁结；或焦虑不安，肝气不舒，气机壅滞，影响乳汁运行，故乳房胀满而痛；肝脉布胸胁，气滞不宣，则胸胁胀闷；木郁克土，脾失健运，则食少；乳郁日久化热，则身有微热。舌质红，苔薄黄，脉弦细或数，乃肝郁气滞，郁而化热之象。

治法：疏肝解郁，通络下乳。

方药：下乳涌泉散或逍遥散加减。

柴胡、青皮、当归身、白芍、川芎、生地、天花粉、白芷、穿山甲、王不留行、漏芦、通草、桔梗、炙甘草。

方义分析：方中柴胡、青皮疏肝解郁；当归身、白芍、川芎补血活血；生地、天花粉滋阴养血；白芷入阳明，气芳香以散风通窍；穿山甲、王不留行、漏芦通经下乳；桔梗、通草理气通络；炙甘草调和诸药。全方共奏疏肝理气，补血养血，通络行乳之效。

加减：若乳房胀痛甚者，酌加橘叶、丝瓜络、香附以增理气通络，行气止痛之效；若乳房胀硬疼痛，局部有热感，触之有块者，加蒲公英、夏枯草、知母、瓜蒌、赤芍、路路通以清热散结通络；若身热苔黄者，加黄芩、蒲公英、金银花清热泻火。

服用方法：水煎服，每日 1 剂，分 2 次温服。

3. 痰浊阻滞证

主要证候：产后乳汁甚少，或无乳可下，乳房丰满松软；或下垂不胀满，乳汁不稠，形体肥胖，腰酸浮肿，胸闷恶心，心悸气短，乏力倦怠，纳少便溏；或食多乳少，平素月经后期，量少，带下量多。舌淡胖，或边有齿痕，苔白腻，脉沉滑。

证候分析：饮食不节，脾失健运，聚湿成痰，痰湿阻滞乳络乳脉，或“肥人气虚”无力行乳，遂致缺乳。痰湿阻于中焦，气机升降失常，则胸闷呕恶；痰湿壅阻，脾失健运，则形体肥胖、腹满便溏；痰湿内盛，滞于冲任，气血运行不畅，血海不能如期满溢，故月经错后，量少；痰湿流注下焦，损伤冲任二脉，带脉失约，故带下量多。舌淡胖，苔白腻，脉滑，均为痰浊之象。

治法：化浊通滞，通络下乳。

方药：苍附导痰丸合漏芦散。

苍术、制香附、茯苓、陈皮、炒枳壳、半夏、胆南星、神曲、漏芦、全瓜蒌、蛇蜕、炙甘草、生姜。

方义分析：方中苍术辛苦气温，芳香燥烈，辛味开散，芳燥化湿，内化湿浊之郁；香附辛开苦降，芳香走窜，疏肝解郁，理气止痛，为气病之总司；所谓气行则津行，气滞则津液停，留而为痰，导致痰气互结，二者理气化痰，同为君药；枳壳、陈皮理气行滞；茯苓渗湿健脾，助脾运化水湿，使之无以生痰；胆南星清热化痰，以治痰郁化热，共为臣药；生姜温中化痰；神曲消食导滞，而为佐药；甘草益气，调和诸药，而为使药，全方共奏理气化痰之功。漏芦散治乳房气脉壅塞，乳汁不行，及经络凝滞，乳内胀痛，留蓄邪毒，或作痈肿，服此自然内消，乳汁通行。

加减：若口淡纳呆，小便清长，大便稀溏者，去瓜蒌，加桂枝、砂仁、干姜；若纳少便溏，身倦乏力，恶露色淡质稀而淋漓不尽者，去瓜蒌，加黄芪、党参、炒白术健脾益气，治生痰之源；若滋腻伤胃，脘闷呕恶者，加焦山楂、砂仁、木香以醒脾理气和胃；若乳房胀痛，神疲乏力，四肢欠温，恶露清稀量多者，去瓜蒌，加制附子、桂枝、干姜；乳房胀痛有热感，伴畏寒发热，口苦黏腻，恶露黏稠者，加黄芩、浙贝母、蒲公英；乳房刺痛，或硬有块，少腹胀痛拒按，恶露夹血块者，加桃仁、红花、川芎；服药后轻度泄泻者，减漏芦量，酌加砂仁、干姜。

服用方法：水煎服，每日 1 剂，分 2 次温服。

（四）临床病案

1. 气血虚弱证

李某，年龄：34 岁。

初诊时间：2019 年 6 月 20 日。

主诉：产后乳汁不足 1 周。

现病史：患者产后 10 个月，1 周前劳累后出现乳汁不足，质清稀，乳房松软，自汗，口干，咳嗽，流清涕，纳眠可，二便调。舌淡红，苔薄黄，脉虚弱。

既往史：体健，否认药物过敏史。

月经婚育史：初潮 11 岁，月经规律 5/30 天。LMP：2019 年 6 月 15 日。孕 1 产 2。

中医诊断：产后缺乳（气血亏虚）。

西医诊断：产后缺乳。

治法：养血培脾，疏肝通乳。

方药：王氏增乳汤加减。

黄芪 30 克、党参 30 克、当归身 30 克、川芎 10 克、麦冬 15 克、生地 15 克、天花粉 15 克、通草 6 克、路路通 10 克、丝瓜络 6 克、黑芝麻 15 克、陈皮 9 克、王不留行 8 克、桔梗 6 克、瓜蒌 15 克、核桃 2 个，共 5 剂，水煎，每日 1 剂，分 2 次温服。

二诊：2019 年 6 月 26 日。

患者诉服药后乳汁较前明显增多，精神旺盛，余症均减轻。继服 5 剂以巩固疗效。

按语：王氏妇科认为女子孕胎 10 个月，体质虚弱，加之产时失血耗气，脾气更虚，致使气血、津液不足，乳汁便无源可化；或虽下而量亦少。因此王氏增乳汤中重用大补气血之黄芪、当归身、党参、川芎，使气血得复，乳汁生化有源；加入生地、麦冬、天花粉以滋阴生津，津血同源，阴津充盛有利于阴血生成；丝瓜络、通草、路路通、王不留行疏通经络，使乳窍通畅；黑芝麻滋养肝肾、养血润燥；核桃仁健脾、补血；瓜蒌可涤痰散结，又能滋阴润燥；桔梗提壶揭盖，使乳汁畅通。全方既能补充气血之不足，使乳汁生化有源，又能疏通经络，使乳脉通畅，无论对于化源不足或是瘀滞不行导致的产后缺乳均有治疗作用。

2. 肝郁气滞证

耿某，年龄：31 岁。

初诊时间：2015 年 8 月 9 日。

主诉：产后缺乳 3 天。

现病史：患者 1 个月前足月顺产 1 女婴，近 3 天因生气突然乳少，乳房胀闷，按之柔软，伴胸满心烦，头晕，纳食不香，夜寐不宁，面色不华，舌红，苔白，脉弦细。

中医诊断：产后缺乳（肝郁气滞，兼有血虚）。

西医诊断：产后缺乳。

治法：疏肝养血，通络下乳。

方药：逍遥散加减。

北柴胡 15 克、青皮 8 克、香附 12 克、白术 15 克、当归身 15 克、白芍 15 克、川芎 9 克、熟地 15 克、天花粉 15 克、茯苓 15 克、薄荷 3 克、通草 9 克、远志 15 克、炙甘草 5 克、生姜 10 克，共 3 剂，水煎，每日 1 剂，分 2 次温服。

二诊：2015 年 8 月 13 日。

患者诉服药后诸症大减，乳汁增多，效可，继服 6 剂，痊愈，乳汁通畅。

按语：王氏妇科认为本证多由于平素肝血不足，产后因情志所伤，肝郁不舒，则乳房胀满，胸满心烦；肝血不足则乳少；肝失条达，疏泄失职，则乳汁运行不畅；血虚气滞，乳房无乳，故只觉胀闷而按之柔软。综合脉症，四诊合参，故用逍遥散加减治之。方中柴胡、青皮、薄荷、香附疏肝解郁；当归身、白芍、川芎、熟地、天花粉养肝血；白术、茯苓助脾健运；通草通畅乳络；远志交通心肾以助眠。全方合用，以奏养血疏肝通乳之效。

3. 痰浊阻滞证

吴某，年龄：30岁。

初诊时间：2019年12月5日。

现病史：患者素体健壮，平时喜食肥甘厚腻之品，于7日前顺产一男婴，至今只分泌少量黄稠乳汁，乳房胀痛，按之有肿块，恶心干呕，小便黄，大便干结。舌质红，舌苔黄腻，脉弦滑。

中医诊断：产后缺乳（痰热内阻）。

西医诊断：产后缺乳。

治法：清热化痰通乳。

方药：王氏增乳汤加减。

瓜蒌30克、浙贝母15克、桔梗10克、漏芦10克、竹茹12克、丝瓜络12克、通草9克、青皮10克、橘叶12克、皂角刺15克、滑石（布包）15克、陈皮10克、炙甘草9克，共5剂，水煎，每日1剂，分2次温服。

二诊：2019年12月11日。

患者诉服药后乳房胀痛大减，肿块亦见小，泌乳增多。效可，继服上方5剂。随诊时诸症消失，泌乳基本正常。

按语：该患者体健，恣食肥腻，酿成痰热，痰滞乳络，乳汁不行而致乳房胀痛；痰热与蓄乳交结则按之有肿块；乳汁黄稠为痰热侵扰之特征。用王氏增乳汤去补益气血之品，加清热化痰、软坚散结诸药，方中药性偏凉，故配合陈皮以护脾胃。

王氏妇科认为产后缺乳有虚实之分，治疗应从脾、胃、肝、肾入手。虚者，多因气血虚弱，乳汁化源不足；实者，则因气血瘀滞、肝郁气滞、痰浊阻滞，致乳汁不行。故临床辨证时，一般以乳房柔软无胀痛者为虚，乳房胀硬而痛者为实，虚者宜补而行之，实者宜疏而通之，虚实夹杂者宜攻补兼施。乳汁生于气血，而脾胃为气血生化之源，故其源在脾胃；肾为先天之本，主藏精，滋养和温煦各脏腑组织，故其根在肾；肝主疏泄，主藏血，调畅气机，调节精神情志，故其本在肝。因此，治疗时脾胃肾肝同调，才能收到立竿见影的效果。

乳汁的分泌量受多种因素的影响，与乳腺发育、婴儿按时吸吮、营养状态、饮食量和精神因素等密切相关。因脾胃功能、气血津液不足引起者，经及时正确治疗，产后缺乳多能好转。但身体虚弱，经治疗乳汁无明显增加或先天性乳腺发育不良者，预后较差，难以分泌乳汁。若乳汁壅滞，经治疗乳汁仍排出不畅者，可转化为乳腺炎。因此，平时应加强对产后缺乳的预防和调护，预防措施如下：孕期做好乳头护理，产检时若有乳头凹陷者，嘱孕妇经常将乳头向外拉，常用肥皂清洗乳头，防止乳头皲裂造成哺乳困难；纠正孕期贫血，预防产后大出血；提倡早期哺乳、定时哺乳，促进乳汁分泌；加强产后营养，尤其是多食用富含蛋白质食物、新鲜蔬菜，予充足的汤水；保持情绪乐观，心情舒畅；适当锻炼，保持气血调和。

（陈燕）

四、产后身痛

（一）定义

产后身痛是指产妇在产褥期内，出现肢体或关节酸楚、疼痛、麻木、重着、行动不利[1]。古代文献中亦有称为“产后遍身疼痛”“产后关节痛”“产后痹证”“产后痛风”，俗称“产后风”。本病首见于《诸病源候论·妇人产后病诸侯》，曰：“产则伤动血气，劳损脏腑，其后未平复，起早劳动，气虚而风邪乘虚伤之，致发病者，故曰中风。若风邪冷气，初客皮肤经络，疼痹不仁，若乏少气。”指出本病的发生与气虚受风有关。《医宗金鉴·妇科心法要诀》概括本病病因主要有血虚、外感与血瘀。《沈氏女科辑要笺正》根据产后多虚多瘀的特点进一步指出本病的治疗当以“养血为主，稍参宣络，不可峻投风药”。

（二）病因病机

本病的发生为产后营血亏虚，经脉失养，风寒湿邪乘虚而入，稽留关节、经脉，导致气血凝滞、经络阻滞、经脉失养。正如唐《经效产宝·产后中风方论》所记载“产伤动血气，风邪乘之”。一般来说，产后失血、产伤、产程过长，引起气血亏虚、百节空虚，脏腑经络失于濡养，不荣则痛；产后恶血，留滞胞宫；或外感风寒；或情志内伤，引起脏腑经络瘀阻，不通则痛。临证时以疼痛的部位、性质为主要辨证依据。肢体关节酸楚疼痛，麻木为血虚；肢体关节肿胀，麻木，重着，疼痛剧烈，屈伸不利，痛无定处为风寒；疼痛较重，为刺痛，痛有定处，麻木，发硬，重着，屈伸不利为血瘀；腰痛，足跟疼痛，头晕耳鸣为肾虚。本病病性为本虚标实，虚者为血虚、肾虚；实者为血瘀、风寒湿邪，故治疗时宜虚实兼顾，辨证求因，审因论治。针对本虚要益气养血、培补肝肾，针对标实要活血通络、祛风散寒止痛。

（三）分型论治

1. 血虚证

主要证候：产后遍身酸痛，肢体麻木不仁，关节酸楚，面色萎黄，头晕心悸，汗出恶风。舌质淡，苔薄白，脉细无力。

证候分析：因产失血过多，百骸空虚，血虚经脉失养，则遍身疼痛，肢体麻木，关节酸楚；血虚不能上濡于面，则面色萎黄；血虚不能养心则心悸，不荣髓海，则头晕。舌质淡，苔薄白，脉细无力，为血虚之候。

治法：补血益气，温经止痛。

方药：黄芪桂枝五物汤加秦艽、当归身、丹参、鸡血藤、黄芪、桂枝、白芍、生姜、大枣。

方义分析：黄芪桂枝五物汤为治疗血痹之常用方。方中黄芪益气固表，补益卫气，为君药；桂枝温通血脉，白芍养血和营，共为臣药；生姜温阳散寒；大枣益气补中，化生气血，并调和诸药；秦艽祛风湿，舒筋络；当归身、丹参养血活血；鸡血藤补血，活血，通络，共为佐使药。全方共奏益气温经，和血通痹之功。

加减：若关节疼痛较重兼有外邪者，加威灵仙、羌活、独活以疏风活络止痛；若上肢疼痛为主者，加防风、桑枝、羌活通络止痛；下肢疼痛加怀牛膝、木瓜、独活补肝肾、强筋骨，引药下行；若腰部疼痛加杜仲、续断、狗脊、肉桂等。

服用方法：水煎服，每日 1 剂，分 2 次温服。

2. 风寒证

主要证候：产后遍身疼痛，项背不舒，关节不利；或痛处游走不定；或冷痛剧烈，恶风畏寒；或关节肿胀、重着；或肢体麻木。舌淡，苔薄白，脉浮紧。

证候分析：产后失血耗气，腠理不密，百骸空虚，摄生不慎，风、寒、湿邪乘虚内侵，稽留于肌肤、经络、关节之间，阻痹气血流行，则遍身疼痛，项背不舒，关节不利；风邪偏盛者，则其痛处游走不定；寒邪偏盛者，则冷痛剧烈，恶风畏寒；湿邪偏盛者，则关节肿胀、重着；邪阻经脉，血行不畅，肢体失养，则肢体麻木。舌质淡，苔薄白，脉浮紧，为外感邪气之征。

治法：养血祛风，散寒除湿。

方药：独活寄生汤。

独活、桑寄生、细辛、肉桂、防风、秦艽、杜仲、怀牛膝、当归身、白芍、地黄、川芎、人参、茯苓、炙甘草。

方义分析：独活寄生汤主治久痹，肝肾亏虚，气血不足证。方中独活辛苦微温，善治伏风，除久痹，且性善下行，以祛下焦与筋骨间的风寒湿邪；桑寄生补肝肾，强筋骨，祛风湿，止痹痛，合为君药；细辛、肉桂辛温散寒，温经止痛；防风、秦艽祛风胜湿，疏利关节；杜仲、怀牛膝补肝肾，强筋骨，共为臣药；当归身、白芍、生地、川芎养血活血；人参、茯苓、炙甘草补气健脾，扶助正气，均为佐药；炙甘草调和诸药，又为使药。综合全方，祛邪扶正，标本兼顾。

加减：痹证疼痛较剧者，可酌加制川乌、制草乌、白花蛇以助搜风通络；若寒邪偏盛者，酌加附子、干姜以温阳散寒；湿邪偏盛者，去地黄，酌加防己、薏苡仁、苍术以祛湿消肿；正虚不甚者，可减地黄、人参。

服用方法：水煎服，每日 1 剂，分 2 次温服。

3. 血瘀证

主要证候：产后遍身疼痛；或关节刺痛，屈伸不利，按之痛甚，恶露量少，色暗；或小腹疼痛拒按。舌质紫黯，苔薄白，脉弦涩。

证候分析：产后多瘀，恶露不畅，瘀血稽留肌肤、经络、骨节之间，脉络瘀阻，气血运行不畅，则产后遍身疼痛；或关节刺痛，按之痛甚；瘀血留滞，胞脉不利，则恶露量少色暗；或小腹疼痛拒按。舌质紫黯，苔薄白，脉弦涩，为瘀血内阻之征。

治法：活血祛瘀，通经止痛。

方药：身痛逐瘀汤加忍冬藤、益母草、木瓜、苏木、川芎、桃仁、秦艽、红花、甘草、羌活、没药、当归身、香附、五灵脂、牛膝、地龙。

方义分析：身痛逐瘀汤主治寒凝血瘀之痹证。方中当归身、川芎养血和血为君；桃仁、红花、五灵脂、没药活血逐瘀止痛为臣；香附行气，使气行则血行；秦艽、羌活、地龙祛风胜湿，通络止痛；牛膝强筋壮骨；忍冬藤、益母草、木瓜、苏木活血通络，共为佐；甘草调和诸药为使。全方共奏养血活血，化瘀祛湿之功。

加减：若痛处不温，加姜黄、桂枝以温经散寒止痛；若小腹疼痛拒按者，加炮姜、益母草以温经通络，化瘀止痛；若虚弱，加黄芪以益气行血。

服用方法：水煎服，每日 1 剂，分 2 次温服。

4. 肾虚证

主要证候：产后腰膝、足跟酸冷疼痛，艰于俯仰，头晕耳鸣，小便清长，夜尿多，大便溏稀。舌质淡黯，苔薄，脉沉细弦。

证候分析：腰为肾之外府，膝、足跟为肾经所过。胞络者，系于肾，素体肾虚，因产伤累及到肾，更损肾气，耗伤精血。肾主下肢，经脉失于濡养，故腰膝、足跟疼痛。肾虚，精气不能上荣清窍，故头晕耳鸣；肾虚，固摄失司，则二便不调。舌质淡黯，苔薄，脉沉细弦，均为肾气不足、精血亏损之征。

治法：补肾强腰，养血祛风。

方药：养荣壮肾汤加熟地、秦艽、山茱萸、当归身、川芎、独活、防风、肉桂、杜仲、续断、桑寄生、生姜。

方义分析：养荣壮肾汤主治产后腰痛，属劳伤，或风寒所乘者。方中杜仲、续断、桑寄生补肾强腰，壮筋骨，共为君药；防风、独活祛风湿而止痛；山茱萸、熟地补益肝肾，为臣药；秦艽祛风湿，舒筋络；肉桂，生姜温经散寒；当归身、川芎养血活血止痛，是为佐药；全方可收补肾强腰，养血祛风，壮骨止痛之效。

加减：若疼痛不减，加熟地补肾填精；若失血过多者，重用当归身，加白芍、黄芪补益气血；若乍热乍寒，加白芍、人参、炮姜，炙甘草补血和血。

服用方法：水煎服，每日 1 剂，分 2 次温服。

（四）临床病案

1. 血虚证

刘某，年龄：38岁。

初诊时间：2012年10月23日。

主诉：产后身痛1周。

现病史：患者顺产后半月余，感受风寒遂致出现肢体关节酸楚疼痛不适，上肢麻木不仁，自汗，微恶风寒，头晕眼花，不能多食，食则脘腹不舒，吐清水，少腹满。舌质淡，苔白，脉沉细涩。

既往史：体健，否认药物过敏史。

月经婚育史：初潮12岁。月经周期30天。孕2产2。

中医诊断：产后身痛（气血两虚，兼有寒滞）。

西医诊断：关节痛。

治法：益气温经，和血通痹。

方药：黄芪桂枝五物汤加减。

黄芪30克、桂枝15克、白芍15克、秦艽12克、当归身15克、丹参15克、鸡血藤15克、桑枝30克、威灵仙12克、羌活10克、独活10克、白术15克、法半夏12克、茯苓15克、陈皮12克、生姜18克、大枣4枚，共3剂，水煎服，每日1剂，分2次温服。

忌生冷、辛辣刺激性食物，注意休息。

二诊：2012年10月27日。

患者诉服药后肢节酸痛、皮肤麻木较前减轻大半，舌脉同前，效可，继服前方10剂，基本痊愈。

按语：《素问·痹论》云“营气虚，则不仁”。本证系由营卫气血不足，风寒之邪乘虚客于血脉，使阴血不充，阳气郁塞；气血不通，致肢体肌肉失于濡养而关节疼痛，肌肤麻木不仁，微恶风寒，故用黄芪桂枝五物汤加减，以补里阴之虚，而达之表分也。本方最妙之处在于加重生姜的剂量，借其辛散之力而走于外，使全方的益气养血作用达于体表，补而不滞，专治营卫气血不足所引起的身体疼痛，包括发汗后，或妇女产后，或流产后，或行经后，血虚而营气不足，不能充养肢体而出现的身体疼痛，脉沉涩无力。患者关节疼痛较重兼有外邪者，故加威灵仙、羌活、独活以疏风活络止痛，患者食少，脘腹不适，吐清水，少腹满，为脾虚湿滞，故用二陈汤加白术去甘草温中化痰。

2. 风寒证

赵某，年龄：35岁。

初诊时间：2016年11月9日。

主诉：关节疼痛6个月。

现病史：剖宫产术后1年，患者自诉6月前骑电动车受凉后出现全身疼痛，以关节部位明显，畏风，阴雨天加重，1个月前曾化验血沉、类风湿因子、抗链球菌溶血素“O”(ASO)，均正常。间断口服中药、针灸后效不佳，拔罐后有水泡，近日患者自觉全身关节疼痛加重，手脚凉。虽在盛夏尚穿厚衣，伴疲乏无力，腰困，头晕头痛，纳可，眠安，二便正常，舌质暗红，苔黄腻，脉沉细略滑。LMP：2016年11月2日，行经7天。

既往史：体健，否认药物过敏史。

月经婚育史：初潮14岁。月经周期29~31天，孕5产2，人流3次。

中医诊断：产后身痛（风寒）。

西医诊断：关节痛。

治法：养血祛风止痛。

方药：独活寄生汤加减。

当归身15克、白芍15克、生地15克、川芎10克、独活9克、羌活9克、桑寄生15克、细辛3克、肉桂6克、制附子10克（先煎）、防风6克、秦艽12克、杜仲15克、怀牛膝10克、人参10克、茯苓15克、炙甘草6克，共4剂，水煎服，每日1剂，分2次温服。

二诊：2016年11月13日。

服药后身痛减轻，继服上方30剂，疼痛消失，基本痊愈。

按语：本证罹病日久，正虚邪恋。由于产后百脉空虚，营卫失调，腠理不密，风邪乘虚而入，邪伏经络不去。张仲景云：亡血家，不可发汗。用四物汤养血和血以治本；人参、茯苓、甘草健脾益气，阳旺即能生阴血也，益气以助血行，血行风自灭；羌活、独活配伍，善治各类风寒湿痹证。《本草求真》曰：“羌之气清，行气而发散营卫之邪；独之气浊，行血而温养营卫之气。”二药相合，直通督脉，宣通经络。以细辛、防风、秦艽、肉桂入少阴肾经，长于搜剔阴经之风寒湿邪。产后血虚感受外邪，当补正以祛邪，不可过用风药、燥药以伤其血，否则血虚更甚，疼痛必增。因此，风药、燥药不宜用量大，且四物汤能制约其辛燥之弊，防其耗伤阴血。附子辛甘，其性浮而不沉，其用走而不守，通行十二经。《本草备要》中提到附子能引补气药以复散失之元阳，引补血药以滋不足之真阴，引发散药开腠理，以逐在表之风寒，引温暖药达下焦，以祛在里之寒湿。全方气血同调，肝脾肾同补，佐以祛风散寒除湿宣络之品。

3. 血瘀证

乌某，年龄：45岁。

初诊时间：2014年3月5日。

主诉：全身疼痛6年。

现病史：患者6年前人工流产后出现产后身痛，腰部明显，甚至不能转侧，四肢关节屈伸不利，刺痛，按之痛甚，日轻夜重，恶风怕冷。平素月经量少，色暗，有血块，小腹疼痛拒按，舌质紫黯，有瘀斑。苔薄白，脉弦涩。辅助检查：类风湿因子、ASO、血沉均正常。

既往史：体健，否认药物过敏史。

月经婚育史：初潮12岁。月经周期30~32天。LMP：2014年2月24日，行经6天。孕2产1，人流1次。

中医诊断：产后身痛（血瘀证）。

西医诊断：关节痛。

治法：活血祛瘀，通经活络，祛风除湿。

方药：身痛逐瘀汤加减。

黄芪30克、炮姜10克、桂枝10克、肉桂15克、川芎10克、桃仁9克、红花9克、秦艽10克、羌活10克、没药6克、香附12克、当归身15克、白芍30克、熟地30克、牛膝10克、地龙15克、全蝎5克、蜈蚣2条、白术15克、杜仲15克、续断15克、炙甘草6克，共5剂，水煎服，每日1剂，分2次温服。

二诊：2014年3月11日。

患者自诉服药后关节痛、腰痛减轻，继服上方15剂，疼痛消失，基本痊愈。

按语：《医林改错·痹证有瘀血》认为痹证与瘀血关系密切，纵观脉症，辨证属于血瘀证，故可用活血化瘀的身痛逐瘀汤治疗。方中秦艽、羌活祛风除湿；桃仁、红花、当归身、白芍、川芎养血和营、活血祛瘀，以通血痹；没药、香附行血气，止疼痛；牛膝、地龙疏通经络以利关节；甘草调和诸药。患者身痛日久不愈，有"久病入络"之说，故加用全蝎、蜈蚣虫类药以活血通络；产后多血虚，后天之血不能速生，可借用先天之气以生血，故用熟地入肝肾二经，生血益精，以生新血；熟地为补阴之药，多用才能起效，辅以黄芪益气以生血；白术、杜仲、续断利腰脐、补肝肾以治疗腰痛；患者有寒凝之象，故加桂枝、肉桂、炮姜以温经散寒、通络止痛。诸药合用，气血并行，气通血和，则疼痛自除，临证中本证需虚实兼顾，标本并治。

4. 肾虚证

刘某，年龄：38岁。

初诊时间：2015年6月7日。

主诉：关节酸冷疼痛1年。

现病史：患者自诉1年前小产后因劳累出现腰膝、足跟酸冷疼痛，动者尤甚，伴畏寒，精神疲乏，头晕耳鸣，纳呆，夜寐差，多梦健忘，小便清长，夜尿多，大便溏稀，日2次，月经量少。舌质淡黯，苔薄，脉沉细无力，尺脉尤甚。辅助检查：类风湿因子、ASO、血沉均正常。

既往史：体健，否认药物过敏史。

月经婚育史：初潮11岁。月经周期30天。LMP：2015年5月29日，行经6天。孕

2产2。

中医诊断：产后身痛（肾虚）。

西医诊断：关节痛。

治法：补肾养血，强筋壮骨。

方药：养荣壮肾汤加减。

当归身15克、川芎12克、独活12克、肉桂12克、防风10克、杜仲15克、续断15克、桑寄生15克、熟地30克、白术15克、秦艽15克、生姜3片，共7剂，水煎服，每日1剂，分2次温服。

二诊：2015年6月15日。

患者诉服药后疼痛减轻，余症俱减，舌脉同前。上方去桑寄生，加肉豆蔻10克，补骨脂15克，继服18剂，病愈。

按语：胞络者，系于肾，肾脉又通过冲任督三脉与胞宫相联系，肾为元气之根，肾藏精，主生殖，患者素体阳虚，小产后劳伤肾气，出现肾阳不足、命门火衰的一系列证候，治法宜补肾温阳、养血通络。处方以养荣壮肾汤加熟地、白术、补骨脂、肉豆蔻。熟地补肾水；白术则利腰脐；杜仲、补骨脂补火以止腰痛者，得熟地则润泽而不至干燥，调剂相宜，故取效最捷；肉豆蔻入脾以暖土；补骨脂补肾以制水，二者合用，温脾暖胃，进食固肠，以先天补后天可以提高疗效。

王金权教授认为妇女产后多虚、多瘀，本病多属本虚标实之证，治疗当以养血益气补肾为主，活血祛风通络为辅。养血补肾之中，应佐以理气通络之品以标本同治；祛邪之时，当配养血补虚之药以祛邪不伤正。正如《沈氏女科辑要笺正》所曰："此证多血虚，宜滋养，或有风寒湿三气杂至之痹，以养血为主，稍参宣络，不可峻投风药。"指出祛邪时勿过多使用辛燥药物，以免耗伤阴血。《普济方》载："夫中风筋脉挛急者，由产后气血不足，脏腑俱虚，日月未满而起早劳役，动伤脏腑，虚损未复，为风邪冷气初客肌肤经络，则令人顽痛不仁羸乏少气，风气入于筋脉，挟寒则挛急也。"根据治病求于本的原则，其不论血虚、肾虚、血瘀、外邪侵袭，皆由于正气虚是引起本病的内在因素，所以调和营卫、滋养气血、补益脾胃、培补肝肾是本病常用的扶正大法，可多途径入手，求殊途而同归。如血虚者，身痛喜按者，用八珍汤加炮姜补而养之；或用归脾汤加减，心、脾、肝同补以资气血生化之源；若肾虚者，肾经虚损，当辨其阴阳，偏于肝肾阴虚者，六味地黄汤加枸杞子、牛膝；肾阳虚者，金匮肾气丸加补骨脂、续断、杜仲等；若兼风寒，头痛恶寒鼻塞，以四物汤直补气血；生黄芪、红花补气活血以生血，并用秦艽、防风、桂枝、桑枝等祛风药，体现了"治风先治血"的思想。若瘀血凝滞，遍身疼痛，手按更痛者，宜用温散、温通治法，予以四物汤加炮姜、肉桂、桃仁、红花、苏木温补而化之。

（陈燕）

五、产后乳汁自出

（一）定义

产后乳汁自出是指产妇在哺乳期乳汁不经婴儿吸吮而自然溢出称为“乳汁自出”，亦称“漏乳”。未产之妇亦有少数乳汁自出者，此为“乳泣”，但其身体健壮气血旺盛，乳房胀满乳汁自溢者此属生理，切不可妄投药石。若溢出乳汁为血性液体，乳房有块者应警惕恐有乳癌之变。

（二）病因病机

前贤有言，如《景岳全书·妇人规》认为产后乳汁自出乃阳明胃气不固，当分有火无火而治之。无火而溢不止由气虚也，宜八珍汤、十全大补汤；若阳明血热而溢者，宜加减一贯煎。《校注妇人良方》云“产后乳汁自出乃胃气虚”。《胎产心法》曰“肝经怒火上冲，乳胀而溢”。

王金权教授审因论治临证分为虚实两种类型：一胃气虚而不固，摄纳失司之气虚失摄证；二肝郁化热迫乳外泄之肝经郁热证。因于虚者，产后耗气伤血而致中气不足，乳房属足阳明胃经，乳汁由脾胃之气所化，故中气虚胃气不固，统摄无权乳汁自出。因于实者，产后情志抑郁不畅，郁而化火，火盛而疏泄太过，因乳头属足厥阴肝经所主，故肝火旺，火迫乳汁外溢。

（三）分型论治

1. 气虚失摄证

主要证候：乳汁自溢、色淡质稀、乳房松软、神疲乏力、纳差，舌淡苔白，脉虚。

证候分析：产后乳汁自出乃胃气虚而不固也。乳房属足阳明胃经，阳明气血虚摄纳失司，所以出现气虚失摄，乳汁自溢。神疲乏力、纳差皆与中气不足有关。乳汁由脾胃之气所化，阳明气血亏虚，所以乳汁清稀，乳房松软。

治法：补益中气，益气固摄。

方药：补中益气汤加减。

黄芪、白术、陈皮、升麻、柴胡、党参、甘草、当归身。

方义分析：方中黄芪、当归身出自当归补血汤，有补气养血之功。党参、白术益气健脾；柴胡、升麻升阳益气；陈皮理气健脾；甘草补益中气调和诸药。

2. 肝经郁热证

主要证候：乳汁自溢，质稠，乳房胀痛，胸胁胀满，心情烦躁，舌红苔黄，脉弦数。

证候分析：肝经怒火上冲，乳胀而溢。产后情志抑郁不畅，郁而化火，火盛致使肝木疏泄太过。乳头属足厥阴肝经所主，肝郁化火，火迫乳汁外溢；肝气郁结故乳房胀痛；肝气不疏，故胸胁胀满、心情不悦。

治法：疏肝解郁，清热敛乳。

方药：丹栀逍遥散加减。

丹皮、栀子、当归身、白芍、柴胡、茯苓、白术、甘草、薄荷（后下）、瓜蒌、郁金。

方义分析：方用逍遥散疏肝理气，方中白芍、当归身合用补肝体之阴而疏肝；见肝之病，知肝传脾，当先实脾，用白术、茯苓、甘草健脾益气，一则实土，二来培土，使气血生化有源；柴胡疏肝理气以散肝郁；薄荷火郁发之；加丹皮、栀子清肝之热；瓜蒌、郁金疏肝散结止痛，乳房胀痛多用之。

（四）临床病案

1. 肝经郁热证

李某，年龄：27 岁。

初诊时间：2020 年 9 月 8 日。

主诉：产后时有乳汁溢出 1 月余。

现病史：1 月前因琐事与家人争吵后出现乳房胀痛，乳汁自溢，色黄而稠，伴胸胁胀满、心情烦躁、口干、口苦，喜饮，大便调，小便色黄，眠差，舌红苔黄，脉弦数。

既往史：体健，否认药物过敏。

月经婚育史：初潮 14 岁，孕 1 产 1。

中医诊断：产后乳汁自出（肝经郁热）。

西医诊断：产后乳汁自溢。

治法：疏肝解郁，清热敛乳。

方药：丹栀逍遥散加减。

丹皮 9 克、栀子 9 克、当归身 25 克、白芍 25 克、柴胡 6 克、茯苓 10 克、白术 15 克、甘草 6 克、薄荷（后下）6 克、瓜蒌 15 克、郁金 10 克、牛膝 9 克，共 7 剂，水煎服，每日 1 剂，分 2 次温服。

二诊：2020 年 9 月 15 日。

药后诸症均好转，再进 7 剂巩固疗效，嘱其调节情志。

追访悉症均除。

按语：患者因争吵而致情志不遂，肝气郁而化火，火迫乳溢，故见胸胁胀满。乳房胀痛、心情烦躁，此皆肝郁之象。方中丹皮入血分清热凉血；栀子入气分清热除烦，二者相合气血两清，对肝胆郁热之心烦口苦有良效；芍药、甘草出自《伤寒论》之芍药甘草汤，白芍养血敛阴、柔肝止痛、平抑肝阳；甘草补中益气、泻火解毒，二药相伍有酸甘化阴之妙，缓急止痛之功；白芍、当归身合用补肝体之阴而助肝用；见肝之病，知肝传脾，当先实脾，方用白术、茯苓、甘草健脾益气，一则实土，二来培土，使气血生化有源；柴胡疏肝理气以散肝郁；薄荷火郁发之；瓜蒌、郁金疏肝散结止痛，对乳房胀痛王氏妇科习用之；牛膝引血下行，乳汁乃气血化生，在上为乳，在下为经，用牛膝引血下行以缓上流之涌。全方合用疏肝理气、清热敛乳、缓急止痛。

2. 气虚失摄证

苏某，年龄：35 岁。

初诊时间：2020 年 10 月 12 日。

主诉：产后时有乳汁溢出 3 个月。

现病史：乳汁自溢，色白而淡，质清，伴乏力、头晕烦躁，食纳差，稍活动则汗出。腰困，膝酸软，眠差，乳房软。舌淡苔白，脉虚。

月经婚育史：初潮 14 岁，孕 2 产 2。

中医诊断：产后乳汁自出（气虚失摄）。

西医诊断：产后乳汁自溢。

治法：补益中气，益气固摄。

方药：补中益气汤加减。

黄芪 25 克、白术 15 克、陈皮 10 克、升麻 6 克、柴胡 4 克、党参 15 克、甘草 6 克、当归身 15 克、竹茹 10 克、桂枝 6 克、白薇 10 克，共 7 剂，水煎服，每日 1 剂，分 2 次温服。

二诊：2020 年 10 月 19 日。

药后乳汁自溢好转，头晕乏力明显好转，烦躁已除。上方去桂枝、白薇、竹茹继服 7 剂。

三诊：2020 年 10 月 26 日。

患者大悦，诸症皆除。嘱其合理饮食，注意休息。

按语：患者年已五七之岁。《黄帝内经》曰“五七阳明脉衰，面始焦，发始堕”。此年龄段女性阳明气血已虚，此患者婚后连产 2 子，更致体内气血大虚，加之产后饮食不调而使气血乏源，所以出现气虚固摄失司。头晕、乏力、纳差、汗出皆与中气不足有关。乳房属足阳明胃经，乳汁由脾胃之气所化。气血上为乳汁，下为经水。故中气虚，胃气不固，统摄无权，乳汁自出。脾胃位居中土，为气血生化之源，阳明脉衰，气血亏虚，所以乳汁清稀、乳房松软。烦躁者乃中气虚所致，《金匮要略》记有“妇人乳中虚，烦乱呕逆，安中益气，竹皮大丸主之”。此患者脉虚，舌淡苔白，定不是栀子豉汤证，故用竹皮大丸。方中黄芪、当归身出自当归补血汤，有补气养血之功；党参、白术益气健脾；柴胡、升麻升阳益气；陈皮理气健脾；甘草补益中气，调和诸药；竹茹、白薇清热除烦；桂枝、甘草辛甘化阳，以助脾运。全方合用补中益气、生化气血、固摄乳汁止其外溢。

（许建国）

第五节　妇科杂病篇

一、盆腔炎性疾病后遗症

（一）定义

盆腔炎性疾病后遗症是临床经常见到的妇科疾病，是女性盆腔炎性疾病的遗留病变，其炎症范围可同时累及几个部位，由于炎性反应，盆腔组织广泛存在粘连、破坏、增生及瘢痕逐步形成，致输卵管炎、输卵管卵巢炎、子宫内膜炎、盆腔腹膜炎、输卵管积液、输卵管盆腔粘连；骶韧带增生变厚等，其中最常见的病理类型为输卵管炎、输卵管卵巢炎。

中医古籍无盆腔炎性疾病之名，中医根据其临床症状将其归属于中医的“妇人腹痛”“带下病”“经行腹痛”“癥瘕”“不孕症”“月经不调”等范畴。对此，古代医家论述颇多，妇女不在行经、妊娠及产后期间发生的小腹或少腹疼痛，甚则痛连腰骶者，皆称妇人腹痛。有关描述，最早可追溯到《金匮要略》“妇人腹中诸疾痛，当归芍药散主之”“妇人腹中痛，小建中汤主之”。对于本病的发病因素在《女科要旨卷四》中也有详尽的论述：“寒、热、虚、实、气、食等邪，皆令腹痛。”关于“带下病”的名称，在巢元方的《诸病源候论》中首次提出。《傅青主女科》在卷首提出带下病是湿症，带脉通于任督，任督因湿邪起病后累及带脉，使带脉不能约束诸经而致带下，湿聚为病，其为阴邪，性重着，易袭胞宫，使其遭受湿邪侵袭而致病。

（二）病因病机

经期产后，余血未尽，感受湿热之邪，湿热与血搏结，瘀阻冲任；或宿有湿热内蕴，流注下焦，阻滞气血，瘀积冲任，血行不畅，不通则痛，导致腹痛。素性抑郁，或忿怒伤肝，肝失条达，气机不利，气滞而血瘀；或经期产后，余血未尽，感受寒热之邪，邪与血结，瘀阻气滞，冲任被阻，胞脉不畅，不通则痛，而致腹痛。素禀薄弱，肾阳不足，或久病伤阳，或房事过度，命门火衰；或经期摄生不慎，感受风寒，寒邪入里，损伤肾阳，冲任失于温煦，胞脉虚寒，失于温养以致腹痛。素体虚弱，血虚气弱，或饮食不节，或忧思太过，或劳役过度，损伤脾胃，化源匮乏；或大病久病，耗伤血气，以致冲任血虚，胞脉失养而痛，且血虚气弱，运行无力，血行迟滞，亦可致腹痛。

（三）分型论治

1. 湿热瘀结证

主要证候：下腹部疼痛、拒按或胀满，热势起伏，寒热往来，带下量多，色黄，质稠，味臭秽；或经量增多，淋漓不止，大便干或燥结，小便短赤。舌红，苔黄腻，脉滑数。

证候分析：湿热蕴结冲任，气血运行不畅，经行之际气血下注冲任，气血壅滞，不通则痛，则小腹疼痛拒按；胞脉系于肾，湿热阻遏腰部经脉，则痛连腰骶；血为热灼，则经色黯红，经量增多，淋漓不止，小便短赤；舌红，苔黄腻，脉滑数均为湿热瘀结之征。

治法：清热解毒，健脾化湿，行气化瘀。

方药：王氏妇炎康方。

北败酱草、大血藤、木香、白果仁、赤芍、丹参、巴戟天、炒山药、制延胡索、川楝子、陈皮、甘草。

方义分析：方中君药败酱草能清热解毒、祛瘀止痛，红藤功擅活血通经、散瘀止痛，两药配伍，相须为用，增强其清热消痈、活血祛瘀之力，是治疗盆腔炎的常用药对；臣药丹参善活血止痛、祛瘀生新，与赤芍同用，以祛瘀活血而不伤正，以治病之本；川楝子疏肝泻火止痛，延胡索行气活血，散瘀止痛，一偏行气，一偏活血，二药配伍相得益彰，使行气活血、散瘀止痛之力倍增，广木香与之合用可加强行气止痛之功；白果仁可补任脉之虚，止带浊、解热毒；炒山药作为佐药可健脾祛湿益肾；配伍车前子利湿清热，可令湿浊从小便而利，合用更有健脾利湿之效。川续断补肾温阳化湿；甘草清热解毒，调和诸药。全方合用共奏清热解毒化湿，行气化瘀止痛之效。

用法：每日1剂，水煎保留灌肠，每日早晚各1次。

2. 气滞血瘀证

主要证候：小腹或少腹胀痛，拒按，胸胁乳房胀痛，脘腹胀满、食欲欠佳，烦躁易怒，时欲太息。舌紫黯或有瘀点，脉弦涩。

证候分析：气滞血瘀，瘀阻冲任，则感少腹胀痛，拒按；气机不畅，则精神郁闷，烦躁易怒；瘀阻胞脉，则胸胁、乳房、小腹胀痛；舌紫黯或有瘀斑、瘀点，脉沉弦均为气滞血瘀之征。

治法：行气活血，化瘀止痛。

方药：王氏逍遥散加减。

柴胡、炒白芍、当归身、赤芍、茯苓、炒白术、皂角刺、醋延胡索、醋香附、炒王不留行、路路通。

方义分析：方中柴胡疏肝解郁行气，亦为引经药，引诸药入肝经以调和肝经气血；当归身养血活血、白芍养血柔肝，二药与柴胡同用，取逍遥散之意，疏肝气补肝体柔肝阴，调和气血，共奏疏肝理气，活血止痛之效；白术、茯苓健脾益气，使气血生化有源，肝阴肝脉得养，肝气自舒。赤芍活血化瘀，使瘀消痛减；延胡索既能行气又可活血，兼具止痛之功，是治疗气滞血瘀证的常用药；皂角刺善行血脉之中，与柴胡共用可引药达病所；王不留行、路路通二者相伍意在疏肝行气、通经止痛；香附被誉为妇科之“主帅”，具有疏肝解郁、理气宽中、调经止痛之效，全方共奏行气活血，化瘀止痛。

用法：每日1剂，水煎保留灌肠，每日早晚各1次。

3. 肾虚血瘀证

主要证候：小腹冷痛下坠，喜温喜按，腰酸膝软，头晕耳鸣，畏寒肢冷，小便频数，夜尿量多，大便不实。舌暗，苔白滑，脉象细弱或涩滞。

证候分析：肾藏精生髓，肾阳虚弱，则感腰膝酸软、耳鸣、头晕目眩；肾虚不能滋养冲任，经络气血虚衰，故小腹冷痛下坠，喜温喜按；舌暗，苔白滑，脉象细弱或涩滞，均肾虚血瘀之征。

治法：养血益肾，化瘀止痛。

方药：六味地黄汤合四物汤加减。

熟地、麸炒山药、山茱萸、酒白芍、川芎、酒当归、丹参、桃仁、红花、地龙、败酱草、大血藤、茯苓、炮姜、炙甘草。

方义分析：方中取六味地黄汤三补熟地、山茱萸、山药补癸水之不足，适当加用茯苓健脾渗湿；当归、白芍养血柔肝；桃仁、红花、地龙活血祛瘀，通络止痛；此外瘀久化热，故选取大血藤、败酱草等兼有清热和利湿作用，全方共奏养血益肾，化瘀止痛之功。

用法：每日 1 剂，水煎保留灌肠，每日早晚各 1 次。

4. 寒湿瘀阻证

主要证候：小腹冷痛，或坠胀疼痛，经期或劳累后加重，得热痛减；经行后期，量少色暗，痛经，瘀块排出则腹痛减；平素小腹、腰胯冷痛，得热痛减；神疲乏力，四肢不温；带下清稀量多；小便清长，大便稀溏。舌淡暗，苔白腻，脉沉迟。

证候分析：寒湿之邪侵袭盆腔，导致气血凝滞，不通则痛，故感下腹冷痛、腰骶冷痛；寒湿凝滞，气血运行受阻，致经血量少、颜色紫暗或夹有血块；体内阳虚，不能温煦下焦，使得寒湿之邪更易侵袭，加重气血凝滞；阳虚则畏寒肢冷，大便溏泄；舌淡暗，苔白腻，脉沉迟均为寒湿瘀阻之征。

治法：温经化湿，化瘀止痛。

方药：王氏逐瘀汤。

小茴香、炮姜、当归、川芎、延胡索、官桂、香附、茯苓、薏苡仁、巴戟天、补骨脂、炙甘草。

方义分析：方中以小茴香、炮姜二者共为君药，味辛而性温热，散寒止痛，温通血脉，重点突出“温经”二字；当归身既为活血行气之要药，又为补血之圣药，活血补血共用，使祛瘀而不伤阴血，生新而不留瘀滞；川芎活血行气，善治妇女瘀阻腹痛，为血中气药，可增强散血行气之功，两药前者为血中之气药，后者为阴中之阳药，二者共用，一行一补，润燥相济，活血止痛；因瘀致病，瘀而不通，不通则痛，故用延胡索、香附，突出气行则血行，治瘀先行气的特点；巴戟天温补肾阳；茯苓、薏苡仁共为佐药，二者同用，健脾除湿；甘草为使药，健脾益气，调和诸药。全方温中有行，补中有散，扶正祛邪，标本兼治，共筑温经除湿，活血化瘀之效。

用法：每日1剂，水煎保留灌肠，每日早晚各1次。

（四）临床病案

1. 湿热瘀结证

赵某，年龄：30岁。

初诊时间：2018年1月19日。

主诉：小腹间断隐痛2~3年，加重1天。

现病史：患者自诉近2~3年出现小腹间断隐痛，去年曾于山西白求恩医院就诊诊断为盆腔炎，口服消炎药治疗后效果好转，1天前进食辛辣刺激后再次出现小腹疼痛，现症见：小腹疼痛，腰背困，带下量多，质黏稠，色白微发黄，纳可，眠差，难入睡，多梦，记忆力减退，二便调，舌红苔薄黄，脉沉细。LMP：2018年1月11日。

月经婚育史：初潮15岁，平素月经规律4~5/25~26天，痛经。孕3产1（药流1，人流1）。

中医诊断：盆腔炎（湿热瘀结证）。

西医诊断：盆腔炎性疾病后遗症。

治法：清热解毒，健脾化湿，行气化瘀。

方药：王氏妇炎康方。

北败酱草25克、大血藤15克、木香10克、赤芍15克、丹参15克、巴戟天12克、炒山药15克、甘草5克、生白术25克、制延胡索10克、炒川楝子15克、车前子9克、桂枝8克、茯苓10克，共7剂，水煎保留灌肠，每日早晚各1次。

予中成药：止痛化癥胶囊。用法：每次4粒，口服，每日3次。

嘱患者忌食辛辣刺激食物。

二诊：2018年1月28日。

中药保留灌肠后小腹疼痛明显减轻，带下量减少，偶有小腹憋胀不适，腰背困，舌红苔薄黄，脉沉细。

2018年1月20日妇科彩超：子宫前位4.8cm×3.3cm×4.2cm，宫内可及节育器强光反射，位置正常，于道格拉斯窝可及线状无回声液性暗区；左附件区可及1.7cm×1.5cm无回声液性暗区，边界清，右附件区未见异常。提示：左附件区小囊肿，盆腔少量积液。

上方加杜仲15克，共7剂，用法同上。

三诊：2018年2月5日。

患者偶有轻微腹痛，带下量色质正常，偶有腰痛，精神状态佳。复查妇科超声示盆腔积液无。

按语：王氏妇科在历代的传承中对本病的治疗积累了丰富的经验，治疗本病应当以清热解毒、健脾化湿、行气化瘀为原则。本病的临床表现主要为“带下病”及“妇人腹痛”，一方面对于湿热瘀结证的带下病的治疗，重“清热”与“化湿”，重正气恢复，少用苦寒药，认为苦寒之品，久服则“寒能生湿”，易伤脾胃阳气，致脾功能受损，脾气健运失司，湿聚胞宫，水湿内生，带下之病难愈；另一方面对于湿热瘀结证的妇人腹痛的治疗，主要表现在“化瘀”，它贯穿于本病发展的始终，既是本病的致病因素，亦是病理产物，且妇人经后、产后气血亏虚，病情反复后脾肾亏虚，故也应兼顾“补虚”，王氏妇炎康方君药败酱草辛散行滞，味苦降泄，能清热解毒、祛瘀止痛，大血藤功擅活血通经、散瘀止痛，并有理气行血之效，两药配伍，相须为用，增强其清热消痈、活血祛瘀之力，是治疗盆腔炎的常用药对；臣药丹参味苦，微寒，善活血止痛、祛瘀生新，作用平和，与赤芍同用，以祛瘀活血而不伤正，以治病之标；川楝子疏肝泻火止痛，延胡索行气活血，散瘀止痛，一偏行气，一偏活血，二药配伍相得益彰，使行气活血、散瘀止痛之力倍增，两药合用组方名为金铃子散，妇科常用于治疗少腹疼痛，广木香与之合用可加强行气止痛之功；白果仁可补任脉之虚，止带浊、解热毒；炒山药作为佐药可健脾祛湿益肾，肾气足则带脉固，带脉约束有权则带下可止，脾气健运，则湿浊得利；配伍车前子利湿清热，可令湿浊从小便而利，合用更有健脾利湿之效；续断补肾温阳化湿；甘草清热解毒，调和诸药。全方合用共奏清热解毒，健脾化湿，行气化瘀之效。

2. 气滞血瘀证

陆某，年龄：40 岁。

初诊时间：2018 年 9 月 18 日。

主诉：小腹疼痛拒按 2 天。

现病史：患者因情绪烦闷出现小腹胀痛拒按，伴乳房胀痛，烦躁易怒，时太息。平素月经规律，5/28~30 天，量少，色暗红，有血块，经前乳胀。LMP：2018 年 9 月 10 日。现腰酸伴小腹胀痛，纳眠可，二便调，舌紫黯，有瘀点，脉弦涩。2018 年 9 月 17 日妇科彩超：盆腔积液 (子宫直肠陷窝可及约 1.5cm 的液性暗区)。

既往史：盆腔炎性疾病病史，否认近 2 个月有性生活史，否认药物过敏史。

月经婚育史：初潮 12 岁，孕 1 产 1，剖宫产 1 次，人流 1 次。

中医诊断：妇人腹痛（气滞血瘀证）。

西医诊断：盆腔炎性疾病后遗症。

治法：行气活血，化瘀止痛。

方药：王氏逍遥散加减。

醋柴胡 12 克、炒白芍 12 克、当归身 12 克、赤芍 15 克、茯苓 12 克、炒白术 15 克、皂角刺 15 克、醋延胡索 9 克、醋香附 12 克、炒王不留行 15 克、路路通 12 克、大血藤 30 克、败酱草 18 克、盐小茴香 6 克、制乳香 6 克、制没药 6 克、炒枳壳 12 克，共 7 剂，每日 1 剂，水煎保留灌肠，每日早晚各 1 次。

二诊：2018 年 9 月 25 日。

自觉小腹胀痛较前减轻，乳房胀痛较前改善，偶有烦躁，舌暗红，脉弦。守上方7剂，保留灌肠，嘱治疗期间暂禁房事。

三诊：2018年10月7日。

自觉小腹稍有隐痛，无乳房胀痛，无烦躁，患者月经即将来潮，纳可，舌淡红，脉滑。

方药：调经种玉汤加减。

熟地18克、当归身15克、炒白芍12克、川芎6克、醋延胡索10克、醋香附9克、茯苓10克、丹皮9克、吴茱萸3克、肉桂4克、陈皮9克、甘草5克、益母草10克，共7剂，水煎服，每日1剂，早晚分服。

四诊：2018年10月14日。

自觉小腹无疼痛，无乳房胀痛，无烦躁等不良情绪，纳可，舌淡红，脉滑。妇科彩超：子宫及双附件未见明显异常。后随访2个月，未见复发。

按语：患者既往有剖宫产、人流术史，现小腹疼痛拒按，结合盆腔炎性疾病病史、舌苔脉象及妇科彩超，考虑盆腔炎性疾病后遗症。患者由于生理所困，往往情志变化异常，导致肝失疏泄，肝气郁滞，气血运行不畅，冲任阻滞，不通则痛，故小腹胀痛拒按；肝失疏泄，气机不利，则见乳房胀痛，烦躁易怒，时太息。中药选用王氏逍遥散方为基础。方中柴胡疏肝解郁行气，亦为引经药，引诸药入肝经以调和肝经气血；当归身养血活血、白芍养血柔肝，二药与柴胡同用，取逍遥散之意，疏肝气补肝体柔肝阴，调和气血，共奏疏肝理气，活血止痛之效；白术、茯苓健脾益气，使气血生化有源，肝阴肝脉得养，肝气自舒，亦取其见肝之病，知肝传脾，当先实脾之用；《血证论》曰“所有不治之证，均由不善祛瘀之本质，但凡治血者，必须首先祛瘀”，故选用赤芍活血化瘀，使瘀消痛减；配乳香、没药亦增强活血止痛消肿之效；气滞血瘀，日久可化火生热，大血藤与败酱草相辅相成，意在活血化瘀、散结消肿、清热解毒；延胡索既能行气又可活血，兼具止痛之功，是治疗气滞血瘀证的常用药；皂角刺善行血脉之中，与柴胡共用可引药达病所；王不留行、路路通、枳壳三者相伍意在疏肝行气、通经止痛；香附被誉为妇科之主帅，具有疏肝解郁、理气宽中、调经止痛之效；小茴香功用有二，一为反佐之用，取温经散寒止痛之效，制约败酱草、大血藤等药的苦寒之性；二为引经之用，与柴胡、皂角刺相辅。诸药合用，共奏疏肝理气、活血化瘀、通络止痛之功，使气血畅利，诸症自愈。配合在行经期使用调经种玉方口服，治疗重在活血调经、祛瘀生新，酌加少量益母草等调经活血之品，标本兼治，疗效显著。

3. 肾虚血瘀证

罗某，年龄：30岁。

初诊时间：2018年3月19日。

主诉：反复下腹痛2周。

现病史：患者既往有盆腔炎性疾病后遗症史 3 年余，平素劳累后或受凉感下腹刺痛，伴腰部酸困不适，喜温喜按。近 2 周来反复下腹隐痛，性交后加重，无发热恶寒，无恶心呕吐，无泄泻等，自觉带下量多，色白，质稀，无明显异味。月经尚规律，3~4/35 天，经量偏少，色淡，夹少许血块，经行小腹轻度隐痛。LMP：2018 年 3 月 11 日，量少，色如常，小腹轻度隐痛。二便调，纳寐安，舌暗淡，脉沉细。妇科检查：外阴为已产式；阴道畅，见中量白带，色白，质稀；宫颈光滑，有举痛；子宫体前位，质中，无压痛：双附件未及异常。

月经婚育史：初潮 14 岁，孕 4 产 1，2013 年生产 1 女，人工流产 3 次。

中医诊断：①妇人腹痛（肾虚血瘀证）；②带下病。

西医诊断：盆腔炎性疾病后遗症。

治法：养血益肾，化瘀止痛。

方药：六味地黄汤合四物汤加减。

熟地 24 克、山药 12 克、山茱萸 12 克、白芍 10 克、川芎 10 克、当归身 10 克、丹参 10 克、桃仁 10 克、红花 10 克、地龙 10 克、杜仲 10 克、桑寄生 10 克、败酱草 10 克、大血藤 10 克、茯苓 10 克、炮姜 5 克、炙甘草 6 克，共 14 剂，水煎保留灌肠，每日早晚各 1 次。

嘱其注意休息，防寒保暖，清淡饮食。

二诊：2018 年 4 月 3 日。

诉用药后下腹疼痛明显缓解，白带量减少，质稀，月经尚未来潮，自觉乳房胀痛，余无不适。纳寐可，二便调，舌暗淡，脉沉细。

方药：上方去大血藤、败酱草，加淫羊藿 10 克、巴戟天 10 克、柴胡 10 克、延胡索 10 克，共 14 剂，水煎保留灌肠，每日早晚各 1 次。

嘱经期停药，经净后复诊。

三诊：2018 年 4 月 22 日。

LMP：2018 年 4 月 16 日，量较前稍增多，色淡，血块减少，痛经明显缓解，现经净 2 天，舌淡，脉细，继用前方 7 剂，嘱其劳逸结合，生活规律。

四诊：2018 年 6 月 30 日。

患者无明显腹痛腰酸等不适，白带量不多，妇科检查宫颈无举痛。3 个月后门诊随访未复发。

按语：患者有盆腔炎性疾病后遗症病史 3 年余，既往有 3 次人工流产，胞宫胞脉受损，肾气虚于内，复因劳累受凉等因素，外邪乘机入侵，致使肾阳虚于内，气滞血瘀，瘀血停留，肾虚血瘀日久，冲任气血失调，带脉失约，故常年下腹痛反复发作，腰酸不适，喜温喜按，带下量多，色清质稀。阳虚胞宫失于温煦则经行腹痛，阳虚寒凝则经血夹少许血块。故治以养血益肾，化瘀止痛。肝脾肾三脏与妇科疾病密切相关，本病患者病程较长，肾虚常累及脾虚肝郁，故以补肾活血为主，组方的同时，适当加用茯苓、山药健脾益气；白芍、柴胡柔肝疏肝；此外瘀久化热，故选取大血藤、败酱草等兼有清热和利湿作用的活血化瘀之品，往往能取得事半功倍的效果。

4. 寒湿瘀阻证

李某，年龄：35 岁。

初诊时间：2019 年 1 月 22 日。

主诉：下腹痛反复发作 1 年，加重 1 周。

现病史：患者 1 年前人流术后出现下腹痛，反复发作，未予诊疗，近 1 周遇冷后下腹疼痛加重，伴腰骶部凉。平素月经规律，量少色暗，有血块，轻微痛经，带下量多，色白；平素喜温，畏寒，饮食及睡眠可，二便调，舌淡黯，苔白腻，脉弦细。LMP：2019 年 1 月 11 日。

妇科检查：外阴正常；阴道通畅，分泌物量多，色白；宫颈光滑；子宫前位，活动度尚可，有压痛；右附件区增厚成条索样，有触痛；左附件区未触及异常。

辅助检查：妇科彩超示子宫前位，前壁可见 1.8cm × 2.1cm 低回声区，内膜厚度 0.61cm，子宫后方可见 3.3cm × 1.7 cm 不规则液性暗区。超声诊断：子宫肌瘤，盆腔积液。

月经婚育史：初潮 14 岁，结婚 23 岁，孕 2 产 1，人流 1 次。

中医诊断：妇人腹痛（寒湿瘀阻证）。

西医诊断：盆腔炎性疾病后遗症。

治法：温经化湿，化瘀止痛。

方药：王氏逐瘀汤加减。

小茴香 15 克、炮姜 15 克、当归身 15 克、川芎 15 克、延胡索 15 克、官桂 8 克、香附 20 克、茯苓 15 克、薏苡仁 15 克、巴戟天 15 克、补骨脂 15 克、炙甘草 10 克，共 14 剂，每日 2 次，水煎服。

二诊：2019 年 2 月 8 日。

服药后下腹痛及腰骶部凉感明显减轻，症状好转，时近经前，乳房胀痛。妇科检查：分泌物较前减少，右附件区稍厚，触痛明显减轻。继服上方，加益母草 15 克，共 7 剂，每日 2 次，水煎服。

三诊：2019 年 2 月 22 日。

服药后小腹痛及腰部凉感消失。LMP：2019 年 2 月 14 日，量较前稍增多，色深红，血块较前减少，痛经 (–)。妇科检查附件区无触痛。嘱其按时休息，调节情绪，加强锻炼，固护正气，忌食生冷。随访 3 个月病情未复发。

按语：由于感受寒湿之邪，客于冲任胞宫，与气血相结，血行不畅，不通则痛，故见下腹隐痛；腰为肾之府，肾阳不足，腰失所养，故见痛连腰骶；寒邪凝滞气血，得温则行，故见得热痛减；寒伤阳气，阳气不振，脏腑失于温煦，故见畏寒；湿邪下注，故见白带增多，小便频数。病性属虚实夹杂，治法以温经化湿，化瘀止痛为主。王金权教授以王氏妇科自拟方王氏逐瘀汤为主方，其中以小茴香、炮姜二者共为君药，味辛而性温热，散寒止痛，温通血脉，重点突出“温经”二字；当归身、川芎、延胡索、香附、巴戟天共为臣药；当归身味甘，辛温，既为活血行气之要药，又为补血之圣药，活血补血共用，使祛瘀而不伤阴血，生新而不留瘀滞；川芎味辛性温，活血行气，善治妇女瘀阻腹痛，为血中气药，可增强散血行气之功，两药前者为血中之气药，后者为阴中之阳药，二者共用，一行一补，润燥相济，活血止痛，针对本病因“瘀”致病的特点；因瘀致病，瘀而不通，不通则痛，故用延胡索、香附，突出气行则血行、治瘀先行气的特点，且延胡索为止痛要药，专治一身上下诸痛，标本兼治；巴戟天温补肾阳，针对瘀，阳气运行则血自消；针对寒，阳气充盛则寒凝自除；针对湿，阳气上升则水湿自化；茯苓、薏苡仁共为佐药，二者同用，健脾除湿；甘草为使药，健脾益气，调和诸药。综上来看，全方温中有行，补中有散，扶正祛邪，标本兼治，共筑温经除湿，活血化瘀之效。

（蒋秋霞）

二、子宫腺肌症

（一）定义

子宫腺肌病，又称为子宫腺肌症，是指子宫内膜腺体及间质侵入子宫肌层中，伴随周围肌层细胞的代偿性肥大和增生，形成弥漫性或局限性病变的一种具有一定恶变潜能的疾病。既往曾称为内在型子宫内膜异位症。少数子宫内膜在子宫肌层中呈局限性生长，形成结节或团块，称为子宫腺肌瘤。本病的发病率为 65%，多发于 30~50 岁的育龄期妇女，约半数患者合并子宫肌瘤，15%~40% 合并子宫内膜异位症。

有关子宫腺肌病的病名，历代中医文献尚无明确记载。该病的主要临床表现为进行性加重的经期痉挛性疼痛、慢性盆腔痛、月经过多、经期延长、子宫明显增大、生育力低下、严重贫血，对患者的生活质量和身心健康造成严重影响，据临床表现可归入“痛经”“月经过多”“经期延长”“癥瘕”“不孕”等疾病范畴中。

（二）病因病机

本病主要病机为瘀血阻滞、不通则痛。多由于外邪入侵、情志内伤、房劳过度、饮食不节或手术损伤等原因，导致机体脏腑功能失调，气血失和，气滞、寒凝、湿热导致血行不畅，致部分经血不循常道而逆行，以致“离经”之血瘀积，留结于下腹，形成癥瘕，阻滞冲任、胞宫、胞脉、胞络而发病。本病的病理因素是血瘀为患，属实证，但病久，耗伤气血，伤及肝肾，致气血不足，精血亏虚，而转成虚实夹杂证。

1. 气滞血瘀

素性抑郁，或忿怒伤肝，肝郁气滞，气滞则血瘀，留结于下腹，瘀阻冲任而发病。

2. 寒凝血瘀

经期、产后感受寒邪；久居阴湿之地或过食生冷，寒湿客于冲任，与血相搏，寒凝血瘀阻于冲任而发病。

3. 湿热瘀结

素有湿热内蕴，或经期、产后摄生不慎，感受湿热之邪，与血相搏，流注冲任，蕴结于胞宫，阻滞气血，热壅血瘀，"不通则痛"，瘀热阻于冲任而发病。

（三）分型论治

1. 气滞血瘀证

主要证候：经期少腹胀痛或痉挛性疼痛，拒按，经期延长，月经量或多或少，血色紫黯有块。子宫增大，伴见乳房、两胁胀痛，心烦易怒，胸闷不适，口干，大便不畅，舌质紫黯，有瘀点、瘀斑，苔薄白，脉弦涩。

证候分析：素性抑郁，肝失疏泄，气血失和，冲任二脉不利，导致经血不畅，"不通则痛"，故经前或经期少腹疼痛；肝郁气滞，经气不利，故胸胁、乳房胀痛；肝气不疏，情志失调，则心烦易怒。舌紫黯，有瘀点瘀斑，苔薄白，脉弦涩，均为血瘀之象。

治法：疏肝理气，化瘀止痛，活血消癥。

方药：王氏调经种玉汤。

熟地、当归身、川芎、炒白芍、醋香附、醋延胡索、丹皮、吴茱萸、桂枝、茯苓、陈皮、甘草。

方义分析：方中四物汤养血活血；香附、延胡索行气止痛；丹皮清热祛瘀；吴茱萸、桂枝加强冲任的转化功能；茯苓健脾祛湿；陈皮健脾理气；甘草调和诸药。

加减：若腹痛剧烈者，可加乳香、没药、三棱、莪术活血止痛；若月经量多夹有血块者，加生蒲黄、三七化瘀止血；若气虚明显者，加生黄芪、太子参、炒白术健脾益气。

服用方法：水煎服，每日 1 剂，分 2 次温服。

2. 寒凝血瘀证

主要证候：经期小腹冷痛或绞痛，疼痛剧烈拒按，得热痛减，月经延后，月经量少，色紫黯或夹有血块；或经血淋漓不断，白带多，子宫增大，伴见面色青白，肢冷畏寒，大便溏。舌质淡胖而黯，有瘀点瘀斑，苔白，脉沉紧。

证候分析：寒邪凝滞于胞宫、冲任，导致气血运行受阻，故经前或经期小腹冷痛或绞痛，拒按；寒得热则化，血行渐畅，故得热痛减；寒凝血瘀，冲任不调，则月经延后，经色紫黯有块；寒邪盛于内，阳气阻遏，则肢冷畏寒。舌质淡胖而黯，有瘀点瘀斑，苔白，脉沉紧，均为寒凝血瘀之象。

治法：温通化湿，化瘀止痛，活血消癥。

方药：少腹逐瘀汤或温脐化湿汤加减。

桂枝、小茴香、干姜、川芎、赤芍、当归身、吴茱萸、茯苓、炒白术、巴戟天、木香、炒扁豆、延胡索、没药。

方义分析：方中桂枝、小茴香、干姜、吴茱萸温经散寒止痛；炒白术、巴戟天温补脾肾；茯苓、木香、炒扁豆行气祛湿；当归身、川芎、赤芍养营活血；没药、延胡索化瘀止痛。寒散血行，冲任、子宫气血调和流畅，则疼痛无虞。

加减：若恶心呕吐者，加半夏、生姜温胃止呕；若便溏者，加肉豆蔻、补骨脂健脾温肾止泻；若腹痛甚，肢冷汗出者，加川椒、制附子温中止痛。

服用方法：水煎服，每日1剂，分2次温服。

3. 湿热瘀结证

主要证候：经期小腹灼热疼痛，拒按，得热痛增，月经量多，色红质稠，有血块；或经血淋漓不断，子宫增大，平时带下量多，色黄质黏，有异味，伴见身热口渴，头身肢体困重，心悸，呕恶欲吐，小便不利，大便不爽，舌质紫红，苔黄腻，脉滑数。

证候分析：湿热之邪侵入冲任、胞宫，气血失畅，湿热与血热胶结，故小腹灼热疼痛；湿热扰血，故血稠有块；湿热壅遏下焦，稽留难去，则带下量多，色黄，有味。舌质紫红，苔黄腻，脉滑数，均为湿热瘀阻之象。

治法：清热除湿，化瘀消癥。

方药：王氏消癥汤合活络效灵丹加减。

败酱草、蒲公英、夏枯草、生白术、茯苓、当归身、丹参、桃仁、牡蛎、浙贝母、香附、炒川楝子、制乳香、制没药、炙甘草。

方义分析：方中败酱草、蒲公英、夏枯草清热燥湿解毒；牡蛎、浙贝母加强化痰散结消癥之力；香附、炒川楝子行气止痛；当归身、丹参、乳没、桃仁活血祛瘀、通络止痛；白术、茯苓健脾祛湿；炙甘草调和诸药。

加减：月经量多，质稠夹块，加贯众、生蒲黄清热化瘀止血；若下腹有灼热感，带下量多黄稠，加红藤、黄柏、土茯苓清热除湿；触及包块，加三棱、莪术。

服用方法：水煎服，每日1剂，分2次温服。

（四）临床病案

1. 气滞血瘀证

路某，年龄：41岁。

初诊时间：2021年8月12日。

主诉：经前、经期小腹胀痛进行性加重1年。

现病史：患者1年前出现经前、经期小腹胀痛拒按，有下坠感，经量中等，色紫黯有块，伴有经前乳房胀痛，面色晦暗，心烦易怒，睡眠欠安，口干，大便不畅，舌质紫黯，有瘀点、瘀斑，苔薄白，脉弦涩。妇科彩超提示子宫腺肌病。

既往史：体健，否认药物过敏史。

月经婚育史：初潮 11 岁。月经规律 8/26~28 天。LMP：2021 年 7 月 23 日。孕 2 产 2。

中医诊断：癥瘕（气滞血瘀）。

西医诊断：子宫腺肌病。

治法：理气止痛，活血消癥。

方药：王氏调经种玉汤加减。

白术 15 克、党参 15 克、黄芪 15 克、当归身 15 克、川芎 10 克、炒白芍 15 克、醋香附 12 克、柴胡 6 克、醋延胡索 15 克、吴茱萸 8 克、肉桂 6 克、茯苓 15 克、陈皮 9 克、三棱 10 克、莪术 10 克、炙甘草 6 克，共 7 剂，水煎服，每日 1 剂，分 2 次温服。

二诊：2021 年 8 月 20 日。

患者目前正值经期第 1 天，服药后经前小腹胀痛较前明显减轻，睡眠改善，大便通畅，舌脉同前。

方药：上方去三棱、莪术，加桃仁 15 克、生蒲黄 10 克，共 7 剂，水煎服，每日 1 剂，分 2 次温服。

三诊：2021 年 8 月 28 日。

患者经净，自诉服药期间痛经、乳房胀痛明显减轻，经量中等，血色鲜红，血块减少，舌上瘀斑变淡。

方药：初诊方加生牡蛎 30 克、浙贝母 30 克、夏枯草 30 克消癥散结，共 14 剂，水煎服，每日 1 剂，分 2 次温服。

如此治疗 4 个周期，痛经症状消失。

按语：《医宗金鉴》云“内因经病多忧愁忿郁伤情”，即言七情所伤为妇科杂病之内在因素，女子性最偏颇，因情志内伤出现悲伤欲哭、郁郁寡欢等肝气不疏、肝气郁结的证候。肝藏血，主疏泄，性喜条达而恶抑郁，畅达全身气机，气行则血行，气机郁滞，血为气滞，气血失和，冲任二脉不利，导致经血不畅，“不通则痛”，故经期少腹疼痛，月经不调。纵观脉症，均为气滞血瘀之象。子宫腺肌病本属癥瘕之病，法当用消法，可用牡蛎、鳖甲、浙贝母、夏枯草、炒芥子、红藤、蒲公英、败酱草等清热解毒、软坚散结之品以攻邪，可交替使用以提高疗效；腹中癥瘕为阴邪之物，故用肉桂、吴茱萸温命门火，火旺则阴邪自灭；用白术、党参、黄芪补气益土；三棱、莪术善破癥瘕，消冲中瘀血；棱、术得参、芪、术以保护气血，则瘀血去而不伤正；参、芪、术得棱、术则补而不滞，而元气更旺；茯苓分消其水湿之气；柴胡条达肝气以疏肝解郁；香附气中之血药，疏肝解郁，通经止痛；陈皮理气运脾；当归身、川芎、白芍补血和血；甘草为使，调和诸药。诸药合用，气血活则癥瘕自消，祛邪而不耗散正气。

2. 寒凝血瘀证

安某，年龄：43 岁。

初诊时间：2020 年 2 月 3 日。

主诉：经前、经期小腹冷痛 2 年。

现病史：患者 2 年前人工流产后出现经前、经期小腹冷痛，逐渐加重，喜温拒按。LMP：2020 年 2 月 3 日，量中，色紫黯或夹有血块，平素带下量多色白，伴面色青白，肢冷，腰酸，时有嗳气、恶心，大便溏。舌质淡胖而黯，有瘀斑，苔白滑，脉沉紧。2019 年 8 月 15 日妇科彩超提示子宫腺肌病、子宫肌瘤。

既往史：体健，否认药物过敏史。

月经婚育史：初潮 11 岁。月经规律 5/28~30 天。孕 3 产 2，人流 1 次。

中医诊断：癥瘕（寒凝血瘀）。

西医诊断：①子宫腺肌病；②子宫肌瘤。

治法：温通化湿，化瘀止痛，活血消癥。

方药：少腹逐瘀汤加减。

肉桂 6 克、小茴香 10 克、干姜 10 克、当归身 15 克、川芎 10 克、赤芍 15 克、醋延胡索 15 克、没药 6 克、蒲黄 10 克、桃仁 10 克、白术 30 克、茯苓 15 克、巴戟天 15 克、木香 9 克、炒扁豆 15 克、鳖甲 15 克、炙甘草 6 克、生姜 5 片，共 7 剂，水煎服，每日 1 剂，分 2 次温服。

二诊：2020 年 2 月 10 日。

患者服药后痛经较前有所减轻，血块减少，腰酸、肢冷减轻，余症均缓解，舌脉同前。

方药：上方去没药、蒲黄、延胡索，加皂角刺 15 克、夏枯草 30 克、炒芥子 10 克以消肿散结，水蛭 6 克善祛蓄血，砂仁 10 克行气和中，共 7 剂，水煎服，每日 1 剂，分 2 次温服。

三诊：2020 年 2 月 18 日。

患者服药后肢冷、腰酸明显减轻，舌上瘀斑变淡。

方药：上方去小茴香、炒芥子、扁豆、川芎，茯苓增至 35 克，加党参 20 克益气扶正，浙贝母 30 克、蜈蚣 2 条攻毒散结、通络止痛，共 7 剂，水煎服，每日 1 剂，分 2 次温服。

如此治疗 4 个周期，复查彩超提示子宫体积较前变小，子宫肌瘤变小，诸症消失。随访半年，病情平稳。

按语：患者人流后感受寒邪，“寒独留，留则血凝泣，凝泣则脉不通”，不通则痛；离经之血，留聚于下腹，瘀滞日久而成癥瘕。纵观脉症，均是寒凝血瘀夹有湿邪之象。少腹逐瘀汤是治疗寒凝血瘀型痛经的代表方，可稍加健脾祛湿之药，方中肉桂辛甘大热，入肝肾经，温经通脉、散寒止痛、补肾助阳；小茴香、干姜协助肉桂温经散寒止痛；川芎辛温，活血行气止痛；蒲黄、桃仁、延胡索、没药、赤芍活血化瘀止痛；当归身养血活血调经，并可防止逐瘀过猛耗血伤正。白术利腰脐；巴戟天以通任脉，温肾助阳；扁豆以卫任脉，与木香合用，行气祛湿，合而用之，可使寒湿尽去；鳖甲软坚散结，炙甘草调和诸药；生姜温胃止呕。全方共奏温经散寒祛湿、活血理气止痛之功。腺肌病的病机是瘀血留滞于少腹，故本病例中用水蛭善破瘀血而不伤新血，且其色黑下趋，善破冲任之瘀，消癥瘕积聚之良药，对改善痛经、盆腔疼痛、不孕均有很好的作用。

3. 湿热瘀结证

伍某，年龄：39 岁。

初诊时间：2018 年 9 月 10 日。

主诉：痛经进行性加重 3 年。

现病史：患者药物流产胎膜残留行清宫术后 3 年未避孕未孕，出现经行小腹疼痛较剧，痛连腰骶，有灼热感，经量适中，色暗红有块，带下量多，色黄，口干，小便黄，大便黏腻不畅。舌质红，边尖有瘀点，苔黄腻，脉滑数。6 个月前妇科彩超提示子宫腺肌病。

既往史：体健，否认药物过敏史。

月经婚育史：12 岁初潮。月经规律 7/26~28 天。LMP：2018 年 9 月 1 日。孕 2 产 1，药流 1 次。

中医诊断：癥瘕（湿热瘀阻）。

西医诊断：子宫腺肌病。

治法：理气活血止痛，清热散结消癥。

方药：王氏消癥汤方加减。

蒲公英 30 克、夏枯草 30 克、鳖甲 15 克、生白术 30 克、茯苓 35 克、薏苡仁 25 克、当归身 15 克、丹参 30 克、丹皮 15 克、桃仁 15 克、牡蛎 30 克、浙贝母 30 克、香附 12 克、炒川楝子 9 克、莪术 10 克、牛膝 10 克、红参 10 克、炙甘草 9 克，共 7 剂，水煎服，每日 1 剂，分 2 次温服。

二诊：2018 年 9 月 28 日。

月经今日来潮，经量不多，痛经较前减轻，舌脉同上。

方药：熟地 18 克、当归身 10 克、川芎 10 克、炒白芍 12 克、醋香附 12 克、醋延胡索 9 克、丹皮 8 克、吴茱萸 6 克、桂枝 10 克、茯苓 15 克、陈皮 9 克、甘草 6 克，共 5 剂，水煎，每日 1 剂，分 2 次温服。

三诊：2018 年 10 月 5 日。

患者目前月经已净，诉服药后无不适，舌脉同上。继服王氏消癥汤 7 剂。

四诊：2018 年 10 月 12 日。

患者目前接近经间期，无明显不适。

方药：王氏益经汤加减。

熟地 24 克、当归身 15 克、川芎 6 克、炒白芍 15 克、白术 30 克、沙参 10 克、丹皮 15 克、杜仲 10 克、柴胡 4 克、玄参 15 克、陈皮 9 克、甘草 5 克，共 4 剂，水煎服，每日 1 剂，分 2 次温服。

五诊：2018 年 10 月 16 日。

患者诉无明显不适，舌质红，苔黄，脉弦滑。效可，继服王氏消癥汤 10 剂。

六诊：2018 年 10 月 26 日。

患者目前月经来潮，无痛经。以后仿照以上中医序贯周期疗法，连续治疗 5 个月，诸症消失。

按语：王金权教授在临床实践中，依据月经周期规律与分型论治相结合进行标本辨治。纵观脉症，结合病史和检查结果，考虑患者有子宫腺肌症。辨证属于湿热瘀阻证，给予清热解毒、理气消癥、活血化瘀之法，并结合中药人工周期疗法进行整体治疗，根据患者自身情况，辨证进行治疗。注意辨证与辨病相结合、整体与局部相结合，立法用药因月经分期而不同。经期重在活血调经止痛，经后期用消癥汤辅以滋补肾阴、调养冲任之药，经间期用益经汤调和气血，恢复肾与天癸的功能，经前期用消癥汤辅以益肾助阳、调气活血之药，引血归经。

子宫腺肌病患者有多次妊娠分娩，初潮早，月经周期短，经量过多的特点，有子宫手术史和子宫内膜炎也是腺肌病的高危因素。子宫腺肌病是需要长期规范管理的慢性病，加强患者的定期随访以防止发生恶变，因此治疗时宜精准辨证、整体施治、分期调理、标本兼治、内外兼顾，同时重视预防调摄，做好妊娠避孕等安排，尽量避免人工流产和刮宫；增加患者月经相关的生理知识，发现妇科疾病及早就医，避免过多宫腔操作；注意经期卫生保健，不要剧烈运动，消除不良情绪，禁止性生活，注意保暖防寒；饮食应富含足够的营养，纠正偏食及不正常的饮食习惯，避免过食刺激性或寒凉之品等。

（陈燕）

下篇　流派传承

第六章　医家传承篇

第一节　中医发展是根本，有所作为定成功

中医学不仅仅是一种治病的方法，更是中国传统文化所孕育出的一种世界观，是古人对于世界一般规律的观察和总结，其中包罗了天文学、地理学、植物学等一系列知识，反映为阴阳、五行、运气、术数等理论。《黄帝内经》有言："而道上知天文，下知地理，中知人事，可以长久。"中医学要观察研究的是从宇宙洪荒到芥子须弥中各种变化的规律。

王氏妇科根植于中华大地，博大精深的民族文化是王氏妇科的灵魂和血脉，是流派传承的土壤、环境和根基所在。中华民族的文化是没有断层的发展，但是随着历史的发展，社会的变革带来不同文化的冲击碰撞，人们对于传统文化的继承和理解也是曲折起伏的。然而，随着中华民族的伟大复兴，民族自信心的增加，人们已经逐渐认识到了包括传统中医药在内的各种传统文化的价值。

作为经验医学的中医学，在记忆和理解的基础上，更重要的是实践，只有在临证的过程中不断地印证所学才能提高辨证的准确率，只有准确的辨证才能提高诊疗效果。王氏妇科一直没有忘记初心，自创始人王厚开始，世代相传，重视启蒙教育，在幼时即重视"四书""五经"等的学习，在国学的基础上进一步学习中医经典著作，王氏妇科的学术不仅仅是医人技，也是认知生命和诊治疾病的认识论、方法论和思维方式。

王氏妇科经过千年积累延续下来的诊疗体系包括诊疗经验、养生保健方法和家族的经验秘方和独特的中草药炮制技艺。其中以独特的诊疗思维最为重要，其辨证论治的思维演绎过程和处理策略，如望闻问切四诊的综合判断、辨证用药都是传承的关键。王氏妇科以人为本、仁心仁术、大医精诚的价值取向构成了流派传承的基本和关键内容。传承文化，抓住中医的根本，才能促进王氏妇科优秀思想、理念、价值的传承，促进流派的发展，助力中医药大繁荣。

（刘格）

第二节　家学传承根基深，传承发展显美名

在华夏大地的医学长河中，山西三晋平遥道虎壁王氏妇科宛如一颗璀璨明珠，闪耀着千年传承的光辉。

王氏妇科的传承可追溯至北宋时期，至今医学传承 29 代人，代代都在这片土地上为女性健康“保驾护航”。第 28 代传人王金权自幼便浸淫在浓郁的中医氛围里，家中的古籍医案、长辈的言传身教，成为他探索医学奥秘的启蒙。他的童年，是在药材的芬芳与长辈们对病症的讨论声中度过的。那些古老的药柜，一格一格装满了大自然的馈赠，每一味药材都有其独特的故事，而他在长辈的指引下，开始了解这些故事背后的生命密码。

家族传承的根基，不仅在于丰富的医学知识，更在于独特的诊疗理念和技法。王金权深入研习先辈们总结的妇科病症辨证方法，从经、带、胎、产，到妇科杂病，每一种病症都有着细致入微的分类和对应的诊治方法。在先辈们的医案中，他看到了面对复杂病情时的沉着应对，了解了如何通过望、闻、问、切洞察女性身体内部的微妙变化。这些宝贵的经验，如同指南针，引导着他在医学的海洋中远航。

王金权并未满足于单纯的继承。他深知时代在发展，医学也需要与时俱进。在传承的基础上，他积极探索中医与现代医学的结合点，利用现代诊疗技术，为传统中医的辨证提供更精准的数据支持。同时，他也对传统方剂进行改良，在不改变原方核心思路的前提下，优化药物的配伍和剂量，提高疗效，降低副反应。他积极参与全国中医流派的学术交流，将王氏妇科的特色疗法推广到全国更广泛的地域，让更多人了解到三晋王氏中医妇科流派这一古老医学流派的魅力和诊治妇科疾病的学术精华。

多年来无数女性患者在他的诊治下重获健康。他对每一位患者都视同亲人，耐心倾听她们的痛苦，细致入微地诊断病情，施方配药。无论是家境、身份，他都一视同仁，以精湛的医术和高尚的医德，赢得了患者们的信任和尊重。他的诊室里，挂满了患者送来的锦旗，每一面锦旗都是对他传承王氏妇科技艺、发展王氏妇科学术的肯定。在他的身上，不仅彰显了三晋王氏中医妇科流派的美名，更体现了三晋王氏中医妇科流派传人在现代社会中为传统医学注入新活力的卓越风采。

（王坤芳）

第七章　王氏妇科大事记

第一节　历史源流

一、王氏妇科

（1）三晋王氏妇科创始人王厚，行医源于北宋时期，他世居太原郡，为避战乱，率子迁居平遥东泉镇麦菱沟村，开始了三晋王氏妇科诊疗疾病的医疗传承活动，成为三晋王氏从事中医妇科的奠基人。

（2）第四代传承人王时亨，曾考中宋朝进士，后弃官从医，秉承不为良相、便为良医的祖训，为三晋王氏妇科的传承发展起到了承前启后的作用。

（3）第八代传承人王士能，元朝名医，因给元朝皇妃医疾有功，被皇帝赐“龙衣”，并封王氏后人为“历代良医”，将三晋王氏妇科推向了巅峰。

（4）第十一代传人王景刚，元朝皇庆二年率两名侄子迁居平遥道虎壁村，定居行医至今，这是三晋王氏妇科第三个重要的行医地点。

（5）第十二代传人王伯辉，因给元代皇妃医疾有功，被元朝皇帝封为“世承先代医人”，这一代人也是三晋王氏妇科发展的第二个高峰期。

（6）第二十一代传人王笃生，三晋王氏中医妇科流派重要传承人，他制定家规、家训，传承格言，确定行医堂规，为三晋王氏中医妇科流派传承起到了重要作用。

（7）第二十六代传人，王裕宽（兄）同王裕普（弟）率王培昌（兄）、王培尧（弟），先后创办了平遥县道虎壁王氏中医妇科诊疗院、道虎壁王氏妇科中西医联合诊疗所等医疗机构，为三晋王氏中医妇科流派的传承发展起了重大的推动作用。

（8）第二十七代传人王培昌，1979 年被山西省卫生厅聘为山西省名老中医师带徒导师，传承王氏妇科。1986 年，在平遥县城关医院内创办了道虎壁王氏中医妇科王培昌专科门诊部，再次推动了三晋王氏中医妇科流派传承工作的开展。

（9）第二十八代传承人王金权，于 2001 年创办了平遥县道虎壁王氏妇科研究所。2007 年创办了晋中市道虎壁王氏妇科研究院，为其入选国家级非物质文化遗产保护项目奠定了基础。

（10）三晋王氏妇科于2003年入选平遥县非物质文化遗产项目，2008年入选晋中市市级非物质文化遗产保护项目。2009年入选省级非物质文化遗产保护项目。2011年入选国家级非物质文化遗产保护项目。

（11）2011年，晋中市中医院申报并获批国家“十二五”重点专科建设单位，王金权被评为国家级重点专科中医妇科学科带头人。

（12）2012年三晋王氏妇科入选全国首批流派传承项目，并成立国家级传承工作室。

（13）2013年三晋王氏中医妇科流派入选全国中医妇科流派联盟。

（14）2014年在平遥道虎壁村创建三晋王氏中医妇科流派传承研究展示馆、国家级非物质文化遗产道虎壁王氏中医妇科流派博物馆。

（15）2014年由中华中医药学会妇科分会主办，晋中市中医院、三晋王氏中医妇科流派承办的全国中医妇科学术交流大会在晋中举办。来自全国的中医妇科专家近300人参观了三晋王氏中医妇科流派传承研究展示馆、王氏妇科博物馆。国医大师刘敏如教授和国医大师、京城国医名师肖承悰教授到三晋王氏中医妇科流派传承研究展示馆参观并指导工作。

（16）2016年、2018年，应中国台湾地区中华中医学会的邀请，王金权教授、刘小英教授两次赴台湾讲学，传承三晋王氏中医妇科流派学术思想及临床经验。

（17）2019年由中国民间中医医药研究开发协会中西医结合妇产科分会主办，三晋王氏妇科流派传承工作室承办的中医妇科学术交流大会暨王氏妇科传承弟子拜师大会在平遥隆重举行，当时有70余名弟子拜师王金权、王金亮、刘小英三位专家。

（18）2020年12月21日，王金权教授当选中国非物质文化遗产保护协会中医药委员会常委。

（19）2021年5月11日由全国人大蔡达峰副委员长、张伯礼院士等国家、省、市、县相关领导70多人到王氏妇科博物馆、三晋王氏中医妇科流派传承研究展示馆、王氏妇科北宋“广济堂”医馆、王氏妇科流派传习所参观指导工作。

（20）2021年6月19日，中央电视台到三晋王氏中医妇科流派进行采访拍摄，帮助大力宣传三晋王氏中医妇科流派。

二、王金权传承人

（1）第二十八代传承人王金权于2001年创办了平遥县道虎壁王氏妇科研究所，于2007年创办了晋中市道虎壁王氏妇科研究院，为其入选国家级非物质文化遗产保护项目奠定了基础。

（2）第二十八代传承人王金权于2007年被聘为山西中医药学会妇科专业委员会主任委员。

（3）第二十八代传承人王金权于2008年荣获“山西省五一劳动奖章”。

（4）第二十八代传承人王金权于2010年荣获“山西省劳动模范”。

（5）第二十八代传承人王金权于2010年被评选为市级非物质文化遗产保护项目传统医药（平遥道虎壁王氏妇科）代表性传承人。

（6）第二十八代传承人王金权于2010年成为山西中医学院硕士研究生导师。

（7）第二十八代传承人王金权于2012年被评选为第三批省级非物质文化遗产保护项目代表性传承人。

（8）第二十八代传承人王金权2016年被评选为晋中市首批名中医。

（9）第二十八代传承人王金权2017年被评选为第二批山西省名中医。

（10）第二十八代传承人王金权于2019年入选山西省“三晋英才”高端领军人才。

（11）第二十八代传承人王金权于2021年入选第六批全国老中医药专家传承工作指导老师。

（12）第二十八代传承人王金权于2022年入选全国名老中医药专家并成立工作室。

第二节　主要科研著作论文

一、著作

王金权主编、参编医学专著16部。

（1）主编《三晋王氏中医妇科流派》，湖北科学技术出版社。

（2）主编《三晋王氏妇科流派传承图典》，山西科学技术出版社。

（3）主编《三晋王氏妇科流派传承学术集萃》，山西科学技术出版社。

（4）主编《晋中名中医经验集萃》，山西科学技术出版社。

（5）主编《女病外治良方妙法》，中国中医药出版社。

（6）主编《男病外治良方妙法》，中国中医药出版社。

（7）副主编《傅青主女科临证解析》，中国医药科技出版社。

（8）参编《全国中医妇科名方精粹》，中国中医药出版社。

（9）参编《妇科名家诊治多囊卵巢综合征经验》，人民卫生出版社。

（10）参编《全国中医妇科流派研究》，人民卫生出版社。

（11）参编《基层医生临床指南中医学分册》，山西科学技术出版社。

（12）参编《中医临症必读大系——妇产科分册》，中国科学技术出版社。

（13）参编《中华效方汇海》，山西科技出版社。

（14）参编《休克的现代诊断与治疗》，中国医药科技出版社。

（15）参编《妇科名家治疗不孕症》，人民卫生出版社。

（16）共同主编国家级非遗全国中医流派《北宋广济堂》，北岳文艺出版社。

二、论文

（1）王金权，王乾平，《王氏化癥灌肠液治疗卵巢囊肿100例》，中医杂志，2011，52（24）：2139-2140。

（2）范毅南，王金权，《王金权治疗多囊综合征肾虚痰湿型经验》，实用中医药杂志，2017，33（1）：82-83。

（3）成海红，王金权，《王金权教授治疗卵巢囊肿经验》，实用中医药杂志，2016，32（12）：1224。

（4）温元英，王金权，《王金权教授治疗月经过少的验案举隅》，中外女性健康，2015，12（22）：70-71。

（5）温元英，王金权，《王金权教授治疗月经过少的验案举隅》，中外女性健康，2015，12（20）：50。

（6）范晓霞，王金权，《王金权教授治疗崩漏临证经验》，中国民间疗法，2015，12（11）：8-9。

（7）王金权，《名医承世家杏林春意满——王氏中医妇科之传承脉络》，科学之友，2015，8。

（8）张瑞，王金权，《王金权教授治疗卵巢囊肿临症经验》，中医临床研究，2015，7（1）：93-94。

（9）王金权，《科技创新传国粹　德艺双馨济苍生》，科技与生活，2014，12。

（10）王金权，常珍珍，《三晋王氏妇科流派活用四物汤治验三则》，中国民间疗法，2014，11（22）：54-55。

（11）董永利，常珍珍，《三晋王氏妇科逐瘀通脉合剂治疗输卵管阻塞性不孕症》，2014，8（22）：23-24。

（12）赵洪强，《王氏妇科中医治疗卵巢囊肿诊疗浅析》中国民族民间医药，2013，22（206）：125-126。

（13）赵洪强，《运用王氏化癥灌肠液治疗卵巢囊肿的体会》，中医临床研究，2013，5（13）56-57。

（14）王金权，梁雨，《复方玄驹胶囊治疗肾阳虚型黄体功能不全不孕症疗效评价》，2013，1（28），84-85。

（15）王金权，常珍珍，《对卵巢囊肿的治疗体会》，中外女性健康，2013，（1）：48。

（16）王金权等，《卵巢囊肿患者体内“王氏化癥灌肠液”成分直接清除活性氧的研究》，中外健康文摘，2012，119-120。

（17）王金权，王乾平等，《王氏化癥灌肠液对卵巢囊肿患者清除氧自由基的作用机理研究》，光明中医，2012，（52）：1107–1108。

（18）王金权，王乾平等，《王氏化癥灌肠液对卵巢囊肿患者清除活性氧能力的作用研究》，光明中医，2012，27（4）：687–688。

（19）王金权，《平遥道虎壁王氏中医妇科流派传承渊源探究》，2012，2（28）：49–50。

（20）《中医药院校提高西医诊断学教学质量的探讨》山西医科大学学报，2010，12（4）。

（21）王金权，王乾平，《卵巢囊肿中医研究概况》，光明中医，2008，23（1）：118。

（22）王金权等，《通经正痛煎治疗通经 87 例》，光明中医，2007，12（22）86–87。

（23）王金权等，《〈傅青主女科〉治疗血崩方药特点浅析》，纪念傅山先生诞辰四百周年傅山中医药国际学术研讨会论文汇编，2007。

（24）王金权，《中医时间教育路在何方——试论导师制的可行性》，健康大视野，2006，9（14）：129。

（25）王金权，《盆腔消癥灵治疗盆腔炎性包块的临床研究》，中国医药研究，2005，3（4）：301–302。

（26）王金权，《消囊灌肠灵治疗卵巢囊肿的临床研究》，中国民间疗法，2000，11（8）：37–38。

（27）王金权，《消食散敷贴治疗小儿厌食症 86 例》，中国民间疗法，2000，1（8）：13–14。

（28）王金权，《杏苏散加减治疗小儿咳嗽 189 例》，中国民间疗法，2000，1（8）：41–42。

（29）王金权等，《消囊灌肠灵提高卵巢囊肿患者清除活性氧能力的研究》，中国医药学报，1997：165–167。

（30）王金权，《乳头皲裂外治良方妙法》，中医外治杂志，1995，（4）：25–26。

（31）王金权，《闭经治验》，山西中医，1993，（5）：18–19。

（32）王金权等，《增乳汤治疗产后缺乳 78 例临床观察》，山西中医，1993，4（9）：27。

（33）王金权等，《医案四则》，山西中医，1992，1（8）：56。

（34）王金权，《王培昌老中医治疗不孕症经验介绍》，山西中医，1991，1（1）：14–17。

（35）王金权等，《祖传溃积汤治疗卵巢囊肿 23 例疗效观察》，山西中医，1989，5（6）：26–27。

（36）王金权等，《妇科治验二则》，山西中医，1989，1（5）：53–54。

（37）王金权等，《中药治疗胎位异常 17 例临床观察》，山西中医，1987，4（3）：21–22。

（38）曹珂，游文洁，王金权，《三晋王氏妇科补肾健脾疏肝序贯施治月经过少经验精要》，中医药临床杂志，2021，33(10)：1885–1888。

(39)李姗姗，王金权,《三晋王氏妇科治疗子宫腺肌病临证经验》，中医药临床杂志，2021，33(03)：443–446。

(40)常珍珍，王金权,《王金权教授治疗肝肾阴虚型卵巢储备功能下降的临床研究》，中医临床研究，2021，13(08)：119–121。

(41)王坤芳，梁志刚，刘小英，王金权,《王金权从瘀论治子宫内膜异位症经验总结》，中国民间疗法，2020，28(20)：25–26。

(42)成海红，王金权,《王金权教授从瘀论治月经过多经验拾菁》，光明中医，2020，35(19)：5–300。

(43)成海红，王金权,《王金权教授运用更年汤方治疗经断前后诸证的临证经验》，中国民族民间医药，2020，29(16)：72–74。

(44)成海红，王金权,《王金权从虚、热、瘀治疗先兆流产经验探赜》，光明中医，2021。

(45)成海红，王金权,《王金权治疗崩漏用药规律探讨》，中国民间疗法，2021。

(46)游文洁，王金权,《三晋王氏妇科治疗崩漏的临证经验》，中国民间疗法，2021。

(47)乔增毅,《王金权教授治疗子宫内膜异位症临诊经验》，东方药膳，2019,(23)：208。

(48)赵洪强,《运用王氏益经汤治疗卵巢早衰(脾肾两虚型)的经验介绍》，中医临床研究，2022,(3)。

(49)梁艳平,《王氏妇科治疗崩漏病临床经验分析》，东方药膳，2019,(20)：79。

(50)韩凤,《复发性流产的中医治疗思路》，中国民间疗法，2021，29(01)：1–3。

(51)蒋秋霞，王金权,《王金权教授治疗气滞血瘀型盆腔炎性后遗症经验》，世界最新医学，2021，21(56)：318–319。

(52)王慧锦，王金权,《王金权治疗绝经综合征经验拾萃》，湖北中医杂志，2023，45(03)：23–25。

(53)赵洪强，时敬爱，王金权等,《大豆异黄酮调节 Nrf2/HO–1 信号通路对多囊卵巢综合征大鼠卵巢组织损伤的影响》，中国药学杂志，2023。

(54)刘雅丽，黄瑶，王慧锦等,《三晋王氏妇科治疗盆腔炎性疾病后遗症经验》，亚太传统医药，2023，19(02)：108–111。

(55)成海红，王金权，王乾平,《全国名中医王金权从虚热瘀治疗先兆流产经验探》，光明中医，2022，37(23)：4254–4257。

(56)成海红，王乾平，王金权等,《王金权治疗崩漏的用药规律探究》，中国民间疗法，2022，30(22)：50–53。

(57)常珍珍，王金权，乔丽等,《王氏益经汤联合常规疗法治疗多囊卵巢综合征肾虚痰湿证的疗效及对肠 – 脑轴调节作用》，中国实验方剂学杂志，2022，28(13)。

(58)赵洪强，王金权,《运用王氏益经汤加减治疗卵巢早衰(脾肾两虚型)的经验介绍》，中医临床研究，2022，14(11)：102–105。

(59)游文洁，曹珂，王金权,《三晋王氏妇科王金权治疗崩漏临证经验》，光明中医，2022，37(03)：416–418。

(60)曹珂，游文洁，王金权,《三晋王氏妇科补肾健脾疏肝序贯施治月经过少经验精要》，中医药临床杂志，2021，33(10)：1885–1888。

(61)李姗姗，王金权,《三晋王氏妇科治疗子宫腺肌病临证经验》，中医药临床杂志，2021，33(03)：443–446。

(62)常珍珍，王金权,《王金权教授治疗肝肾阴虚型卵巢储备功能下降的临床研究》，中医临床研究，2021，13(08)：119–121。

(63)王坤芳，王乾平，梁志刚等,《基于中医传承辅助平台探索王金权教授治疗痛经用药规律》，光明中医，2020，35(22)：3523–3528。

(64)刘格,《自拟穴位敷贴防治妇科术后肠胀气的临床观察》，世界最新医学信息文摘，2019，19(76)：154。

(65)陈钦瑞，刘格，陈昌荣，杨晶,《生化消胀汤对剖宫产术后患者子宫复旧和泌乳情况的影响》，内蒙古中医药，2022，41(06)：20–2115–1101。

(66)杨晶，刘格，王薇华，李建梅,《益气活血法治疗剖宫产术后早期子宫切口瘢痕缺陷临床观察》，光明中医，2020，35(12)：1826–1828。

(67)王乾平，王铁枫，刘雁峰,《葫芦巴丸加减方对子宫内膜异位症大鼠相关神经生长因子的影响》，中日友好医院学报，2019，33(03)：175–178+204。

(68)王乾平,《从 MC–NT 角度探讨葫芦巴丸治疗内异症痛经的临床与实验研究》，北京中医药大学校内论文，2019。

(69)梁艳平，王金权,《王氏妇科治疗崩漏病临床经验分析》，东方药膳，2020。

(70)渠艳芳，王金权,《王金权教授治疗湿热瘀结型输卵管炎性不孕症的经验》，世界最新医学信息文摘，2020，20(76)：204，206。

(71)张凤敏，李艳梅，常珍珍，鹿艳旭,《中西医结合治疗子宫内膜异位症相关性不孕疗效观察》，山西中医药大学学报，2021，22(2)：132–134。

(72)常珍珍，郭兴萍,《中药治疗卵巢储备功能下降的临床研究》，中医临床研究，2021，13(5)：103–105。

(73)常珍珍，张文静，高艳梅，郭兴萍，杨净,《养精毓麟颗粒治疗肾虚肝郁型卵巢储备功能下降的临床研究中医临床研究》，2021，13(11)：100–102。

(74)姚燕蓉,《中西医药物联合心理干预治疗卵巢型子宫内膜异位症 34 例》，心理月刊，2020，15(18)：101–102。

（75）王超，崔丽荣,《中药塌渍促进产妇早泌乳临床观察》，光明中医，2020，35（17）：2719–2720。

（76）张懿格，梁志刚，李希庆，马阿卓，王坤芳,《三晋王氏妇科中药灌肠治疗输卵管阻塞性不孕经验总结》，光明中医，2022,（12）：2223–2226。

三、科研

（一）荣获省市科研奖项 5 项

（1）中西医结合防治乳牛蹄病的研究（合作），荣获山西省科技进步一等奖。

（2）消囊灵灌肠治疗卵巢囊肿临床与实验研究，荣获晋中市科技进步二等奖。

（3）参芪地黄口服液治疗糖尿病肾病Ⅳ期临床与实验研究，荣获晋中市科技进步三等奖。

（4）王氏化癥灌肠液治疗卵巢囊肿临床实验研究，荣获晋中市科技进步二等奖。

（5）名老中医传承经验方治疗（寒湿凝滞型）卵巢囊肿临床机制研究，荣获中国中医药研究促进会科技进步三等奖。

目前主持省级科研项目 1 项。

（二）荣获国家中医药发明专利 2 项

（1）发明专利：一种化癥灌肠剂。所有人：王金权。授权时间：2014 年 8 月 13 日。授权国别：中国。专利号：ZL201210411222.3。

（2）实用新型专利：灌肠装置。所有人：王金权。授权时间：2014 年 4 月 17 日。授权国别：中国。专利号：ZL201220482006.3。

（三）晋中市中医院院内研发新药制剂 4 种

（1）术黄调经合剂。

（2）归芎调经合剂。

（3）术黄调经散。

（4）归芎调经散。

四、学术交流

（1）参加国际、国内中医妇科学术交流大会并作大会发言 104 次。

（2）应邀赴中国台湾学术交流 2 次，并在中国台湾举办王氏妇科专题培训班。

（3）举办、承办全国中医妇科学术交流大会 6 次。

（4）举办山西省、晋中市三晋王氏妇科流派学术交流会议 5 次。

第三节　主要传承弟子

一、全国第六批老中医药专家王金权传承弟子

（1）王坤芳，女，毕业于山西医科大学，硕士研究生学历，副教授，硕士生导师，现工作于山西中医药大学。

（2）梁晓崴，男，毕业于山西中医药大学，硕士研究生学历，主治医师、讲师，现任山西中医药大学护理学院党委书记。

二、全国名老中医药专家王金权传承弟子

（1）韩凤，女，毕业于山西中医学院，本科学历，主任中医师，现工作于太原市迎泽区中医医院。

（2）赵洪强，男，毕业于山西中医学院，硕士研究生学历，副主任医师，现工作于山东现代学院。

（3）成海红，女，毕业于山西中医药大学，硕士研究生学历，主治中医师，现工作于山西中医药大学附属晋中医院三晋王氏妇科流派传承工作室。

（4）王志华，女，大专学历，主治中医师，现工作于太原市广誉远国医馆。

（5）王乾平，男，毕业于北京中医药大学，博士研究生学历，主治中医师，现工作于中日友好医院中医妇科，任科副主任（主持工作）。

（6）曹珂，女，毕业于山西中医药大学，硕士研究生学历，中医师，现工作于山西省中医院。

（7）王坤芳，女，毕业于山西医科大学，硕士研究生学历，副教授，硕士研究生导师，现工作于山西中医药大学。

（8）常珍珍，女，毕业于山西中医学院，硕士研究生学历，主治中医师，现工作于山西白求恩医院。

（9）梁晓崴，男，毕业于山西中医药大学，硕士研究生学历，主治医师、讲师，现任山西中医药大学护理学院党委书记。

（10）刘格，女，毕业于广州中医药大学，博士研究生学历，副主任医师，现工作于深圳市宝安区妇幼保健院。

三、全国首批三晋王氏妇科流派传承弟子

（一）已毕业研究生传承弟子

（1）梁雨，女，毕业于山西中医学院，硕士研究生学历，主治中医师，现工作于湖北省武汉市梁雨中西医结合诊所。

（2）常珍珍，女，毕业于山西中医学院，硕士研究生学历，主治中医师，现工作于山西白求恩医院。

（3）赵洪强，男，毕业于山西中医学院，硕士研究生学历，副主任医师，现工作于山东现代学院。

（4）张瑞，女，毕业于山西中医学院，硕士研究生学历，主治中医师，现工作于榆社县中医院。

（5）范晓霞，女，毕业于山西中医学院，硕士研究生学历，主治中医师，现工作于海口市第三人民医院。

（6）温元英，女，毕业于山西中医学院，硕士研究生学历，主治中医师，现工作于太原市广誉远国医馆。

（7）成海红，女，毕业于山西中医药大学，硕士研究生学历，主治中医师，现工作于山西中医药大学附属晋中医院三晋王氏妇科流派传承工作室。

（8）范毅南，女，毕业于山西中医药大学，硕士研究生学历，主治中医师，现工作于北京现代妇产医院。

（9）阎晓君，女，毕业于山西中医药大学，硕士研究生学历，主治中医师。

（10）蒋秋霞，女，毕业于山西中医药大学，硕士研究生学历，主治中医师，现工作于新疆昌吉市人民医院。

（11）李姗姗，女，毕业于山西中医药大学，硕士研究生学历，主治中医师，现工作于江苏省东台市中医院。

（12）曹珂，女，毕业于山西中医药大学，硕士研究生学历，现工作于山西省中医院。

（13）游文洁，女，毕业于山西中医药大学，硕士研究生学历，现工作于南京大学医学院附属南京国际医院。

（14）黄瑶，女，毕业于山西中医药大学，硕士研究生学历，现工作于河南省中医院。

（15）刘雅丽，女，毕业于山西中医药大学，硕士研究生学历，现工作于运城市盐湖区人民医院。

（16）王慧锦，女，毕业于山西中医药大学，硕士研究生学历，现工作于陕西省中西医结合医院。

（17）曹雪盼，女，毕业于山西中医药大学，硕士研究生学历，现工作于运城市中医院。

（18）周开心，女，毕业于山西中医药大学，硕士研究生学历，现规培于山西中医药大学附属山西省中西医结合医院。

（二）在读研究生传承弟子

（1）孙燕，女，山西中医药大学在读硕士研究生，现规培于山西中医药大学附属山西省中西医结合医院。

（2）胡卓婷，女，山西中医药大学在读硕士研究生，现规培于山西中医药大学附属山西省中西医结合医院。

（3）倪梦瑶，女，山西中医药大学在读硕士研究生，现规培于山西中医药大学附属山西省中西医结合医院。

（4）刘亚静，女，山西中医药大学在读硕士研究生，现规培于山西中医药大学附属山西省中西医结合医院。

（5）贾冰清，女，山西中医药大学在读硕士研究生，现规培于山西中医药大学附属山西省中西医结合医院。

（6）李冰倩，女，山西中医药大学在读硕士研究生，现规培于山西中医药大学附属山西省中西医结合医院。

（7）谢豪，男，山西中医药大学在读硕士研究生，现规培于山西中医药大学附属山西省中西医结合医院。

四、山西名老中医药传承弟子

（1）乔增毅，男，毕业于山西中医学院，本科学历，副主任中医师，首批山西省名老中医药专家学术经验继承人，现工作于榆次区郭家堡乡卫生院。

（2）梁艳平，女，毕业于山西中医学院，本科学历，副主任中医师，首批山西省名老中医药专家学术经验继承人，现工作于榆社县箕城镇卫生院。

（3）成海红，女，毕业于山西中医药大学，硕士研究生学历，主治中医师，第三批山西省名老中医药专家学术经验继承人，现工作于山西中医药大学附属晋中医院三晋王氏妇科流派传承工作室。

（4）崔丽荣，女，毕业于天津中医药大学，硕士研究生学历，主治中医师，第三批山西省名老中医药专家学术经验继承人，现工作于山西中医药大学附属晋中医院妇产科。

五、晋中市名中医传承弟子

（1）成海红，女，毕业于山西中医药大学，硕士研究生学历，主治中医师，第三批山西省名老中医药专家学术经验继承人，现工作于山西中医药大学附属晋中医院三晋王氏妇科流派传承工作室。

（2）姚燕蓉，女，毕业于山西中医学院，本科学历，副主任中医师，现工作于山西中医药大学附属晋中医院妇产科。

参 考 文 献

[1] 贝新法 . 中医妇科病治疗心法 [M]. 北京 : 人民卫生出版社 ,2016.

[2] 傅方珍 .《医宗金鉴·妇科心法要诀》释 [M]. 郑州 : 河南科学技术出版社 ,1981.

[3] 高阳 . 子宫腺肌病恶变的研究进展 [J]. 国际妇产科学杂志 ,2018,45(2):171–174.

[4] 黄宫绣 . 本草求真 [M]. 北京 : 人民卫生出版社 ,1987.

[5] 马宝璋 . 中医妇科学[M]. 9 版 . 北京 : 中国中医药出版社 ,2012.

[6] 沈尧封 . 沈氏女科辑要笺正 [M]. 上海 :上海卫生出版社 ,1958.

[7] 谈勇 . 中医妇科学 [M]. 4 版 . 北京 : 中国中医药出版社 ,2016.

[8] 王清任 . 医林改错 [M]. 天津 : 天津科学技术出版社 ,1999.

[9] 吴谦 , 等 . 医宗金鉴 [M]. 沈阳 : 辽宁科学技术出版社 ,1997

[10] 武淑俊 , 张晋峰 , 任宇玮 . 张晋峰分期论治经行头痛的临证经验 [J]. 中医临床研究 , 2022:(12).

[11] 严用和 . 济生方 [M]. 北京 : 人民卫生出版社 ,1956.

[12] 昝殷 . 经效产宝 [M]. 北京 : 人民卫生出版社 ,1955.

[13] 张介宾 . 景岳全书 [M]. 北京 : 中国中医药出版社 ,1994.

[14] 张景岳 . 景岳全书 [M]. 北京 : 中国医药科技出版社 ,2017.

[15] 张璐 . 张氏医通 [M]. 上海 :上海科学技术出版社 ,1963.

[16] 张子和 . 儒门事亲 [M]. 上海 :上海科学技术出版社 ,1959.

[17] 赵春幸 , 郭小霞 , 刘鑫 , 等 . 从气血同治理论探讨产后缺乳 [J]. 中华中医药杂志 , 2017(10):4506–4508.